本书编委会成员

主　编： 梁相斌

副主编： 周　宁　冯　丰　张淼淼　卢国强

顾　问： 屠呦呦　王国强　张伯礼　季加孚　王　阶　刘清泉

王国斌　姜廷良　廖福龙　路志正　陈彤云　郁仁存

许润三　马建民　王　宜　田舒斌　方立新　陈凯星

王庆和

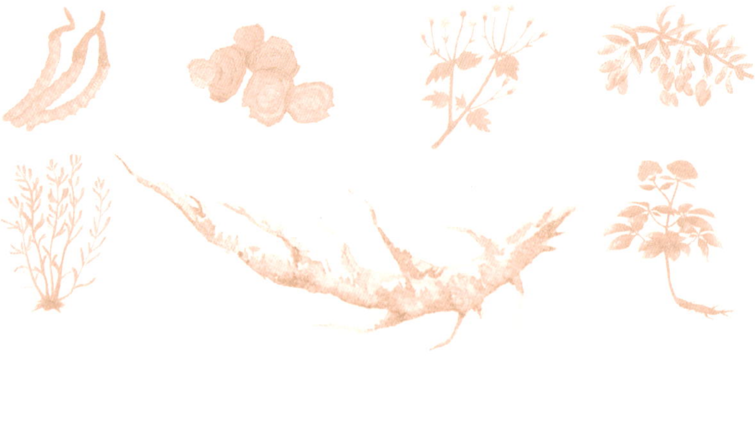

【视频书】

中医文化『大咖』谈

梁相斌/主编
周宁 冯丰 张淼淼 卢国强/副主编

人民出版社

责任编辑：赵圣涛
责任校对：吕　飞
封面设计：王欢欢

图书在版编目（CIP）数据

中医文化“大咖”谈（视频书）/ 梁相斌主编 .—北京：人民出版社，
2019.9
ISBN 978－7－01－020997－5

Ⅰ. ①中…　Ⅱ. ①梁…　Ⅲ. ①中国医药学－文化－普及读物　Ⅳ. ① R–05

中国版本图书馆 CIP 数据核字（2019）第 128339 号

中医文化“大咖”谈（视频书）
ZHONGYI WENHUA DAKATAN

梁相斌　主编
周　宁 冯　丰 张淼淼 卢国强　副主编

人民出版社 出版发行
（100706　北京市东城区隆福寺街 99 号）

北京中科印刷有限公司印刷　新华书店经销

2019 年 9 月第 1 版　2019 年 9 月北京第 1 次印刷
开本：710 毫米 ×1000 毫米 1/16　印张：27
字数：450 千字

ISBN 978－7－01－020997－5　定价：59.80 元

邮购地址 100706　北京市东城区隆福寺街 99 号
人民东方图书销售中心　电话（010）65250042　65289539

目录

中医复兴的道路仍很长

刚开始提笔写的题目是“中医复兴的路仍很长”。忽觉很不妥，平时行文写道路和路是一个意思，但对于中医来讲，复兴必须重视道，着力于道，依道而行，所以在路字前面加上了道。自古以来，中医就重视医道、医术和医德的研究与传承。

道是中华民族为认识自然为己所用的一个名词，意思是万事万物的运行或轨迹，也可以说是万物变化运动的场所。道是自然，道是“太上”，道是推动宇宙运行的最根本的规律。道是中华哲学独有的哲学思想，也可以理解为做事的途径、方法、本源、规律、原理、境界、终极真理和序列等。纵观中医历史，横览西医发展，中医文化、西医文化都是人类共同的财富，中西医融合发展造福人类的态势正在逐步形成，尤其最近中西医融合发展捷报频传。科学家正在以前所从未有的激情进行医疗科技创新，芸芸众生正在翘首以盼攻克癌症后的“长生不老”。

中医博大精深，中医不单指汉医。中医药，是包括汉族和少数民族医药在内的我国各民族医药的统称，是反映中华民族对生命、健康和疾病的认识，具有悠久历史传统和独特理论及技术方法的医药学体系。

一段时期以来，中医怎么样？怎么办？怎么发展？能否复兴？怎么复兴？可以说“众声喧哗”。中医复兴需要拨乱反正。很多人借中医养生敛财，以"神医""御医"名义成为江湖大骗，使得中医领域乱象丛生。如何让中医"循道"前进，如何以科学的态度研究和发展中医科学？

习近平总书记在致信贺中国中医科学院成立60周年时指出，中医药学是中国古代科学的瑰宝，也是打开中华文明宝库的钥匙。当前，中医药振兴发展迎来天时、地利、人和的大好时机，勇攀医学高峰，深入发掘中医药宝库中的精华，充分发挥中医药的独特优势，推进中医药现代化，推动中医药走向世界，切实把中医药这一祖先留给我们的宝贵财富继承好、发展好、利用好。

2017年年初，我在担任新华社北京分社社长期间，和我的同事周宁等人以"中医复兴"为选题，采访了数十位国内外名人，希望从他们的视觉探寻中医复兴，以匡正目前流弊。

被国际社会列入"20世纪最伟大科学家"，与爱因斯坦齐名的屠呦呦在与我交流中，一再讲，"中医药凝聚了中国人几千年来防病治病和养生保健的智慧。青蒿素的发现只是发掘中医药宝库的一种模式"。有一段时间，我所强烈反对的"两论"甚嚣尘上，这就是"中医无用论"和"中医神话论"。2015年，屠呦呦获得诺贝尔生理学或医学奖，犹如一道闪电刺破了笼罩在中医发展上空的乌云，似一场及时雨降到中医这块表层快要板结的田地上，使中医及时焕发出一派生机。

中医如何能与西方主流医学并驾齐驱？

首先要建立"中医文化"自信。著名导演张艺谋在与我们的交谈中诘问，在我们知道西医前的几千年，我们靠什么成为全世界人口最多的国家，不是中医，难道靠的是西医吗？屠呦呦获诺奖更加说明中医之树长青。中医药国际化进程正在加速，全世界已经有130多个国家和地区销售和使用中药。

其次要承认中医的发展差距。中医医院、医生和研究团队，与西医相比，在我们国内也不是一个量级。中医何时能复兴到昔日的辉煌？这是一个大命题，它要求我们首先回答中医怎么样与时俱进现代化，在人才培养、科技研发、与西医融合发展上以科学的态度求真务实、守正创新。这部书不是一部医学专著，但它却是各界名流关于中医复兴最深沉的思考和呐喊。

是为序。

梁相斌

2019 年春

第一篇

中医·唤醒：中国送给世界的礼物

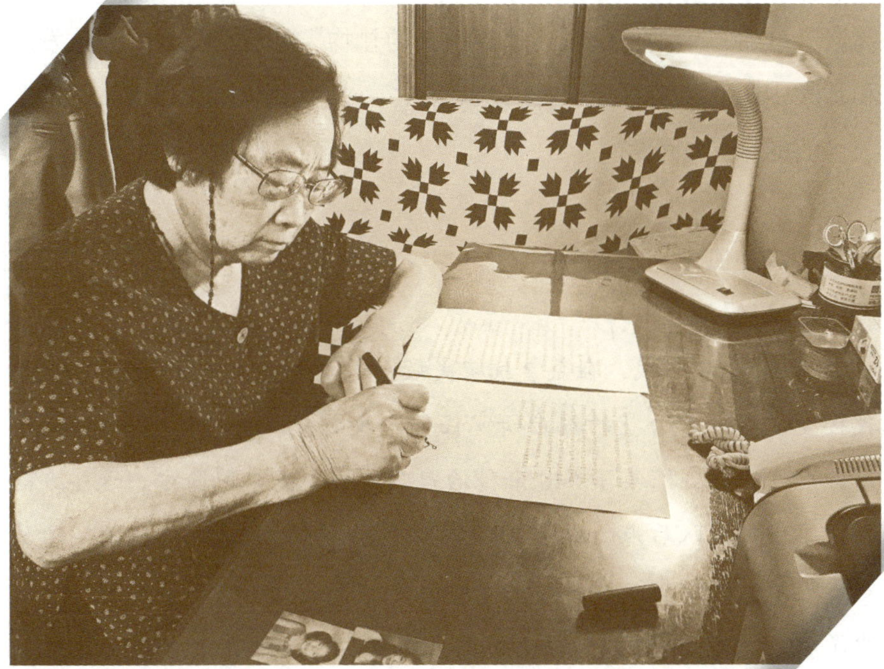

屠呦呦给新华社记者写信。 新华网发 卢国强 摄

屠呦呦：致新华社记者的一封信

中医药是5000多年中华文明的结晶，在人民健康事业中发挥独特作用。新中国成立以来，党和政府始终关注和重视中医药和中医药文化的传承和发展。《中华人民共和国中医药法》于2017年7月1日实施，新华社记者历经6个月，走访中医界、文艺界、体育界等多领域的领军人物，就弘扬中医药和中医药文化进行调研。

调研中，2015年诺贝尔生理学或医学奖、2016年度国家最高科学技术奖得主，86岁的中国中医科学院（中药研究所）终身研究员、青蒿素研究中心主任屠呦呦给新华社记者写来一封信，讲述发现“青蒿素”这份“中国传统医药献给人类的礼物”的艰辛过程，表达发展和壮大中医药、造福全人类的决心。

信的全文如下：

新华社记者同志：

各位好！

上世纪 60 年代，在氯喹抗疟失效、人类饱受疟疾之害的情况下，我接受了 523 办公室的抗疟研究任务。我首先收集整理中医药典籍、走访名老中医，汇集了 640 余种治疗疟疾的中药单秘验方。这些方药指引了我们团队后来的中草药的提取分离研究。在青蒿提取物实验药效不稳定的困境中，东晋葛洪《肘后备急方》有关青蒿截疟的记载启迪了我们的研究思路，我们改进了提取工艺，富集了青蒿的抗疟成分，并最终于 1972 年发现了青蒿素。

历史的机缘让我有幸参与了抗疟药物的研发，青蒿素的发现是人类征服疟疾进程中的一小步，也是中国传统医药献给人类的一份礼物。研究过程中的艰辛勿需多说，更值得一提的是，当年全国 523 团队对于国家使命的责任与担当，正是这一精神力量，才有了奋斗与奉献，才有了团结与协作，才有了创新与发展，才使得青蒿素联合疗法挽救了众多疟疾患者的生命。

屠呦呦采访视频

中医药学是一个丰富的宝库，从神农尝百草开始，中医药传承几千年，先辈们为我们揭示了植物、动物甚至矿产等自然资源与人类健康的关系和秘密；中医药凝聚了中国人几千年来防病治病和养生保健的智慧。青蒿素的发现只是发掘中医药宝库的一种模式，继承与发扬中医药有多种模式和途径，需要中医药工作者努力探索，创新前进。作为中医药科学工作者，我感谢各位对中医药进展的关注和报道，这顺应了中医药的现代发展趋势！

感谢社会各界对中国科研工作的关注、鼓励和支持。也许很多朋友并不了解，疟疾对于世界公共卫生依然是个严重挑战，时至2016年，全球约半数人口，包括91个国家和地区的人口仍在遭遇疟疾的威胁。2016年全球疟疾患者约2.12亿，非洲地区5岁以下儿童患者的死亡率依然居高不下。世界卫生组织已经提出消除疟疾的宏伟战略目标。为此，我们青蒿素研究中心将竭尽全力，继续为人类的健康事业，为中医药的壮大和发展而努力。

屠呦呦

2017年6月

中医文化“唤醒”记

● 新华社记者　梁相斌、周宁、卢国强、张森森

岐黄之术，华夏瑰宝。自神农氏尝百草，而“内经”，而“伤寒”，而“千金”，而“本草”，源“天人合一”之理、创“望闻问切”之法、集药草针石之功、修“辨证施治”之术、行“悬壶济世”之道，西医传入吾邦之前，先祖凭中医功，疗沉疴、斗恶疫，更兼强体格、祛冤疾，而延嗣、宁国。

医者，仁也。史载扁鹊、华佗、孙思邈、张仲景、李时珍……疗民之疾苦、传医之仁心，凡上下五千年不胜枚举。民敬之，谓大医精诚、杏林春暖。

中医发展障碍有三：神化、污名化、拒中西结合。

王国强专访视频

迷信、神化不可，“污名化”亦不可。故有今之新华社，访名医、问学者，乃至体、艺界“大咖”，以求为中医“正本清源”，“唤醒”中医文化造福人类云云：

国医大师陈彤云，年九十有六，然思维敏捷、步履矫捷，日诊病患逾四十众，更因驻颜有术而拥趸无数。究其因，言“内经”云“食饮有节，起居有常”，日啖五蔬五果，更加之深谙“知足常乐”，何病之有？

奥运冠军丁宁及女乒国家队、“金牌教头”李琰及女子短道速滑队，皆延良医以中医“五色五味”“药食同源”之说，寓调理、滋补、

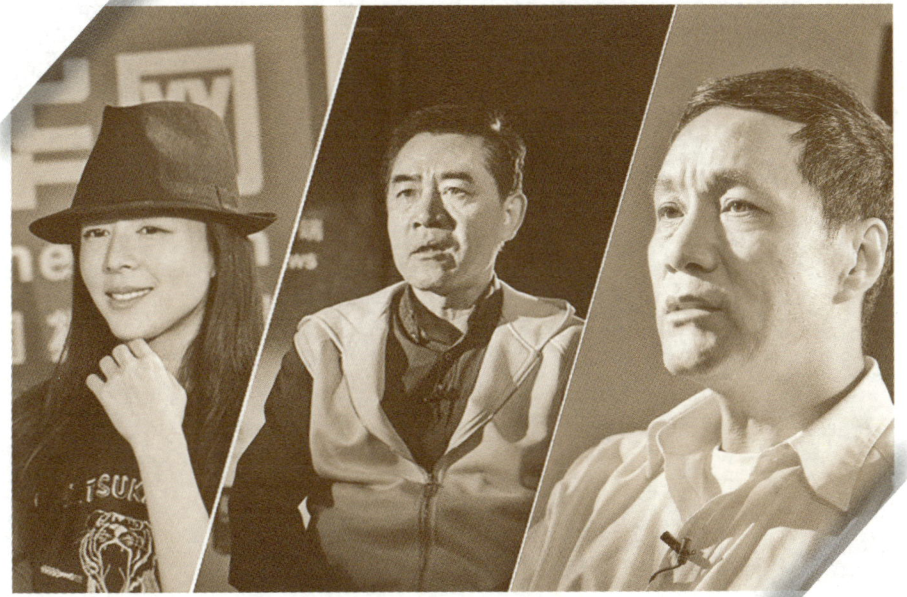

演员张静初、陈宝国、冯远征接受新华社记者专访。
孟菁、李骁姗　摄

治疗等于一饭，以强体能，几近“不干预日常饮食”之最高境界。

中医诊疗运动损伤奇功显著，愈为体育界所纳。花滑名将赵宏博，好针灸推拿以通经活络。尝跟腱断裂，得中药外用良方大有裨益。“飞鱼”菲尔普斯借中医拔火罐之力，身负“东方红圈”奥运夺金。

导演张艺谋，蜚声国际，深信中医，精神奕奕。其母曾为医，以草药为少年艺谋医皮斑、以蜂毒祛风寒。张导艺谋总结养生心得：“身心虚无，聚精会神。”

演员张静初，尤好冬日艾灸祛寒、夏日刮痧祛暑。一众年轻艺人，亲睹骨盆错位之同行左小青，中医师左肘下压其胯、右手稳推其肩，手到骨正，观者无不叹服。

97 岁老中医缘何比
30 岁记者皮肤嫩

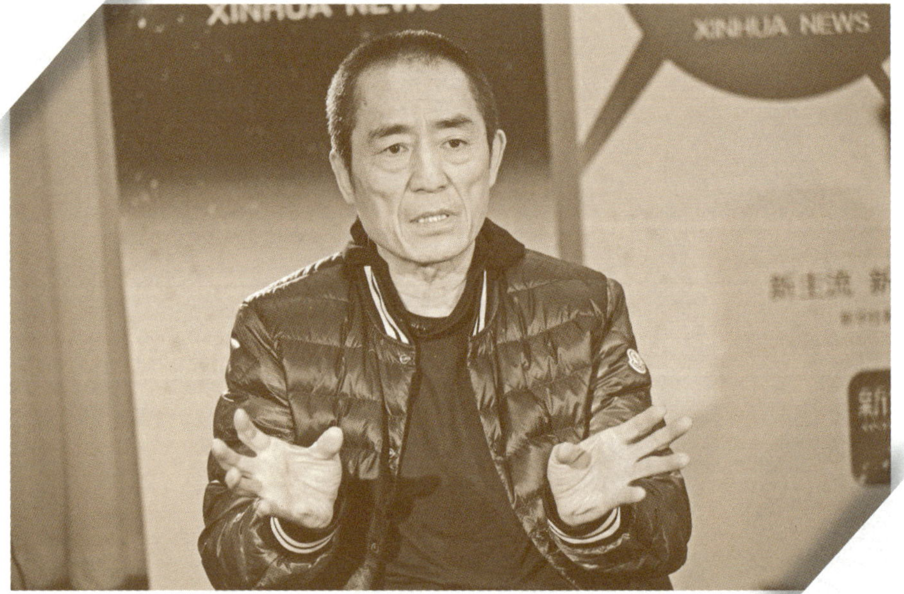

导演张艺谋接受新华社记者专访。　　周宁　摄

话剧大师冯远征常饮胖大海茶以护咽喉。“老戏骨”陈宝国，少患恶疾，服汤剂300余服得以保命，与国医结不解之缘。

五千年传承，医不仅医，而史志哲学、而天文地理、而人情世故，博大精深，可谓中华传统文化血脉。

中医巨制之题，雅俗共赏：《脉经》《瘟疫论》《妇人规》，言简意赅；《银海精微》，晶莹剔透；《红炉点雪》，诗情画意；《金匮玉函》，雍容华贵；《儒医精要》显儒家气息，《天元玉册》散道家之风，《龙树菩萨药方》存佛家境界……

中药汉方之名，源远流长：“虞美人”，镇痛止咳，为虞姬精诚所化；“汉宫秋”，调经止血，源昭君出塞之说；又如，关公须、诸葛草、霸王鞭、花木蓝……举不胜举也。

儒而知医，古风也。众先人诗者，善吟医论药、摄生防病，造诣颇深：陆游《肥胖症》、杜甫《病后过王倚饮赠歌》、白居易《眼病》、

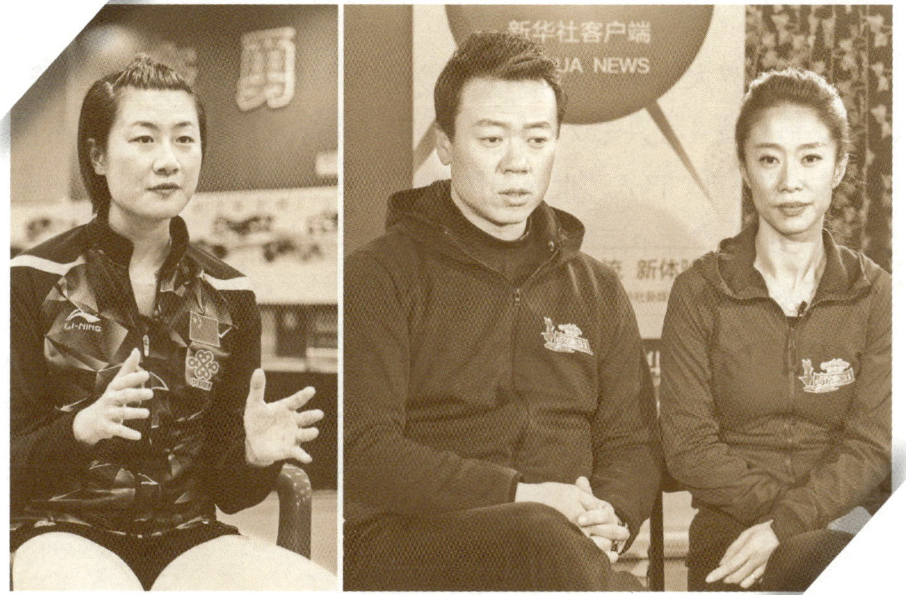

奥运冠军丁宁、申雪和赵宏博接受新华社记者专访。
张姣、李骁姗 摄

刘禹锡《赠眼医婆罗门僧》……医文并茂，脍炙人口。

更兼传统文学巨著，常蕴医术之道、传养生之识，与中医文化交融渗透，匠心独具：读《三国》，关公华佗“刮骨疗毒”喻志坚；赏《西游记》，三藏以九味中药诵诗抒怀励志；看《水浒传》，汤膏丸散丹，齐集经典名方；品《红楼梦》，内、外、妇、儿、皮诸科俱全，无愧百科全书。

而今，有《大明劫》《李时珍》《刮痧》《大宅门》《神医喜来乐》，言“医道甲天下”，弘“慈悲济世人”，佳作迭出。更有《老中医》寻根“孟河医派”，弘扬国粹。

……

薪火相传。

“青蒿一握，以水二升渍，绞取汁，尽服之。”千年以降，屠先生呦呦受东晋葛洪之示取青蒿素，救万万民众于恶疾，获诺奖，扬我中医威名。

所谓世界大同，古之青囊秘术今早已远播海外：借“一带一路”之势，海外岐黄方兴未艾；中医针灸已入联合国非遗名录，《黄帝内经》《本草纲目》已入“世界记忆名录”；中医治禽流感、防艾滋病、医“雾霾肺”，“洋中医”纷至沓来，学成后星散全球。

上医治国。

习近平总书记有论：深化改革，须“辨证论治”，既“养血润燥、化瘀行血”，又“固本培元、壮筋续骨”；反腐倡廉，须“禁微则易”，既抓早抓小、动辄则咎，又标本兼治、对症下药，祛“肝风内动、血虚生风”，以绝“四风”。

……

创造性转化、创新性发展，国医文化，岐黄薪火相传，造福中华、造福人类。

恰中医药法实施之时，是为记。

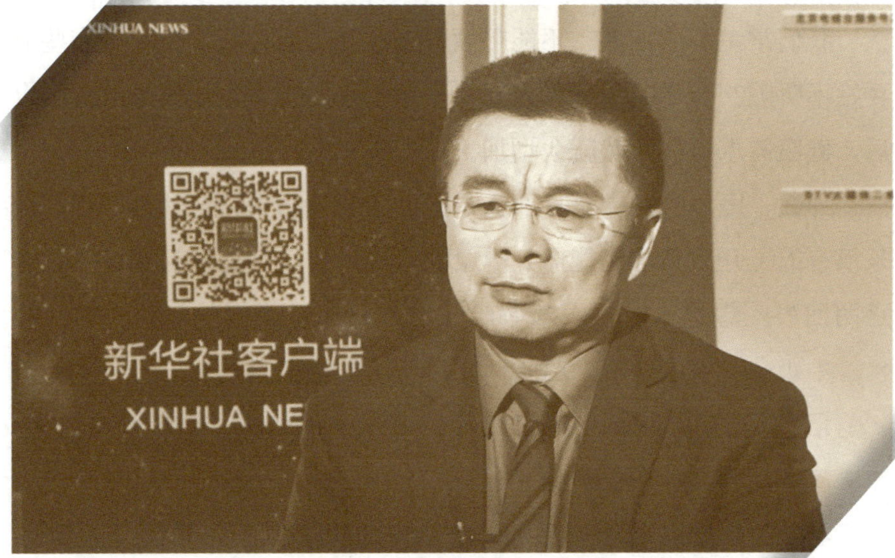

新华社记者专访北京大学肿瘤医院院长季加孚。 毛伟豪 摄

季加孚：环境、人与疾病

——新华社记者专访北京大学肿瘤医院院长季加孚

记者：您认为疾病的发生和什么因素有关？

季加孚：环境、人与疾病三者之间相互联系，而大多数疾病的发生都与环境息息相关。如果你的生活环境能够提供好的营养条件、好的锻炼条件等，你若不得病，你的健康水平会不断提升。而当你罹患疾病，你的健康水平就会相应降低。人的健康水平随着人的成长有提升有降低，呈现不断变化的趋势，这就是健康生命周期。

我们常说不能抽烟、不能喝酒，要改变生活方式。为什么有些老百姓不听呢？当你的经济收入到了一定水平，基本生活需求改善了以后，健康需求自然而然就会增加。

那么，医生的职责是什么？是把健康还给病人，把他推回来，从来没有人说开刀和吃药能提升健康的水平。要清楚保健品跟健康饮食是两回事。想想小时候，爹妈给我们吃什么？新鲜的蔬菜、肉、粮食、牛奶……就这些吧，给我们吃过所谓的保健品吗？

记者：您刚才提到了环境问题，具体来说环境包含了哪些因素？环境污染会对人类产生哪些危害？

季加孚：我们千万不要有一个错误的想法：一说环境就说天气，一说天气就说雾霾。人类能够进化到今天，一直在和自然博弈、竞争，有的人试图改造环境，有的人试图创造一些事情，结果把环境污染了。其实，人生活在环境当中，环境、人、疾病这三者之间相互联系。

北京大学肿瘤医院季加孚院长采访视频

环境是什么？无非是我们遇到的化学因素、物理因素和生物因素。那么，我们最常接触的是水，因为人离不开水。水来自哪儿？海洋、江河、地表水、地下深层水等构成了整个地球和人类赖以生存的水的体系。人离不开水，一旦水资源被污染则将直接影响生存用水，危及人类健康。当然，首先你要弄清楚什么是洁净水，洁净水的标准是什么。

人生活在整个环境当中，还有我们讲的物理因素，包括紫外线。在空气当中，大家越来越认识到里面有很多的杂质甚至污染物，

PM2.5 只是其中一种，比如说 PM10 等，其实有一些污染物就更厉害了。

此外就是生物因素，生物因素包括细菌、病毒、寄生虫、真菌等，这些是主要表现形式。病毒有多少种、细菌有多少种、真菌有多少种能引起疾病？这些都和人息息相关。

此外，和我们人类并存的还有一些动物，它们也是被外界微生物、物理因素、化学因素影响的一些生物，同时也可以影响人，对不对？一旦其被污染，人们食入它们后也将损害自身健康。

所以说，在整个地球生态中，大家都是相互影响的。可以很明显地看出，随着工业发展，在经济建设过程中，有的人为了发展经济，对环境造成了污染，环境保护意识比较差，这也给我们人类带来了一些问题，我们要反思。

记者：2017 年 4 月 20 日，第 12 届国际胃癌大会在北京开幕，这是该大会举办22年来首次在中国召开。据了解，中国曾于2005年、2007 年、2013 年三次申办国际胃癌大会，在第三次申办成功。您认为这次申办成功对于中国意味着什么？说明了什么？为什么会在我们国家举办？

季加孚：我觉得有点像申办奥运会。也就是说你的运动水平，即治疗胃癌的总体水平已经提高，能够得到世界各个国家防治胃癌的专家的认可，这是最重要的一个因素。

此外，这也和中国经济迅速发展、综合国力不断提高有关系。可以说，治疗水平的提高，以及在国际中的影响都是非常重要的因素。就像申办奥运会，如果一个运动员也没有，国内环境也不好，别人也不可能投你。

记者：请您具体说说，近年来，我们在胃癌治疗方面有了哪些突破？为什么能够取得国际的认可？

季加孚：我国在30多年前就开始进行胃癌防治工作，比如说到高发现场，即发病率比较高的地区去探究到底胃癌的病因是什么。包括山东临朐、辽宁庄河、福建长乐等一些地区，在这些地区，胃癌的发病率都是很高的。当时，我们的科学家就带着为什么这个地区胃癌发病率这么高、到底环境因素和胃癌发生率有什么关系、水里有什么东西、土里有什么东西、空气里有什么东西、老百姓吃的饮食到底有什么影响、到底有什么遗传因素等这样的问题深入到了这些高发地区。

经过多年研究，大家认为最重要的一个因素就是细菌感染，也就是说幽门螺杆菌感染相对于其他因素而言表现出来的相关性更强。

而且从现在看，这些区域基本上也是生活、经济各方面较为落后的地方。他们的饮食习惯，比如说吃高盐的食物、腌制的食品，这可能跟胃癌的发病都是密切相关的。例如福建长乐吃的鱼露是很咸的。最重要的一点不是我们发现了幽门螺杆菌感染，而是通过队列研究观察到有这个现象之后，经过后来的研究证实，已清除幽门螺杆菌和没有清除幽门螺杆菌的人群相比，癌前病变和胃癌的发生率是不一样的，清除以后能够使发病率降低38%左右。我们所做的工作也被世界卫生组织确定为胃癌防治的一个标准和指南，这是咱们中国做的，而且是我们医院几代医学工作者共同努力的成果。

记者：您觉得除了高盐之外，容易导致胃癌的诱因还有什么？

季加孚：遗传因素。现在大家认为比较直接相关的就是幽门螺杆菌，其他的因素并没有显著的相关性。比如说大家认为的血型，它和遗传背景是相关的，饮食习惯和这个也是有关的，特别是新鲜蔬菜摄入的缺少。因此，胃癌或者消化道肿瘤疾病发病率的下降和历史上的"冰箱革命"有所联系，新鲜蔬菜得以储存。

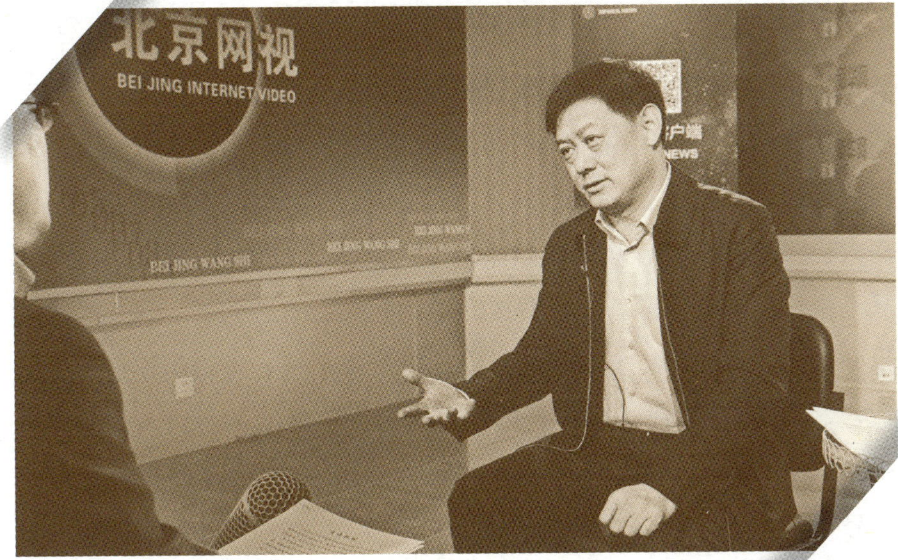

北京中医医院院长刘清泉接受新华社记者采访。 陶欢 摄

刘清泉：当代中医人的担当

——新华社记者专访北京中医医院院长刘清泉

记者：医改跟中医院关系大吗？中医药这部分是不是不受限制？

刘清泉：医改的内容之一是物价，物价调整中，中医占了一半，比如说针灸、推拿和一些外置手法，把这些弄完，就把中医院的掺进去了。还有医师服务费，我们医院也在调整。还有取消药品加成，会面临中药饮片怎么调整的问题。因为西药、中成药没了，饮片如何规范科学合理使用，就是国家给中医院的政策，我们不能把这政策用烂了，一旦用烂就很麻烦。

记者：现在前期的工作是否都做完了？以后患者到中医院去看病，会感受到哪些变化？

刘清泉：我们前期的测算对接，包括阳光采购全部都做完了。有些问题（地方）患者会感到很麻烦。所以我们要做好服务，做好解释，做好所有的工作。药品的价格下降了，病人没感觉；治疗费提升了，病人也没感觉；CT、核磁收费下降了，病人也没感觉。因为有报销，只是报得多少的问题。挂号费提升了，病人就有感觉了。到三级医院里面，比如现在你挂一个普通号，你自费 1 块钱，下一步你挂一个普通号，要掏 10 块钱。这时候你没有给病人解释清楚，病人就无法接受，这是看普通号；如果看专家号，要自费 40 块钱，如果看知名专家号，要自费 60 块钱，现在是 2 块钱。

记者：这是不是对于分级诊疗会有好处？

刘清泉：这起到了非常好的引导作用——没事别到大医院看病了。但是病人不这么想：我的病这么重，你怎么能让我去社区？你怎么说我病轻呢？你怎么知道我病小呢？病的大和小是谁定义的？病在谁身上，多小的病都是大病，因为你有病了，没有大小之分。

北京中医院刘清泉院长采访视频

手划破了，流了一点血，这是大病还是小病？对我来说就是大病，你没流血，我流血了。我脚崴了、走不了路了，你说是大病还是小病？跟癌症比起来，是小病，但是崴了、走不了路了，这对我来讲就是大病，我上不了班了。实际上，这种疾病的大小分类办法错了。

急的、重的、诊断不清楚的，去三甲医院看；不急、不重、诊断很明确的，就去社区吃点药，这种分类是对的。但是到中医院，就成了问题了。我找你看病得开方子，无论大小都是如此，如果你开的药有效了还行，如果无效呢？所以作为中医大夫，我们要提高每个人的临床技术，能3服药治好的别给5服药，能5服药治好的别给10服药。这个在技术上需要很长时间，但是我们在服务上要做到。

记者：也会像朝阳医院那样，把药方精准地管理起来吗？

刘清泉：在朝阳医院之前我们就管起来了，已经管到了临床用药的一些基本规则，比如对于西药和中成药的使用，我们管得很严，不能随便给病人乱开更多的中成药，要科学规范用药，不是一来就一个方子，开三五个大处方，没有必要，病人要什么给什么就行了，要科学规范合理用药。我们大概一张中成药的处方不会超过三种药。超过三种是开不出来的，就是说不能给你随便乱用药。

记者：次均费用是不是也下降了？

刘清泉：下降了，我认为次均费用的下降只是一个小的方面，更重要的问题是，看这一年病人的药品费用是多了还是少了。比如说你是慢性病，如果全年下来吃的药、开的药的整体价钱在下降，说明你在精准、规范地使用，除非你的用药突然增加了，一定是这一年中你的病情发生了变化。一个慢性病，在病情不变的情况下，应该保证药费是下降或者持平的。目前我们院信息化水平达不到，这种考核还不到位。好的一点是医保这部分，我今天在朝阳医院开的药，明天去宽街去开药，后天去友谊医院开药，都开这一个药。现在医保可以发现，自费部分你发现不了。

记者：2017年2月，北京中医医院延庆分院组织召开了冰雪运动损伤中医诊疗方案的研讨会，也就是说会把中医诊疗的这些传统医学的方案和技术，运用到运动损伤的治疗中，这是不是为保障冬奥会在做准备？

刘清泉：应该是这样一个准备工作，之前我们已经几次去东北探访冰雪运动员的运动场，我们到实地去看一看，跟队员们和队医聊一聊，我们冰雪运动常见的损伤和一些极限的损伤有哪些。在这个过程中，我们第一个可能给他的建议是，急性损伤时中医的优势在哪儿，在运动之前怎么能够放松下来，从而能够更好地从事这种运动。我们从中医角度也给他介绍一些这方面的动作，把中医对于运动伤的经验，形成冰雪运动损伤指南，我们在这方面做了很多工作。2 月份我们开了一次会，目标就是组织相关的专家，比如说由我们中华中医药学会骨伤专业委员会牵头组织骨伤的专家、推拿的专家，由中华中医药学会急救专业委员会牵头组织一些急诊、急救的专家，由这样几个专家组形成治病组，共同运作冰雪运动损伤指南。

记者：看来这个工作我们做得还是比较提前的？

刘清泉：一直想做这样一个工作，对于运动损伤，中医还是有很多独到的地方。过去在武术和冷兵器时代，实际上有很多与现在的运动伤相近的地方，所以很多中国的武术家都算是半个中医大夫，他懂中医，懂得治这些骨伤的经验。还有很多中医大夫都算半个武术家，所以、武术(运动）和中医这两个实际上是相通的。中国武术叫功夫，实际上我们叫运动，咱们各种运动包括冰雪运动都是功夫。功夫是什么呢？得有时间练，在练的过程中会出现损伤。中医要想提高临床技能也需要功夫，这几个加在一起以后，一定会对冰雪运动损伤做出更加完美的防治指南，我们从现在开始研究这个事。

记者：未来没准儿历届冬奥会都会有中医的声音出现？

刘清泉：中医是要进去的，比如说手法整复、针灸治疗，加上我们中医传统的这种夹板固定，它不像西医是一种纯静止的，现在西医也越来越运用中医。打个石膏，打上石膏以后就固定在那了，这是静养的，这种静养有利于伤的恢复，但是不利于功能的康复。所以在中医的这种夹板固定，各种中医手段里面，既要考虑到它的静养，同时也要考虑到康复功能，所以中医叫动静结合的方法。这在中医里面是我们的一大优势，现在国际西医、中国的骨伤学界也在采取这方面的理念。

记者：但是冬奥会毕竟有很多国际上的运动员来参加，到时候如何让他们接受我们这种中医的急救方法、诊疗方法，这方面我们要做一些什么样的努力？

刘清泉：第一，我们要做好宣传；第二，要重视我们的疗效；第三，实际上现在全世界不同的国家、不同的领域，针灸对运动伤的防护已经开始引入了。而且在欧美国家，有一些医院的急诊科引入了针灸治疗急诊这样一个科目。应该来说，随着中国的强大、中医文化的强大，中医在整个世界范围内应该是"走出去"的一个最佳时期，然后服务于整个人类。

记者：希望冬奥会也能成为宣传中医包括中药的一个窗口。那谈到中医，免不了要谈中药，我们医院有一些中医的传统制剂，大家一提起宽街就能想到的是哪些？

刘清泉：宽街中医院在历史上比较受认可的药物，最有名的是红纱条，这是最有名的药物之一。第二个是我们的皮外科常用的黑色拔膏棍，这对各种慢性损伤也是很好的。第三个是对于治疗急慢性的咳嗽，尤其是感冒后的咳嗽，我们有一个养阴益气合剂。这些药可以说在我们医院是明星药，在社会上也是明星药。除此之外，还有我们的清热除湿汤等。

记者：这几种药物这几年有什么样的发展变化呢，比如说药方上面的变化？

刘清泉：所有传统的变化，一个是它工艺的变化，传统工艺要保持它的完整性，保持它的传统性，这样它的药效才能更好。在这里我们也做过很多研究，比如说红纱条这个药，在研究过程中，我们发现红纱条有毒的成分很多，所以这个药推广起来很难，那我们在这个过程中是不是把有毒的成份去掉、变成无毒的药物来制取？但没有毒了，效果反而不明显了。所以我们还得恢复传统工艺去做，红纱条之所以在老百姓心目中有这么大的威信，可以说在60年的传承过程中，是它的临床疗效让老百姓相信。

比如说在20年之前有一个病人叫杨晓霞，山东人，手指头坏了，一节一节往下掉，什么病诊断不清楚，疼得孩子非常难受。当时病人转到军区总医院，由北京市各界人士给她会诊，最后中医的治疗落到我们医院，当时由我们医院的外科主任王豫章来诊治。王老当时诊断以后，感觉非常困难，看着她的手指一节一节往下掉……如何治疗？西药用了很多抗生素都没有很好的效果，包括外用的药物，都没有效果。王老看完以后就提出这样一个方案：第一用中药口服，给她口服益气养阴、清热解毒这种治疗外科疾病的口服药物；第二外用，用红纱条，不再用西药。红纱条用上以后三五天，她的疼痛在减轻，局部伤口在缓解，更重要的问题是她的胃口，孩子突然感觉想吃饭了。对于一个中医外科专家来讲，看到这种现象，大家都感觉这是非常可喜的变化，说这孩子可能有救了。随着外用红纱条，内服益气养阴、生津解毒的方法，经过一段时间治疗以后，这种非常恶性的事态得到控制，然后伤口得到控制，最后愈合了，可能掉了几节手指头，但病情得到了很好的控制。

当时红纱条在整个医学界就引起了震动，一个不起眼的纱布、抹一点朱红膏，这样一个红纱条，把这么一个大家束手无策的病给治好了，大家都觉得很神奇。那么我们就研究它，研究我刚才说的那个过程，研究来研究去，还得恢复到原始的制作工艺。因为红纱条最早是我们医院外科的第一代房老（房芝萱）留下的这么一个可以说是祖传的药物。整个工艺在整个过程中没有改变，房老还在，王豫章是他的徒弟。几十年的研究认为，传统的工艺才能保证它的疗效。

红纱条第二次大放异彩、让整个医学界震惊，是在2008年汶川地震时。当时有很多因地震被压伤的人，截肢的、没截肢的，把肉给挂下来一块的，皮肤挂下来一块的，等等，伤者伤口长不上。红纱条用了以后，伤口长上了。当时在座的所有西医人员也很奇怪——也没见这个红纱条消毒，怎么往上一贴，肉就长出来了呢？后来，原定截肢的都不截了——伤口都长上了。所以当时红纱条在整个救灾过程中可以说是声名远播。

记者：所以传统工艺还是需要我们来进一步传承和发扬的？

刘清泉：在我们医院，这种历史传承下来的药物是有它存在的价值的。有些工艺，中医过去老的工艺和老的传统处方可以说是一个药不能去，一个药不能加，加一个药效果减，去一个药效果也减，这是我们中医说的不传之密。我们在药和剂量上、在整个工艺上大致都是朝这个方向去做的。作为我们医院的专药，红纱条应该说在北京、全国乃至全世界，都是著名的外用制剂。

刚才我还说到养阴益气合剂，它本来是个治疗小孩病毒性肺炎、感冒咳嗽的一个方子，是我们医院儿科大家温老（温振英）学习了我们皮外科的经验，也学习了我们儿科老专家的一些经验，然后结合现代免疫学拿出来这么一个方子，临床效果非常好。初期是在非典期间，它不但起到了一个很好的治疗非典的临床疗效，同时对于治疗非典以后导致的咳嗽、发烧效果也非常好。把它拿过来做实验，这么几种药物居然能对病毒有很好的治疗作用。

中医它原本可能是针对一个病的，但在治疗过程中，可能会对另外的病也有很好的效果，所以我们医院这类药物几十年的发展和传承，既有不会变的，又有新的，然后我们做一些新的药物出来。所以，医和药是无法分开的，中医这些药都是我们大夫开的，一个中医大夫在他成长过程中，不但要懂得医理，也要懂得药理，更要懂得药物的炮制和配伍，只有这样他才能真正成为一个医学大家。

记者：但是咱们现在中医和中药是分开管理的。

刘清泉：我们一直在给不同的部门呼吁这件事，医药是不能分家的，我们年轻的医生一定要认识药，要懂得药，要去看看药。过去所谓的师傅带徒弟，徒弟进门的第一件事，是先跑药，先去做药的基本的粗的工活、到细加工、到炒制、到切片，在这个过程中熟悉药物，在这个过程中去学习中医理论，在这个过程中跟着老师去临床诊所，然后逐渐学习。现在我们只学医理，不学药理，不去学药，更不去看药，不知道药怎么长的，长得什么样不知道，更不知道药作为药材是通过什么途径进到我们的药方里变成饮片的，这应该是目前中医教育的一大缺失。

记者：我们从世界卫生组织那里了解到，西药到现在一共生产了一万多种，其中有九千种被淘汰了，说明药实际上是一个不断发展变化的过程，也有人提出来，我们的《本草纲目》简称《本草》是不是也到了一个要重修的时间了？

刘清泉：这应该是一个很好的话题，《本草纲目》在整个中药学的历史发展过程中，地位是毋庸置疑的。李时珍先生既懂医又懂药，严格来说更懂植物学和药物学。他对于药物的分类体系，不但对中医和中药具有很大的推进作用，实际上对世界植物学的整个学科的发展也有很大影响。在《本草纲目》以后，实际上历届中医人都在对药学进行修订和提高。

说是修订《本草纲目》，不如说是对《本草纲目》的补充和发展。清代著名医药学家赵学敏写了一本书叫《本草纲目拾遗》，什么叫“拾遗”呢？就是对《本草纲目》中没有的部分进行补充和发展，他仍然是按照这么一个体系来的。作为一个学科体系的发展，一旦它按照科学规矩去做，我们只有补充它，然后再发展它，很难说去重修它。

在唐代，有一个叫《新修本草》，《新修本草》是将前代人对于《本草经集注》的研究拿过来重新分类、重新调整、重新做，起名叫《新修本草》。《本草纲目》应该有补充、有发展，新中国成立以来，在《本草纲目》的发展上应该有很大的进步了，既有《本草纲目》里面李时珍原始的一些东西，同时又有现代的科技在里面。对《本草纲目》的修订这种说法，我个人不大赞成，拾遗对它来讲，是更好的角度。西药这些年发展了那么多，淘汰了那么多，因为西药更多的是化药，或者从植物药里提取出来、找到它的标准以后，再进行化学生产的这么一个过程，化药最大的问题是它的“单打一”，目标很准确。单打一的结果是什么？不良反应增加。当这个药物不良反应到了一定程度以后，或者我们过去没有发现不良反应，现在发现了，怎么办呢？这药就要淘汰了。（这样一来）有的是耐药性，有的是不良反应在增加。

中药原本就是植物，本来它的药效就很中和，那么有一种植物药，或者一种矿物药，这种综合效果在单一使用的过程中，可能会出现一些所谓的不良反应或者耐药现象。在我们按照中医的这种君臣佐使，大方、小方、奇方、偶方这样去配伍的过程中，它们之间就会相互制约，在相互制约的过程中，不良反应就大大减少，或者没有。这种情况下，中药的淘汰是不可能的，只可能是更加丰富和完善。不可能说用了这个药，那个药不用了，它不像西医。所以中西药，从理论到使用都有巨大的不同，所以不能说西药淘汰了，中药也得淘汰，不是这样。汉朝、明朝、清朝长的是一个车前草和车前子，到现在长的它还是车前草和车前子，它不会变成别的。宋朝、明朝那个时候在四川雅安生的黄连最好，现在还是四川雅安的黄连最好，它不可能跑到别的地方去种。所以对《本草》的修订，我认为赵学敏“拾遗”这两字用得非常非常好。

记者： 咱们医院也是两院院士的保健医院，保健理念是从医疗救治到医疗保健，从一般治疗到提升精气神，或者从西医到中西医结合这三方面的转变，您觉得咱们医院在这方面的实践做得怎么样，还有没有一些什么样的问题？

刘清泉： 这是我们刚刚在探索的一个问题，非常感谢北京市委组织部对我们医院的信任，把两院院士的整个中医的保健任务交给我们来完成。以我们医院的医疗力量为核心，也会吸收国内的一些优秀中医过来，一块儿为两院院士做好健康保健工作。我们提出这三条，核心内容是什么呢？咱们院士年事都很高了，在高龄的情况下都伴随着不同的、多种的慢性疾病，而在这种情况下，单一的西医治疗很精准，可能对病人的病理、生理学的改变也很好。但当做到一定程度，多种疾病来自一人一身的时候，可能牵扯到一些药物使用的相互之间的关系。中医在这里面有自己的理念，哪些病我们主张西医治疗为主，哪些病我们以中医治疗为主，哪些病在中西医相互补充的过程中达到最佳的疗效，这是治疗方面的。第二，我们是提高到一个养生的角度来做，你年龄大了，有了病了，有了病就不一定说你的健康状况不好，"有病"和"不健康"实际上是两个概念。

什么叫健康？一个人他可能有好多病，但这个人通过我们的调整和治疗，他的饮食状况非常好，睡眠又非常好，精力也还不错，二便又通畅，这个人实际上健康良好。对我们的院士、整天忙碌的这些科研人员来说，我们通过把中医的生活理念告诉他，把中医的保健理念告诉他，融入他日常的各种生活状况中去，饮食（等各方面），包括他的工作。有的人整天在一个研究室工作；有些人可能整天在外地、在野外考察；有些可能经常在化验室中一动不动；有的可能一直在写一些文章……根据我们每一个院士的工作情况，我们给他制定出（切合）他自身的、日常的，涵盖所有的一种保健方式，最终使他能够保持一种身心的健康平衡，能够很好地工作，这是我们的核心点。我们从一般的治疗提高到心情的点上。全身心投入到工作中，这是好事，但不知道如何从忘我的工作中跳出来、调节自己的身体状况，这是他们最大的问题。所以这是我们要做到的最重要的一点，这就需要把中医的理念、西医的理念、中西医结合的理念、养生的理念、健康的理念传达给我们的院士。

我们的院士在这个过程中健康状况非常好，在进行中医健康知识的传播过程中，院士比我们一般人传播的范围可能更广一些，他们的影响力更大一些。所以我们也试图通过这样一个平台，能够使中医的健康理念让大众都知道。很多院士都在接受我们中医的理念，可以说中国传统文化中最优秀的中医的健康理念会得到更多的接受和运用。

记者：我觉得中医这个理论很有意思，刚才您说到的，身体有病都没有关系，主要是你的状态如何，你能不能吃得下饭，你的运动量怎么样，你工作有没有精气神？

刘清泉：对，我经常说有病不等于不健康，看着很健康不等于没有病，因为中医它既针对身体上的一些问题，也针对心理上的问题。你身体查哪儿都很好，但是心理不健康，也是一种病。

记者：您觉得《中医药法》的施行对我们中医药整个产业，包括我们学界的发展，会带来一些什么样的变化？能不能举例说明？

刘清泉：从大的方面来讲，应该是一个向好之势，毕竟它是中医界几代人努力的结果，给中医做到这么一个法律的保障。与其说是中医在整个活动过程中有一个法律保证，不如说是对于中医的各种行为进行了非常好的一种规范。从大的方面来说一定是非常好的，中间在实施过程中，对于中医法律各种条文，我们的理解、我们的解读、我们实施的配套政策，这很关键。如果理解是在配套政策上出了偏差，以后很可能对中医是一个毁灭性打击。

比如说中医整个职业，作为一个医生的职业素质，为了做好传承，《中医药法》对于现在我们一些没有参加过正规的培训、但有一技之长的人是一个很宽的政策。这个政策用好了，这些人为老百姓的健康、为人民的健康是能够起到作用的；用不好的话，它会产生危害，它危害的不是这一批人，是冲着这个行业去的。怎样规范好他们的医疗行为，规范好他们的行医资格，这在整个配套政策里面是很重要的。有可能会出现什么样的问题呢？我作为一个正规的大学生，读了五年本科，又读了几年研究生，又上了几年助配，才成了一个真正的中医大夫；另外一个人就跟师傅学了几年，通过一定的考核，也成了一个中医大夫。在当今这种教育体制下，它实际上是一种相对不公平的现象。对这种不公平，如果我们处理不好它们之间的关系，就没人去做正规的培训和培养了，这样会是一个非常大的麻烦。

还有其他的，比如说制剂，刚才说的药的问题。

记者：除了悬壶济世之外，可能还想挣点钱。

刘清泉：如果他就是悬壶济世尚可，如果把悬壶济世搁在第二和第三，把赚钱搁到第一的话，就出问题了。所以说我经常给我们的医生强调，行医的过程，是一个人修行的过程。修行是什么？就是要悬壶济世。什么时候我们都把这事搁在前面，才能成为一个好的医生。如果在行医的过程中，想的是挣钱的话，就很麻烦。医生这个行业不是一个标准的职业。因为职业是有活干、有钱挣、能养家糊口就行了，医生可不是这个概念。

记者：所以咱们院的院训是“仁、术、勤、和”，放在“术”前面的是“仁”。

刘清泉：为什么“仁”搁前面，“术”搁后面？因为一个医生他医德不高尚，没有一个“仁”在里面做引导的话，你的“术”再精都没用处。所以“仁、术”这两个字，看着是一前一后，实际上它表示一个医生的行为是仁为主，仁是核心，术是关键。光有仁心，没有很精湛的医术也不成，所以仁和术是相辅相成的。但是在这里面我们更强调的是仁。

勤是你如何做到仁和术一个主要的路径，通过仁、术、勤，最后的结果是和。中医治病讲究的是和、平和，平和是我们治病的根本之道。我们治很多疾病，这个病好像还没有完全好，但平和了，就好了。另外，这还是医患之间的和、医生之间的和，医务人员之间的不和也很麻烦。所以通过我们的“勤”然后达到“仁”“术”，但最终我们要的是一种“和”的局面。病人好了、和了，医患之间的关系非常融洽，也是“和”，所以这几个字应该是我们建院60年来，不止60年，还有在我们建院初期已经开始行医的老先生们长期总结出来的。所以，我们行医，即是我们对人的道德的一个很好的修炼过程。

记者：这个观点我还头一次听，挺好的，把行医当作是对自己的一个修炼。

刘清泉：行医不是职业，行医是一种修行。我们只有修到一定程度，职业才能随之达到最高点。现在我们看病，如果你开这个处方、开这个药，脑子想的是怎么多挣点钱，跟你脑子想的是怎么样治好这个病人的病，这两者出现的结果是不一样的，花费也不一样，药也不一样，方子也是不一样的。所以我说人的一生中，一个医生的一生中，都在不停地修炼自己的行为。当然在这种新的、大的商业环境下，不可避免地会出现这种问题。所以我们要实时提醒他：你是一个医生，仁、术、勤、和是你行为的准则。我们医院的医生，我们叫“明医”，是明明白白的“明”，不是功名的“名”，我们追求的是一个“明医”，要明医理、明方药、明人情。你得明明白白地给人看病。我们医院有一个明医馆，有很多人到我们医院参观以后跟我说，刘院长你写错字了，当他一听（我）这个（解释），就知道我们没写错字，说你们还真是抓住了做一个医生的核心点。

记者：刚才您也提到中医院校这样一个正规的培养途径，但是现在这个正规的培养途径里，我们也发现，这些中医院校往往开设了非中医类的专业，而且这种趋势在增加，有的院校甚至都不以中医专业为主，这个现象反映了什么？

刘清泉：你说的这个现象确实存在，存在这么一个问题。作为中医的大专院校，按道理说，应该是以研究中医和中药这么一个核心为主，这是主业。但是随着医药行业的发展、中医行业的发展，我们除了需要一个合格的医生、合格的中药人员之外，应该还需要适合这种发展趋势的一些特殊人才。比如说，过去没有医院，只有医馆，现在有了医院，医院是西方的概念。我们形成中医院了，中医院的管理又不能全部照搬西医，它是两个体系。对于中医院的管理，我们如何去做，这是需要这方面专门的人才去探索的，所以可能出现这样的人才。医药产业发展了以后，要有医药的营销人员，你光懂行医也不行，你光懂药也不行，因为咱们中国有一个特殊的情况。中药企业它需要哪些人员？它需要这类的营销人员，因此在中医的大专院校里面也出现了类似这样的专业，在拓展。

还有的医院需要护理，既需要西医的护理，也需要中医的护理。中医的护理怎么培养？现在也在增加这种专业，所以现在整个中医药的大学里面，出现了多种专业并进的局面，它实际上符合目前中医的整个学科的发展需求。但是实际上，核心还是如何培养出合格的中医医生和中药的药学人员，离开这个主题，那几个都不复存在了，没有合格的中医大夫了，中医院没了，没有合格的中药人员了，中药厂也没有了，如果都没有的话，这些职业也就不复存在了。

记者：过去大家固有的观念里，中医是治慢病有效，对治疗一些急症，好像不像西医见效那么快，您怎么看待这个问题呢？

刘清泉：这个问题问得非常好，应该也是我们现在需要向全社会去更正的一个理念。（都说）中医治慢性病好，我也曾经问过很多人，中医治什么慢性病好？很多人给我提了很多概念。但作为一门医学，不管中医还是西医，它的发展都是源于能够救命，能够治伤。咱们刚才开头讲的运动伤，骨折、脱臼了，这些都是急症，这些急症谁来治？当然是医生治。所以医学这门学科应运而生，医学实际上它的起源就是急诊和急救，中医也不例外。中医在几千年的发展、传承过程中，急诊、急救能力极强。在整个西方医学没有形成和发展的 300 年之前，中国的大地上所有需要急诊、急救的突发病都是由中医来完成的，由中国自己的医学来完成。

尤其是冷兵器时代，刀枪剑戟砍断了、打折了，肚子扎破了，这些都是急症，病人都没有死掉，都活了，都还挺好。所以说中医这门学科，它原本就是治疗急症和急救的。反而中医对慢性病的治疗应该研究得不多，为什么这么说？因为在那些年代，谁有慢性病去找大夫看病？没有，很少。当你的经济水平没有达到一定程度，慢性病是不会去找大夫看的，除非你是达官贵人。所以中医它本身就是治疗急症和急救的这么一门学问。只不过近一百年来，中医的学科发展跟现在西医的发展形成了一个鲜明对比。中医几千年发展不怎么借助科学技术，科学技术是另外一门学问。中国整个几千年的发展过程中，科学技术都不发达，没有物理，没有化学，更没有机器，（这些）很少有的。在中国文化的发展过程中，中医是基于这种文化成长的，所以它对科学技术的借助也不多。没有科学技术，我们整个中医的发展就变成一个说理的工具。近一百年西医借助科学技术发展很快，中医没有这样，那是否中医就成了不治急症、而是治慢性病的？我就在问：中医治哪个慢性病好？高血脂症，中医不知道；高血压，中医早期也不知道，除非他头痛了，除非他眩晕了，除非他突然晕倒了，否则他头痛、眩晕、晕倒都是急症。中医从历史上来看，它在急症的治疗上具有很大优势。近一百年的科学技术的发展，中医没有借助，所以中医似乎在这方面落后了。实际上它的理念、它的学术并不落后，并且是非常好的。

记者：您在这方面好像有一些探索是吗？有一个叫“中医急救教学模拟实验室”这么一个计划？

刘清泉：因为我当医生的 30 年都是研究急症。在急症里面，第一，对于急性传染病，中医有很好的经验可以治疗，而且疗效也不错。几千年来中医对传染病治疗也起到了很好的作用。第二，我们如果借助现代科学技术，然后丰富中医的理念，现代科学技术如何在中医中使用，来推动、助力中医的发展，这应该是我们要做的工作。

这两年我们做得更多的是刚才说的模拟实验室。我们如何把现代技术拿过来增加我们的技能？我们要探索这样一个技能，它在中医里面是什么地位？比如说呼吸机，呼吸机是西医的技术，随着现在西医的病理生理学和解剖学的发展，出现了这么一个技术。我们通过研究，发现它确实能救命，它一定具有中医的功能。我们感觉呼吸机有很强的回元气的作用，元气快绝的时候，用呼吸机能够很好地救命。有了这个概念以后，呼吸机就用得更加准确了，能够更加准确地达到治病和救命的目的。我们中医院也有呼吸机，西医院也有呼吸机。大方面相同的东西，我们中医可能更精准地去做。

另外，比如说现在我们研究光学在中医中的运用。中医看病基本手段是什么呢？

记者：望、闻、问、切？

刘清泉：望是什么呢？是看，看的本质是光。既然我们望、闻、问、切的望是看，是光，而且中医历朝历代的医生都认为“望而知之为之神”，现代物理学中光学方面的发展非常强大，我们何不借助现在物理学的光，来研究中医的“望”的内容呢？

咱们光学的门类很多，我们（有望）用光学的这种基准把目前中医的望诊真正提升到一个高度。这几年我们和清华大学的几位教授做了很好的探索，能够真正把中医的一些传统的东西，插上现代科学技术的翅膀。

记者：包括我了解到的脉络仪，它跟老中医切脉准确度都差不多，是吗？

刘清泉：中间有差距，但是需要去分析这个差距点在哪儿。因为脉诊是触诊，每个人的感觉是不一样的，咱俩的手指感觉就不一样，十个人与十个人的感觉不一样，所以说我感知出来的东西和你感知的东西可能是同一个东西，咱俩说出来不一样，但实际上是一个东西。我们怎么样把大家认为是同样的一个东西表达出来，进行统一的规范化、科学化？这也是我们想探索的一件事情。同样的水杯，你拿着烫手，那个人拿着挺好的，这是感觉不一样。但是水的温度是一样的，只是每个人的感觉不一样。

所以在中医的望、闻、问、切里面，仍然存在一种感知的差异，把感知的差异拿掉以后，他真正试的是什么，我们拿出来，一定会找出中医望、闻、问、切各种规律的一些点，当然要借助现代科学技术。中医善用科学技术，但是科学技术在中国历朝历代太弱、发展太少。比如说针灸，针灸的最早起源是砭石，是一种石头，有棱角的石头，通过按压、揉穴位，达到治病的目的，这叫砭石，是最早的一代针灸工具。后来有些人就发现，南方有特别硬的竹子，把竹子做成竹针，通过竹针扎进去，刺激穴位，也很有效。但是竹子容易脆，也容易感染，有各种问题。随着冶金技术的发展，各种金属慢慢提炼出来了，金、银、铁、铜，这些金属出现以后，金针、银针就有了，这就是从砭石的无创，到金针、银针的有创的一个飞跃。我常常跟物理界的人讨论，这个有创能不能再变成无创？现在激光那么发达，什么都可以干了，连石头都可以切了，那能不能让激光模拟成不同的针，回归到新的无创治疗呢？这就是科学技术要做的。现在有一些专家在研究、思考这个事。

中医实际上是祈求与现代科学技术发展结合的。但我们怎么样有一批人，既有丰富的中医临床经验和作为医生的经验，同时又对现代科学技术比较熟悉，然后再与现代科学技术专家进行融为一体的创新研究，这是中医将来腾飞的关键、发展的关键。我们既要有中医原本的天人合一、整体观念、辨证论治、治病以调为主这样一些理念，同时又要有更多的技术——技术是不分中医和西医、不分中国和外国的——把这些技术拿过来丰富我们的理论内涵，形成一种新的中医学科，这是我们提升中医的最终诉求。

所以我们要在现在科学技术这么发达的情况下，在中国几千年的发展上去落实，不应该排斥，而是应该笑纳现在科学技术最精湛的技术，为我所用，这才是当代中医人应该做的事情。

记者：有专家提到中医科技。咱们谈一谈中医药文化的事，北京现在提倡建"四个中心"：政治中心、文化中心、国际交往中心、科技创新中心。这文化中心里面是不是要把中医药这种文化传播的东西也纳进去？北京适不适合担当这么一个定位？

刘清泉：你讲得特别对，文化是一种精神层面的东西。但是文化一定要有抓手，要展现出来。比如在文艺方面，戏曲、歌曲、舞蹈，这些是文化的一个展现方式。文化在其他领域里面都有不同的载体。中医药实际上是一门技术，是一门科学技术，这个科学技术有非常深刻的文化内涵，所以习近平总书记说中医药是中国文化的一个瑰宝、载体，是打开中国文化的一把钥匙，也就是说它里面肯定融含着中国文化的灵魂。所以（中医药能）把中国文化展示出来，是中国文化的一个重要体现。北京作为全国的文化中心，其中医的文化应该有很重要的地位。既然文化是虚的，以中医为载体，这个载体怎么落下去呢？在全体人民心目中，要遵循中医的这种道，中医的生活之道、养生之道、治病之道，以及在各种活动中都能体现出中医的特点，（就像我们）唱京戏一定要做那种扮相，一看这是京戏，它不是豫剧，也不是其他地方的剧种。

中医的文化是有抓手的。比如说老百姓，我们一日三餐、一年四季，如何用中医这种养生的文化指导大家？这很关键。如果咱们全中国都是这样来体现的话，你一定是中国人，是体现中国文化的一类人群，而不是欧美人群。（如果）我们对健康的认识，都是按照中医的道理的话，那一定是中国人。中医的文化是什么？是在我们的日常行为中表现出来的，并不是说我们天天背一背中医文化经文就可以了，不是，它一定是（能够）展现（出来）的。

记者：把这种文化融入我们的生活方式当中？

刘清泉：对，只有融入我们的生活方式中，中国的文化才能体现出来。夏天我们该怎么办？冬天我们该怎么办？我们得了病以后找中医大夫，什么病应该找中医大夫看？什么样的病我们要靠中西医结合？什么病我们应该引用现在西医的技术？我们脑子里要有清楚的点，没有这样一个点在里面的话，可能这个文化中心的载体就不会太强，就不太能把我们中国文化展现出来。我们中国文化不可能天天唱歌剧，也不可能天天表现出是西方认识的观点，那肯定不行的。

记者：咱们中医医院现在有外国留学生吗？多吗？

刘清泉：有，还可以。

记者：他们是一届一届来的吗？

刘清泉：不是，一部分来自北京中医药大学，一部分来自首医，另外我们医院又是商务部的一个培训基地，今天上午我给来自蒙古、尼泊尔、南苏丹三个国家的从事医政管理、医疗管理的（人员）办培训班。他们过来学习传统医学如何管理、如何发展、如何提升，我跟他们讲这个事。

比如尼泊尔，他们有自己的医学，他们传统医学体系是原来印度医学的一部分。当然随着现在西医的发展，印度医学慢慢变得没有或者说很少，萎缩了。但是他又感觉这个医学有他自己的内容，他不知道怎么发展。咱们中国在中医药学这一块可以说千年来绵延不断，而且是带有发展的，他们想来中国取经，学习中医的发展之路，然后推动他们自己国家的医学发展。

记者：现在日本好像有汉方药，其中有200多种药实际上都是我们原来的古方，被他们拿走了，现在变成了韩国也有汉方药，而且占有世界市场上比较重要的一个地位。您觉得我们的中医和中药要走出去，应该怎么办？

刘清泉：这是个非常难回答的话题，也是个非常尖锐和古老的话题。我正常问一句话：中医走出去干什么？人家需要你吗？如果他不需要你，那你干吗去？医学是得有需求的，古代的中医有一个古训叫“医不叩门”。我是医生，我不能敲你的门，问“你要看病吗？”那是肯定要出问题的。我们要走出国门，叩人家的门，人家要吗？不需要。不需要，我们干什么去？所以我认为这是一个很尴尬、很矛盾的问题。日本也好、韩国也好、东南亚也好，确实在中医的这种传承和发展上有很大的力度，他们只称为汉方，不说中医，因为他们学习的、传承的都是汉唐时代的中国医学。以张仲景的《伤寒杂病论》和孙思邈的《千金方》形成的这么一个医学体系，在他们那儿得到传播和提高。实际上，汉方在日本的发展也是不平衡的，它是民间的，不是正规医学院的。咱们需要学习日本的是他们用这种汉方干吗去了，他们一定是把汉方做成了日本居家生活和养生的一种保健手段，不单纯是为医学去做的。

中医走出去的前提是人家需要，如果不需要，我们就研究我们自己的事，做我们自己的工作，我们来推广、创新、发展，（到了）需要的时候，自然就可以给你了。所以我想对于中医药走出国门，一定要摆正我们的态度。

记者：不是盲目地走出去，要文化先行。

刘清泉：盲目地走出去，必然会导致别人看不起。我们要光明正大地出去，你要请我过去。所以中医过去叫请先生看病，医不叩门。我们可以前期给他们宣传中医的健康理念、保健理念，让他们知道中医的特点，然后采用中医来治病。

文化不先行是很难的，文化先行是关键，文化先行里面的文化包括中医文化，中医文化代表的是生活态度和保健养生态度。你看西医传入中国的时候，传教士让一部分人建医院，建医院他才开始去看病。逐渐地，西医才进入中国。

现在为什么欧美国家于中医没需求，或者需求很少？因为它不知道这个事儿。他更不知道你能治病。要你干吗？你让他首先知道这件事，有所了解，有所认识，才开始接触，开始做。所以当时去协和医院看病的都是民国时期的名人、很有影响的人。（这些人都）去那儿看病了，（表示西医）肯定行啊。（让老百姓）觉得这个西医还行。所以我说，协和医院进入中国，好不好？好。坏不坏？坏。好的是带来了新兴的一门技术；坏的是什么？把中国医药文化撞没了。中国医药文化开始肢解、开始破碎。

当大家说“中医还真是不错”的时候，这个病需要中医治了，他自然需要中医大夫，我能不能派几个大夫、派几个年轻人到你这里留学、学习？你能不能派专家给我支援？它自然就形成一个对照。所以我说中医走出国门也好、走出世界也好、走向哪儿也好，前提是要有一个养生保健的优秀理念来进行推广。你贸然去，就像当时的西医进中国一样，被打得一塌糊涂。西医在中国发展的百十年来，依然是在碰撞过程中形成的，中医也是如此。

记者：2015年，屠呦呦因为发现了青蒿素获得诺贝尔生理学或医学奖，让世界都见证了咱们传统的中医药的魅力，您认为下一个屠呦呦离我们还远吗？

刘清泉：我个人判断应该不远。

记者：为什么这么有自信？

刘清泉：因为现代医学的整个发展已经进入了一个死胡同，它基本的方式，已经进到一个不可再分的阶段了，然后它研究的那些现象，以后再还原成生命现象，似乎不准确了。就像一个设备，我们给解剖完了再还原，还原不了了，或者还原得不好了，不是一个整体了。那就是说，从现代医学来讲，它也关注到整体的问题，但是中医学几千年的整体发展，它可能往细节走找不出自己的根在哪儿，就像剥洋葱一样，剥剥剥，到最后什么都没有，但是合到一起就是洋葱。这样，中医整体观念的发展，对于健康和疾病的这种经验用药和理论体系，应该说是在全人类越来越走到主导的地位了。所以我认为，诺贝尔奖整个进一步的发展过程、产生过程中，在中医这个行业、中药这个领域里面，概率是很大的。而在现代医学的背景下，所形成的现在整个治疗理念和研究理念就相对要困难很多了，到了这个状态以后，它回不来了，往前进行不下去了。但中医的这种理念恰恰弥补了这个点，而且中医很多东西需要拿出来证实给大家的，证实给大家是为了什么？是让大家都要用，都要看。

屠呦呦教授的诺贝尔奖证明了中药是可以治病的。实际上中药除了单体的药物、单位药物治病有很好的效果，它更大的处方和配方这种整体治疗可能有更多的优势，值得我们去探索。

记者：屠呦呦现在最头疼的问题是青蒿素使用多了也会产生耐药性。

刘清泉：是药都会有耐药（性）。

记者：中药好像还没有听说过有耐药性？

刘清泉：因为现在青蒿素它已经不单纯是一个中药了，它是个提取物，提取物存在一个耐药性的问题。中药之所以不耐药，是中药的种类太多了，可以多方配伍，相互协调，（所以）不会产生那个耐药性，（但对于提取物来说）这个是不可能实现的。

记者：这就是中医的整体观。

刘清泉：对，中医的整体观，又是中医在配伍上的一些魅力所在。就是中国人做事，它既有它的精确性，又有它的一些那种率意，像中国画一样，率意地提取。中国的炒菜，中国的餐饮，菜谱里面永远是“盐少许、油适量”。“适量”和“少许”，（到底是多少？）不知道。到底几克？一克、三克、五克？不知道。这就是由主勺师傅决定的，就是这个事一定要放盐，这个事一定要用油，油和盐的比例，你自己练。

记者：据我们了解，咱们现在一些院内制剂，价格倒挂这种现象还是比较严重的，基本上是卖一方赔一方？

刘清泉：这确实是中医院面临的问题，可能在全国只有北京的中医院面临这个问题，因为现在我们的院内中药制剂，绝大部分都是20世纪90年代初期核算的价格。这样一个价格核算，是结合当年的药材价钱。你要知道，中药药材它是一个农副产品，它的价格是不恒定的，实际上这20年的过程中，它的价格翻了很多番，甚至有很多都涨了上百倍，原料涨价了，但是这个药物就是这个价格，那你只能是赔钱了。目前中医院能做到的最大的点，就是像我们现在的药，给它涨到不赔钱，它的价格也是非常低的。

记者：中药便宜，对老百姓来说是特别好的事。

刘清泉：我们外用的小膏药，一盒一块多钱，我就涨到五块钱，涨了好几倍，不赔钱了，它价格也是相对便宜的。一个冰棍多少钱？一个馒头多少钱？现在一个馒头七八毛钱了，过去才几分钱。所以说对药品的价格这一块，需要去理顺，需要去管理，需要咱们医保部门去监管。

说中医、中药是不分家的，但是中医、中药的监管难度很大，需要在法律层面的基础上形成一套完整的监管体制。

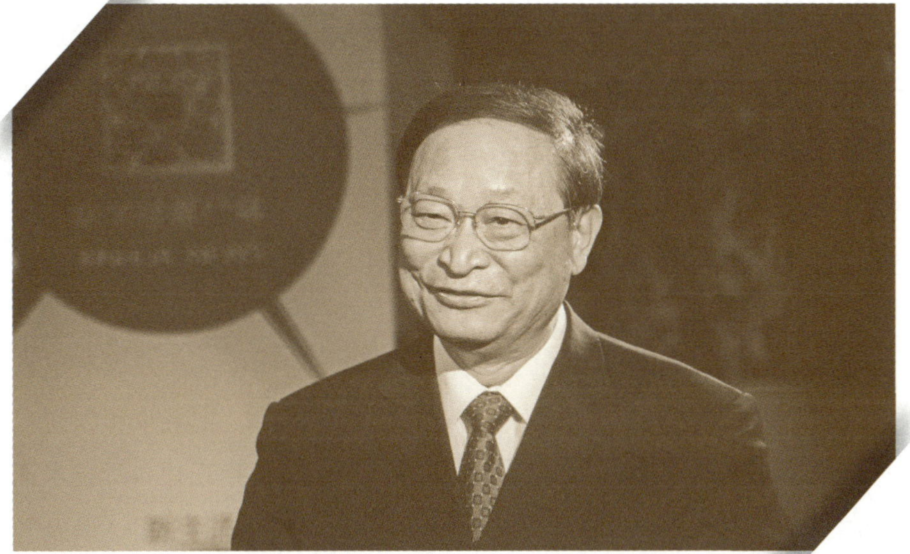

原国家卫计委副主任、国家中医药管理局原局长王国强接受新华社记者采访。　　彭嘉靖　摄

王国强："走出去"的中医

——新华社记者专访原国家卫计委副主任、国家中医药管理局原局长王国强

记者：《中华人民共和国中医药法》（以下简称《中医药法》）于2017年7月1日起施行，《中医药法》的实施对于推动我国中医药振兴发展意味着什么？

王国强：第一，《中医药法》正式的颁布实施，充分体现了以习近平同志为核心的党中央对于中医药事业的高度重视、大力的推进。

这部法是在党中央的亲切关怀、关注下制定的。

《中医药法》的出台，和 2016 年初国务院印发的《中医药发展战略规划纲要（2016—2030 年）》，以及国务院新闻办公室发布的《中国的中医药》等三个重要文件，是中医药发展的顶层设计，也是中医药作为国家战略的顶层设计，有法律的保障，有规划纲要的全面部署，以及《中国的中医药》作为白皮书向全世界宣告中国政府对于中医药的政策措施。

第二，《中医药法》的正式颁布和实施，对于中医药发展有重大意义。《中医药法》充分发挥中医药的特色和优势，把继承和创新很好地结合起来，从理论和实践上都能推动中医药运用现代科学技术不断创新发展，特别是这部法对于中医的服务、中医药的利用，以及人才培养、科学研究、文化传播等方面，都做了非常重要的法律保障。同时对一些涉及中药发展的关键性问题，或者多年来一直难以解决的问题，都做出了明确的规定。

第三，《中医药法》的正式颁布和实施，恰逢我们深化中医药卫生体制改革进入攻坚期，对于推动中医药的发展，特别是中医药在治疗重大疾病、慢性病，以及其他疾病方面，对中医的预防保健、治未病理念的普及都将发挥重要的作用。

王国强局长采访视频

第四，《中医药法》的正式颁布和实施，对于提升中医药的软实力，对于推动中医药走出去，具有重要的法律保障作用。目前中医药越来越受到世界各国的重视和欢迎。

记者：中医“走出去”是走向世界，“走下去”是走向未来，这都离不开中医药的标准化，国家中医药管理局将采取哪些具体举措，来推动这项工作？

王国强：中医药的标准化，是我们努力的重要方向。一些人对中医标准化还有着不同看法。有人认为，中医讲究辨证论治，这是个性化治疗。也有人认为中医必须标准化，没有标准就没法评价它，没法检验疗效，也就很难大规模生产和推广。

中医药要走出去，国际上希望我们提供一个标准，这样在审批、准入上才有基础。因此，中医药必须标准化，这是必然趋势。而且，不仅要将中医药标准化，还要占领中医药标准化的制高点。我们成为中医药标准的制定者，才能牢牢掌握住中医药发展的主动权。

中医药的标准化有一个漫长的过程，不能一蹴而就。中医药的标准化本身，从标准的制定开始有一个认识的过程，有一个科学研究的过程，有标准的推广、运用、实践的过程，还有一个总结形成规范的过程。我们不能因为强调个性化、中医的特点，而否定制定标准的必要性，但是我们也不能因为强调中医药标准化，而忽视中医个性化的辨证论治的特色。这两者的关系一定要处理好。

中医药完全可以有标准，依据就是很早以前中医就有的大数据。中医药有从浩瀚的临床病案中总结出的带有普遍规律性的病症治疗的方法，比如金匮肾气丸就是张仲景在长期临床实践中总结出来的，能够治疗很多病症。这说明中医标准化是完全有可能的，也是有必要的。一定要正确地认识中医药标准化的重要性、必要性和可行性。

记者：刚才您在说的过程中，我也确实有这个体会，它还有一个时代性，医药标准化之路应该有自己的路径，要让临床应用看得见疗效。

王国强：中华民族五千多年文明为后人留下了很多优秀的、经得起检验的成果。就像二十四节气，它不是一个人发明的，是多少代人长期积累的结果，蕴含着先人的大智慧。

中医药标准化其实也面临挑战。标准制定、推广应用难度都很大。要把日常那么多不同医生的临床经验进行总结、规范，这个过程很难。现在有很多标准在制定颁布后，一些使用单位还是各行其道，影响了落实。我们也在积极地推动解决这个问题。标准一定要有助于临床的使用，真正应用到临床，能见疗效。

走好中医药标准化之路，应该有自己的路径。国家中医药管理局制定了一个全国的《中医药标准化中长期发展规划纲要（2011—2020年）》，从五个方面、十一个专栏明确了中医药标准化的重点任务。国家中医药管理局还组织制定了中医药标准化制定的管理办法，明确规定了中医药管理局作为行业主管部门在标准制定中应该发挥的作用，规范了中医药标准制定的程序，强调鼓励和支持全国行业协会组织在中医药管理局的指导下开展标准化工作。

同时，我们还是要做好标准化的推广，要运用好标准化。

另外，我们把标准化的工作和科学研究工作结合起来，把科研工作与标准制定工作相结合，让科研成果出炉的同时，中医药标准也一并出台。这样有助于验证科研成果，反过来也有助于这个成果的转化和运用。

一个标准来自哪里？来自实践，不可能坐在房间里就能定个标准，让大家去做，它一定是总结群众的创造、群众的实践而得来的。中医药标准是从大量的临床实践中总结出的普遍规律，总结后，还要回到临床去接受评估，用实践来检验。我们走的路是，制定标准—推广应用—评估反馈，再修订标准，然后再推广应用。这是个循环上升的过程。

中医药标准化的制定意义重大，且大有可为，但难度也很大，要有“功成不必在我”的精神，还要“久久为功”，锲而不舍地去做这件事。我们应该有这个使命担当，承担起这个历史责任。

记者：对中医的科学性，我们还不能够认识到它的深层意义，比如您刚才讲有关大数据的观点，让我们对中医的科学性有了崭新的认识。

王国强：中医是中华民族的宝贵财富，它经过了几千年实践的检验，确实在维护人的健康方面发挥着重要的作用。最近我看到新加坡《联合早报》，讲到现在很多西医从中医中找到灵感。西医也遇到了挑战，很多病没法解释，头痛医头、脚痛医脚的办法，纯粹的手术甚至器官移植，还不能解决问题的时候，他就看到了中医的整体观，中医的系统论、辨证论治。中医不仅治局部，更重视调整体，这些方法越来越被重视，而且中医讲究扶正祛邪，不能光祛邪不扶正，清热还要解毒。中医的这些理念、技术和方法，包括治未病的预防保健的理念，慢慢地都会被大家认识。

我觉得将来中医、西医随着大家认知的改变，加上临床的证明，慢慢会走到一起，将来可能西医来学习中医，中医也不断掌握现代科学技术。

记者：中国在没有疫苗的情况下，在对抗疫情中，中医发挥了独特的作用。

王国强：以前没有疫苗，没有其他药物的时候，中国对抗了很多疫病。中医在预防这些疾病方面，不像西医需要找到病原体，要找到一个能够对抗这个病原体的一种药物或者疫苗，然后注射起到预防的作用，或者抑制产生抗体的作用。中医更注重的是改变病毒、细菌的生存环境，使它不能产生毒素，最后削弱它的作用。中医是主动地去预防。

“非典”来无踪去无影，许多中医专家进行了研究。其实病毒有它的生存环境，它可能在某一个时段活力最强，但是过了这个时间段它的活力就会减弱，也不完全是我们人类战胜了它，可能就是气候的变化，但是不管怎么样，只要提高了自身的免疫力，邪气就侵犯不了你，我们讲“正气存内、邪不可干”。所以扶正还是永恒的，一定要保持良好的状态，所以人的“精气神”实际就是人的正气，也是人免疫力提升的一个外在的表现。

现在中药抗病毒的一些药物，其实也不完全只是对 H1N1 管用，不像西药那样，有的药直接对病毒，中药实际有一个广谱性，对其他病毒感染、流感可能都有作用。

记者：数据显示，全国现在每年有 5 亿人次接受中医门诊和住院治疗，并且数据还在进一步增加，可以说，中医越来越成为我们的一种生活方式。我国将采取哪些措施，来推动中医药文化的发展？

王国强：中医门诊和住院量在不断增加，让我们看到人民群众对中医药的信任。其实您刚才讲的 5 亿人次，只是在医院看病的，同时养生保健、接受中医方面调理的人数还有很多，而且呈增长趋势。我们如何维护好人民群众对中医的热爱？除了提高中医的诊疗技术，提高疗效，另一方面要把维护健康的权利交给群众，叫作“我的健康我做主，我的健康我维护”，不要把你的健康完全托付给别人，你自己要维护，那么在这个过程中，怎样把中医药的健康理念、健康知识、健康文化传播开，这也是一项重要的工作。

我们要努力实现中医药健康养生文化的创造性转化、创新性发展，我们通过双创使中医药这样一个健康养生的理念和现代健康理念很好地融合，更好地为人民群众的健康服务。在健康促进方面，我国实施了中医药治未病健康工程，开展了“中医中药中国行”科普宣传活动，推广普及融入治未病理念的健康工作和生活方式，走进社区、走进乡村、走进家庭，倡导“每个人是自己健康第一责任人”的理念。这项活动是 2007 年开始的，现在已经成为全国规模最大、影响最深远、参与人群最多的一个品牌。这个品牌也要根据时代的不同、人民的需求，丰富它的内涵，创新它的形式，更好地走进老百姓（中间）。总而言之，中医药文化一定要广泛地普及到群众当中去，让群众掌握中医药的知识，“我的健康我做主”。北京电视台《养生堂》之所以能那么火，那么受欢迎，就是来自群众的需求，其次它讲的内容，都是一听就懂、一学就会、一用就灵，它比较通俗，贴近生活。

我们一定要创建平台，包括创建一批融养生、健康、旅游于一体的平台。同时建立一批中医药科技宣传教育基地。

目前，在中药人才、普及宣传的人才培养上，也是我们的薄弱环节，许多医生专业水平高但不一定能“讲”出来。科普本身是一门科学，而且是把学术、临床知识整合以后，再创造的一个学科。我们要培养更多的复合型人才，懂宣传又懂医疗。同时，中医药文化宣传一定不能忽视新媒体，不能忽视媒体在这方面的重要性。有关部门在研发通过动漫等各种形式宣传，如二十四节气，到了节气要注意什么问题，通过手机告诉大家。如端午节，许多人只知道屈原，吃粽子，其实端午节也是卫生节，门上要挂艾草，要洒雄黄，可以防病的。另外，针对年轻人，我们要设计一些让他们能够懂得自我维护健康的方法。

我们要把中医弘扬好、发展好，让它更好地造福于人，不仅造福于中国人，更要造福全人类，健康是没有国界的。

记者：我国中医药发展遇到了哪些难题？

王国强：第一，对中医的认识，现在仍然有人对中医存在许多不正确或者反对的看法，中华民族创造的这样一个宝贵财富，不是一两个人、几个人能反对得了的，它是经得起历史检验的，现在国外也越来越认识它的好处了。第二，中医药的发展还面临着很多政策上、体制上的障碍，比如中医药管理局对于中药的管理职能很弱，有些职能分散在了其他部门。第三，管理体制。国家有国家中医药管理局，到了省有的叫省中医药管理局，有的叫中药处，到了市和县就没了，很多政策落实不下去。第四，怎样扶持中医药。现在收费标准太低，当然不能以提价来增加收费，不能增加老百姓的负担，但是在医保政策当中能够调整。比如在北京市，原来扎一次针灸，不管你身上扎多少针只收四块钱，一个大夫一天要治多少病人，每次扎针四块钱的话，他连自己的工资都保证不了，怎么会有积极性发展中医、做好中医？第五，关于中药的质量。中医医生开的方子再好、诊断再好，最后配的药质量不行，就达不到治疗的效果，最后也影响了中医的声誉。所以我们要从源头，从药材种植开始抓，种子、种苗、种植、采集，然后加工炮制，最后变成药，这么长的一个生产链，怎么样把好关很重要。

记者：我国中医药下一步工作的重点是什么？

王国强：一是将中医药纳入国家“一带一路”建设总体规划安排，颁布并实施《中医药“一带一路”中长期发展规划》，加强顶层设计，整合全国中医药技术、人才等资源，做好与沿线国家合作的战略布局与项目实施。二是推进一批中医药“一带一路”建设重点合作项目，发挥示范辐射作用。三是加强多边合作，在国际传统医学规则制定上掌握主动权。四是扩大“一带一路”沿线国家中医药机构交流与合作。五是开拓“一带一路”国家中医药市场，重点推动中医药产品和服务走出去。

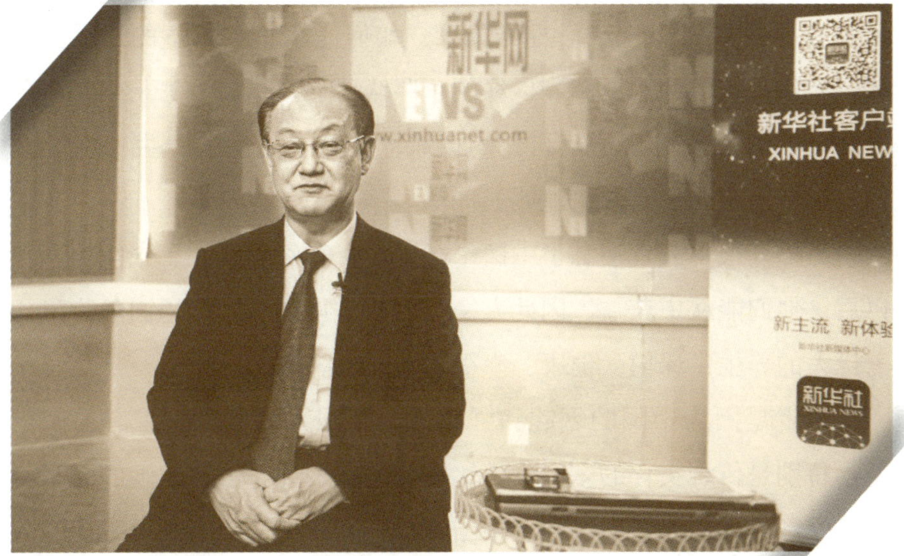

中国中医科学院广安门医院院长王阶接受新华社记者采访。
云赛侠 摄

王阶："中医热"能"热"多久？

——新华社记者专访中国中医科学院广安门医院院长王阶

记者：王阶院长您好，非常高兴能采访到您。我们先从"中医热"这个话题聊起，根据第四次中国国家形象全球调查显示，中医药已经成为一个最具代表性的中国元素，针灸也成了中国元素的代表项目之一。您怎么看待现在全球范围内兴起的这种中医热？

王阶：我个人是这样理解的，现在世界范围内的人们对医疗的需求明显增大，对养生保健、健康长寿的需求也在增大，所以全世界的人都在寻找如何能让自己身体健康、如何能够幸福长寿的途径。因此，光靠现有的西医西药和以往的一些认可还不行，大家从中医中药方面，能够发现更多适应自己的健康、让自己长寿、养生保健的东西，对中医中药的需求也就明显地增大。

另外，很多人在接触了中医中药以后，特别是接触了中医的理念以后，他们能从中获益，因此大家突然就觉得中医中药里面可能隐含着巨大的养生、保健、健康、幸福这些元素。

再者是因为中国的崛起和强大，一个强大的国家，它有很多东西，特别是传统文化的东西，都比较具有代表性，因此中国的元素就迅速受到了世界的关注。甚至中国的很多人以前可能对中医中药的了解还不够，通过这样的过程，从外面出口转内销，返回来后能更加了解和认识中医药，或者想从这方面做更多探索。

记者：其实中医药不仅在国内，在国外的影响力也逐渐在增大，我们看到很多的外国人，对中医和中药也产生了极大的兴趣，所以我们在想，中医药文化该如何走出去？这也是一个话题，我们广安门中医院在这方面有没有做出一些努力呢？

王阶：中医药文化走出去这个事其实已经进行很久了。广安门医院作为中国中医科学院下属的一个医院，在1955年成立，当时是叫中医研究院广安门医院，是由从全国各地抽调来的一大批名老中医和一部分西医人员组成的。从1955年到1960年前后，当时周恩来总理为了表示和外国的友好，派广安门的医生到国外去，当时有针灸、皮科、眼科、内科、外科的一些医生被派往世界各地，给外国

王阶院长采访视频

元首和外国的一些政要看病。

我们做过很多这方面的统计，广安门医院有一些相关资料，从1955年成立一直到现在，其实有很多外国政要领导的医疗服务都是由广安门医院的医生提供的。我认为这个属于中医中药走出去，作为被国家派出去的一个方面。

另外，中国还派一些医疗队到国外去，当时中医这方面派的比较多的就是针灸医疗队，被派往非洲或者美国，还有一些是作为国际交流被派出去。

1989年，我们有一个援助非洲的项目。当时非洲的艾滋病开始多起来，广安门的医生就在那时去了非洲。至今，我们每几年还会有医生组成医疗队在坦桑尼亚的一线对艾滋病进行治疗和研究。

有趣的是，在大英博物馆里展出的一个药袋子和处方就是广安门医院的，这个史料特别有意思，应该可以看出大家对于中医中药这方面都比较关注。

现在中医在国外走出去的情况，一个是从20世纪80年代改革开放以后，我们很多的中医学生到了国外去留学，很多人就留在当地行医了。还有一个是现在有很多的学术交流，如今中医中药走出去这方面的交流越来越多了。而当时，比如说去美国，美国政府会对中医中药有很多的限制，但是近几年以来，美国医生的行医执照已经对中医放开了很多。

我记得大概在20世纪80年代，当时英国对于中医其实还不是很了解。有一个广州中医药大学的医生去了英国，当时他在那儿给人看皮肤病，没想到看得特别好，后来他的号都挂不上。现在大概有几千名中医医生在英国做服务。我的一个同学，也是我的博士生，他和英国人结了婚，现在伦敦开了好多家诊所，一直在做中医中药的服务。所以中医中药走出去，从政府的层面、从民间的层面、从各个渠道来说，我认为都已经做得很多了。

记者：现在社会上其实对中医有两种对立的态度，有一类人完全是迷信中医的，认为中医没有副作用，生病只看中医；而另外一种是认为中医不能治疗疾病，养养生还可以。所以请您给我们谈谈中医的作用到底是什么？

王阶：我觉得人们对于中医的这种认识、信仰或者说使用，其实一直都有很大的争议。我认为中医它既是一门科学，也是一门医学，它对人的医疗救治和养生保健都有用。它是一个有用的学科，这是我们首先要对它进行的肯定，也就是说中医学还是一个医学科学，如果没有这个认识，我认为就会有很大的偏差。虽然很多人也可能对中医有他自己的看法，那是另外一回事。

另外，如果把中医完全神化了，如果把它引向了另外一个渠道，把它和巫的很多层面联系起来，那就是另外的问题了。在这里我想起来有位名人的一句话，"知其浅而不知其深，犹未知也；知其偏而不知其全，犹未知也"。他的意思是说，无知有两种情况，你知道一点浅的东西，而不知道深的东西这算是一种无知，知道偏而不知道全，那当然更是一种无知。用这两句话来回答，不管是把它神化还是巫名化，我认为对中医来说都是不正确的。

记者：很多人认为中医是"慢郎中"，认为中医药只能对慢性病进行治疗和调理，但是对于急性病是没有用的。为什么大家会有这样的偏见呢？

王阶：我认为可能和中医的整个发展过程、历史以及现在的一些技术有关系，中医的发展从古到今和中国的文化是一致的。到现在为止，中国在科学技术方面有很多的技术手段是落后的。因为每个国家的医学是和国家的科技进步同步的，科技发展了，那么医学便得到发展。

所以中医可能更注重理论或者道，但是在技术方面我认为它是有所欠缺的。因此这就带来了中医在理论方面、认知方面、文化方面的众多强项，但是在技术方面还不够强。比如说面对外伤、急创、急救这些方面，中医是显得比较慢的，因为传统的技术比较慢，这一点我想大家都能认可。

但是，不是所有的急性病中医都不能治。拿发烧这件事举例子，如果我是临床医生，一个病人发烧了，39、40摄氏度的体温，我会马上给他打退烧针，打下后就有效果，效果很快。但问题是这个病人过了4个小时又发烧了，我们做医生的不怕，再给他打一针，烧又退下去了。到了第二天他又发烧了，病人一般发烧要通身出大汗，已经打了两次针了，已经出了两次汗了。病人已经觉得不太对劲了，但是又开始发烧起来了，病人就开始害怕了。再这样给他打一针行不行？不行。再用别的方法行不行？行。当时，我做医生时，在我们病房里有很多急诊的病人，尤其是像这样发烧的病人，这时候我们就会用中医的方法。

其实有时候，中医的方法如果用得对，吃一天或两天的药，烧就能退下去。所以我认为像这样的方法，具体问题具体分析，在退烧这样的问题上，我认为中医还是有效果的。这说的是急诊，还有在急救的时候，配合中医也是有效果的，比如利用针灸等。

当然，有时候有一些病，像咳嗽这样的病，以我们的经验来讲，如果能用西医的方法治好，我建议还是用西医的方法，快、简单。但是当用这种方法还治不好的时候，我认为用中医的方法还是有效的，甚至包括发烧、咳嗽这样一些显得很急的病。还有一个比较急的病，比如说感染的时候，如果能用抗生素退下来就没有后面的事了。问题是用抗生素退不下来怎么办？抗炎的时候没有效果怎么办？这个时候如果用中医的一些方法就会有效果。

我说过一个理论，中医还是不完全等同于西医的另外一个理论体系，它走的是另外一种思维，所以其实它对西医、西药应该是一个补充，或者是另外一个路径。因此，可能我在治疗急性病的时候，还有一种经验，就是在一开始的时候，为了让他好（得快）一点，甚至我们可以中西药结合用，当然有时候先用西药，效果不好的时候再用中药也行。

记者：所以大家对这方面的认识还是比较模糊的，对概念上的模糊，比如说中医药对急性病和慢性病的作用，它们的治疗到底有什么样的区别？可能大家还不太清楚。

王阶：不光是病人，医生也需要对这方面有一个了解。我们这几年医学上的科学研究有很大的进步，中西医现在有很多的共融和共通，现在中国的中医和西医有很好地融合，我认为肯定要组织国家的力量做这件事。

比如说对冠心病，该怎么诊断、怎么治疗才有最好的效果？也就是要时间短、费用低、疗效好、病人的痛苦小，因此就要总结什么时候用中药，什么时候用西药，什么时候中西药合用。比如说肿瘤，已经总结出很多了，什么时候手术，什么时候放化疗，什么时候配合中药，中晚期的时候，那当然是中西医合用了。

其实我们一直有一个建议，就是中国能不能把中医和西医两种体系进行很好的融合。对于疾病的病种、治疗和规范都可以告诉国民，让大家知道什么时候看西医，什么时候看中医，什么时候找中西结合的医院，什么时候能中西医共融共通来做，这一点就是为了让病人的看病费用降低，减少病人的痛苦。

记者：您觉得这种推广的方式会有哪些渠道呢？

王阶：我认为首先要组织医学科学研究，其实已经做了很多，但我认为还是缺乏大众的规划，其实要做这方面的一个相对规范的规划。从医生起就要很明确，就是标准规范化，我就要很明确用什么样的标准规范效果最好。

记者：您觉得目前中医在发展的过程当中存在的最大的问题是什么？

王阶：存在的问题还是比较多，前几年大家认为，可能中医的标准化和规范化还是有欠缺。但是我觉得可能中医和现代科技的结合，利用现代科技来更好地在中医的技术方面有更多推进，有可能是更重要的。另外就是要通过现在的科学技术，把中医在某些方面、在关键的瓶颈方面再推动一步。

比如说中医的理论、西医的理论，很多人不是很清楚为什么会变成这样。中医在古代是一个从外面推出里面的这么一个理论，它是看到你外在的东西，推出你里面肯定是有什么情况。所以它是通过外在的治疗来达到治疗里面，然后更多地注重病人的症状和感受。

也就是说病人觉得身体很难受，例如发烧、头疼、出汗、失眠等，中医就是从外相看，针对这些表现进行治疗，就能治好了。中医是没有化验指标那些项目的。所以到现在，很多病，比如说肝病、肾病，除了这些症状改善完以后，它们的相应指标也应该改善，它的病理结构也应该改善，这些病才算治好了。

因此，中医在针对症状方面是强项，但是针对指标的改变不是它的强项。所以近几年，也有很多人在做这方面的研究，也希望直接用药物针对改善指标。这可以说是从技术层面上的一个提升。

另外，中医是宏观上的一个综合的概念。其实是一开始先综合，然后再分细，分得越来越细，分到最细以后再形成新的综合，这应该是科学发展的一个新的道路。中医在综合方面做得比较好，分细方面做得不够，应该尽快地把分细的事做好，再来一个新的综合。从认识到实践，再认识再实践，这么循环往复的一个过程。从认知到自信，然后到实践，再到新的认知，变成一个规律。

记者：您刚才也聊到了中医文化，那么中医文化也是我们中华优秀传统文化的一个组成部分，您觉得它的精髓是什么？

王阶：我认为中医理论文化的精髓首先还是中国文化的精髓，中国文化中好的东西，从阴阳五行学说到它的整个理论体系，都是中医药文化、中医学的一个体系。另外，从人的特性方面来说，中医文化还是具有中国特色的一种认知文化，比如说它的病、症、方、药以及一体化的东西，在中医的文化里面，或者说在中医的理论体系里面。

其实中医就是对症候的一个归类，而西医是对疾病的归类，也就是说疾病有病理改变，西医针对疾病进行病理改变治疗就可以了。

中医是通过症候群的表现来治疗，中医认为你既然有这样的表现，那么它就有相应的方法来应对、有专门的药物来应对。中医传统的精髓也就是刚才提到的，当用西医的方法治疗没有效果的时候，用中医治疗却能有效。所以说它代表的是另外一种体系，这也是它的精髓中比较独特的一个方面。

记者：但是目前我们在中医文化的传播过程当中，其实也看到了，比如说存在像“伪中医”“神医”“巫医”等这些文化糟粕。您认为中医文化该如何去伪存真？

王阶：其实医学在发展的过程当中和巫一直就没有分开，国外也是这样。包括现在很多的国家，就是在医的过程中还涉及很多精神，甚至和巫比较接近的东西。大概在春秋战国的时候，医巫分家应该是医学发展的进步。

那时候没有外国医学，只有中国医学，医、巫分家那时候其实中医学就自然从中分出来，但是巫的成分会一直或多或少地存在于中医里面，民间会把巫不自觉地带进来。我认为医巫分家应该是医学发展的一个进步。医还是要把巫的成分去除，这样才能使医学发展更加纯净。

另外，为什么现在要对医学进行科学研究，一定要通过科学研究才能提高临床的水平和临床疗效呢？因为一定要去粗取精、去伪存真，现在中医还是有很多粗糙的、混杂的东西，我们要把它们祛除。把很多表象上的东西祛除，才能得到真正的精髓。

这方面可能就要更多地借助现代的科技手段和科学方法，能让中医和时代同步，将中医打造成一个更符合时代、带有中华优秀传统文化、有着中国元素和中医元素的医学，并且还结合现代的中医理念。就像用旧瓶装新酒，原始内核不能丢，以前的体系还是旧的，但是要有新的内容。

记者：您觉得中医是不是科学的？

王阶：中医是科学的。

记者：《中华人民共和国中医药法》（以下简称《中医药法》）是在2016年12月25日通过的，在2017年的7月1日正式实施。您认为这样一个法令的颁布会对我国的中医药领域的发展以及推进中医药行业法制建设方面带来怎样的影响？

王阶：《中医药法》在2017年7月1日实施，其实在这方面中医界已经组织了很多学习，其中提出来《中医药法》的颁布，就是中医要按照自己学科的规律去发展。《中医药法》其实涉及了医疗、医师、很多政策性的东西以及中医药的本身。

这个时候颁布《中医药法》，特别是作为国家的大法来颁布，对于中医而言肯定是一个划时代的进步。因为《中医药法》的颁布让中医学能够真正作为中国的一门学科得到更好的发展，特别是有了法律的保障以后，相信对于中医药的发展会带来更重大的进步。

另外，因为有了法律的保障，它在政策上还可以得到更多的关注。中医这门学科还是有它弱小的地方，所以这么多年来，党和国家一直对它实行两个方面政策，一是扶持，二是规范。通过扶持让它发展壮大，通过规范让它发展得更好。其实《中医药法》正是这两个方面一个更新的体现。

记者：您觉得随着这部法令的颁布，老百姓在看待中医文化方面会有怎样的变化呢？会给他们的生活带来怎样的变化和影响？

王阶：首先，我认为国家颁布这个法说明了国家对这方面的重视，也说明了对中医药要有更好地了解，通过了解，特别是通过自觉地运用中医药，可以从中获得更多的效益。中医里面有很多很好的内容需要我们去继承，还需要我们去发展，当然最重要的是利用。所以老百姓通过中医药法的颁布可以更好地利用中医中药，也就是学好法、用好法，利用法律的条款来做这方面的事。

记者：有的专家也指出，如果要加快我们中医文化的传承和传播，其实北京应该起到非常重要的作用，您怎样看待这样的观点？

王阶：北京是首都，是首善之区。我是云南人，从云南中医学院毕业，然后考到湖北中医学院（今湖北中医药大学），然后再考到中国中医科学院。因为我经历了云南的医疗，经历了武汉的医疗，经历了北京的医疗，所以我认为这样的一个过程，倒不是说从下到上，而是从一个地方到不同的地方，我发现各地对医疗的认知还是有很多不同的。到了北京，在北京看病的时候，我们会觉得北京人的水平特别高。

北京一方面是知识分子比较多，另一方面是北京百姓们的认知层面都较高，他们对疾病的认知、对身体的认知、对健康的认知、对自己的认知，还有对将要接受的知识的认知都比较高。因此他们会给医生提出更高的要求，所以如果是北京病人能够接受的，相当于已经给医生做了一个筛选的要求。所以我认为如果很多中医的内容能够在北京实行，那么对在全国乃至世界实行都会有更多的认可和推动作用。

记者：我们再回到中医的话题，因为大家都知道中医讲究望、闻、问、切，所以我们老百姓一般去医院，刚开始的时候会做各种各样的检查，通过检查来判断自身的病症。那么您认为中医的优势和劣势体现在哪些方面？

王阶：比如说中医的简单，假如病人有天早上起来突然觉得胸闷，胸闷有很多种的情况，假如病人以前就有冠心病或者这方面的问题，那么他可以有两种甚至是多种选择。

第一是去看医生，把全身都检查一遍，看看胸闷是不是因为心肌缺血了。但是这个时候你如果找一个有经验的医生，假如找了中医医生，其实现在的中医医生是中西医都懂的，他会通过对你的望、诊和询问来判断你的胸闷问题。如果只是一个简单的供血方面的问题，其实他给你简单开点药就可以了。这样就显得很简单。

但是，假如说你做一套全部的检查行不行？行。等到明天、后天再开药行不行？行。但我认为这样做就复杂了，因为这里面存在一个问题，就是病症看起来比较简单，看似好像没什么问题，但事实上已经是危险的边界。这时就要看医生的经验了，医生需要通过对你"望、闻、问、切"来视诊核伤。面对这样的情况，我认为对于达到一定程度的医生来说不是太大的问题，他有能力和经验来判断，病人该什么时候采用简单的方法，又该什么时候采用复杂的检查。

记者：大家都想去看专家，都想去看最好的医生，广安门医院在判断病症方面是不是也会有一些创新？

王阶：会有一些创新，这里面也包括中医诊断。回到刚刚我们说的，其实医生通过"望、闻、问、切"，通过问你的一些情况，他就能了解你的病，可以用简单的方法治疗。但是我认为医生对于病人能做到的最高境界，就是让这个病人获得最好的疗效。最好的疗效就是我们终极的结果，不管是采用最简单的检查方法还是最复杂的检查方法来治疗他，最重要的是让他获得最好的疗效。

那么怎么样才能获得最好的疗效呢？这就涉及医疗的水准，医疗的水准还是在于使用的医疗方法。接着刚才我们前面说的例子，假如病人的血压比较高，实际上我们有几种方法来治疗。第一，给他吃点降压药就可以了。如果吃了降压药以后，他的各方面都正常，那就没有问题了。但问题是有些病人不一样，比如中老年病人，光吃降压的西药，他们有时候血压是平稳的，但是头晕、腰酸、腿软、乏力这些症状还改善得不好，这时候他们就需要加上中医药。也就是刚刚我们说的，改善症状和对自身的感受，可能中医更有疗效。

而且，同样是面对高血压这个病，中医可以把它细分成四到五个病证，你是属于肝阳上亢证、痰浊中阻证，还是属于肝肾阴虚证？中医都会给你分细。医生的水平越高，就会分得越具体，针对性越强。这样他开的处方和药物，更针对病人本身，疗效就获得了。

这也都是广安门医院诊疗的常规。除此之外，我们还有针灸科和推拿科，还有营养科以及一些心理分析的治疗。如果都不能满足病人需求的话，我们医生还可以一起配合，让病人能够获得更多的治疗和更好的感受。这几年，我们一直推崇的就是希望通过自己各方面的手段，让病人能够拥有更多的获得感和认同感。

记者：现在我们总会听到一种声音，说中医是今不如古，也有人说我们现在的中医传承不够，您怎么看待这样的声音？

王阶：我想这里面可能有时代的问题，也有文化的问题。比如说在唐代、宋代和明清时期，那个时候没有西医，用的都是纯中医的方法，所以那时的中医就很纯。在 20 世纪 50 年代的时候，西医也没有像今天这样发展，中医也是很纯的。但是到了 80 年代以后，特别是改革开放后，自 1977 年、1978 年以后参加高考的这批学生，他们进校的时候接受的就是一半西医、一半中医的教育。

其实现在的医生都接受了西医的训练，西医的技术是必须要有的，医生在诊疗中或多或少都会用到西医。或者他会有别的西医方面的应用，所以他不会完全像传统的医生，完全是用很传统的方法来治疗。因此大家可能就会认为，现在的中医没有以前那么纯了。这是一方面原因。

还有一方面原因，这几年确实有时候医生会因为自己的知识体系和对临床病人的判断，而对病人中药西药一起用，或者有些时候只用简单的西药就可以了，这样也会让大家认为医生现在没有用很纯的中医。当然，也有一部分医生还在用很传统的纯中医的方法，医院对医生并没有这方面的强制要求。

但是，我们的很多医生一般会这样的，因为广安门医院现在还是在遵循"能中不西，先中后西，中西配合，中西并重"的原则。但是有时候，有一定资历的医生，能用纯中医治好的病，他一般不会太多地去用西医的方法。

还有一个问题大家可能关注不够，现在到中医院来看病的病人，有一大部分是看过西医效果不好的。也就是首诊去看中医的人，应该不是特别多。这样就会造成一个问题，他一起带过来的西医治疗和西医方法，中医医生必须要了解。比如说我给一些冠心病、高血压的病人看病，他们都会带来他们吃的西药，吃 10 种西药甚至更多。

这种病人来的时候我们可能会加上中医的治疗，一开始我们不会停他的这些药物，在治疗了一段时间，有了效果以后再给他撤掉。于是这样中医、西医的混合会给大家带来的印象就是，到底是不是完全的纯中医？这时就会有病人问我，要不要西药全部停了，光吃纯中药？我认为需要过一段时间才可以。

最后就是医生给病人做的解释，我认为自己的中医技术还是比较纯的，因为我受过正规的中医训练。硕士学位就是纯中医的，我是经典的研究生，因此我有一套纯的中医理论的东西，可以完全用纯的中医理论去跟病人沟通甚至治疗。但我觉得现在（在一些地方）特别在北京这种地方，北京病人的认知水平很高，有时候我们需要加一些现代的东西来解释，有可能就会给大家造成现在的中医没有那么纯了的误会，也就是说是不是不像古代那么纯了。

记者：我小时候经常听说过一句话，就是中西结合疗效好，可能大家一直认为中西医结合在一起是一个很好的道路。但是很多的业内人士又认为，两个体系结合在一起，并不是一件容易的事情，您怎么看待呢？

王阶：自然科学史有一条规律，只要有两种知识同时存在于一个地方，它们肯定会相互碰撞和融合，产生第三种知识。就像生物学和力学变成了生物力学，数学和力学就变成了数学力学。中医和西医同时存在于中国，那不可避免地会产生第三种医学。其实现在到各医院去看看，中医院其实也用很多的西医治疗，包括西医院也会用很多的中医中药。因此我认为中医、西医合用产生第三种医学，这应该是一个必然的规律。但是怎么去引导和研究，去把中西医结合的第三种医学发扬到极致，

能够将其变成中国特色和中国元素，这是一个非常重要的问题。因为外国不可能会有中西医结合，他们也做不成。我们中国有那么多的民众，有这么好的基础，实际上中西医结合的这第三种医学，应该成为中国元素和中国符号中的一个最重要的方面。因为周恩来曾说过，中医好，西医好，中西结合更好。用两种方法的疗效、用两种优势的疗效，我认为这应该是一个很好的结合。

记者：王院长，最后还想问您两个问题，因为我们知道您其实平时除了诊疗和看病之外，还会带一些学生，也培养出了很多非常优秀的中医人才。在 2017 年的全国两会当中，您也说过屠呦呦的青蒿素，

它让我们见证了传统中医药的魅力，您认为下一个屠呦呦会离我们有多远呢？

王阶：这个问题可能有点难，因为有时候说得多了就是有点臆测了。我认为屠呦呦获得诺贝尔奖这件事对中国是一个鼓舞，对中医更是一个极大的鼓舞。说明评奖的那些人还是实事求是的，屠呦呦发现青蒿素这件事就是利用了中医中药的优势，很早以前人们就用青蒿这个药物来退烧，来治疗寒热这样的病。

首先是有了青蒿这个药物治疗寒热病的基础，才能从中发现青蒿素。假如说没有中医中药的基础，那可能就没有后面的发现，因此，我认为中医中药的博大精深有中国文化和中国元素，有中国几千年医疗的传承来作为基础，它里面蕴含着极大的保障，从这里面可以挖掘出很多东西。除了青蒿素以外，其实中国从传统的药物里面很快还会有很多新的发现。但是我觉得利用中医中药的理论、利用中西医结合的理论，去更多地开发和发掘，可能对人类的贡献比较大。我举个例子，活血化瘀当年是获得了国家科学进步一等奖，就是在传统的活血化瘀理论基础上，通过现代的研究后，和现代的科技相结合，在治疗现代的疾病上有很多的创新。

其实这些，中医的理论贡献也是很大的。如果是国外和国内加以重视，做更多的一些研究，从中医中药里面将会有更多的发现，应该还可以获得更多的大奖。

第二篇

中医·健：东方人“洪荒之力”的神秘源泉

解码中医

● 新华社记者　梁相斌、周宁、卢国强

用营养食疗调整运动员的状态，几根银针就能缓解药物无法祛除的肌肉疼痛……这并非故弄玄虚，中国人强身健体的秘诀就蕴藏在传承几千年的中医药中。

当今，现代医学技术迅猛发展，中医药究竟发挥着怎样的作用？新华社记者对话陈彤云等国医名师，走进女乒、花滑等国家队训练基地，亲睹丁宁等世界冠军的中医理疗……开启解码中医之旅。

一、药食同源：国家队后厨揭秘

2017 年 5 月初，湖北黄石，中国国家女子乒乓球队正备战今年各项赛事。王宜像以往一样，用心地观察每位运动员的用餐情况——每逢国家队封闭集训，这位中国中医科学院广安门医院食疗营养部主任都会如约出现在球队。

大赛临近，在这个运动员每日所需营养、热量已精确到个位数的时代，餐厅的菜式却与普通酒店一般无二，丁宁、刘诗雯、朱雨玲等球员与普通工作人员一样随意取餐。

“她不会硬性限制我们不能吃什么，而是让我们在爱吃的食物中自由搭配。”女乒队长、世界冠军丁宁透露。

这么“随便吃吃”的营养食疗，就能满足高水平运动员训练、比赛的要求？同样的疑问也曾经出现在中国滑冰协会主席、中国短道速滑队主教练李琰的心中，但顾虑很快就被打消了：也是靠日常食物的科学搭配，王宜团队保证了速滑队在2014年备战冬奥会的5周里没有一个人感冒，消除了影响训练质量的“心腹大患”。

中医食疗的“神奇”远不止于此。

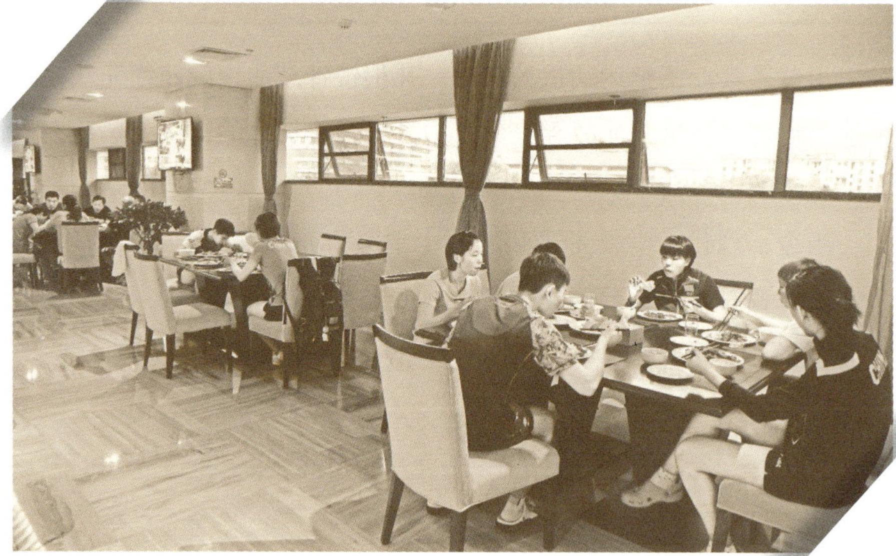

湖北黄石乒乓球训练基地国乒餐厅，运动员们在进餐。
张姣　摄

“北京奥运会比赛期间，在张怡宁比赛时王宜发来短信，让我把怡宁的糖停了。”出于多年的信任，女乒国家队教练李隼立即照做，果然，在接下来的比赛中张怡宁发挥得很好，“原来，王宜在电视转播里看到张怡宁比赛紧张时反应速度有点慢，意识到可能是糖分摄入过多。”

由于从小离家接受大运动量训练、生活不规律，不少女运动员存在生理期不准的问题，甚至影响比赛成绩。“最初用西药，但效果并不好，后来主要用营养食疗，再配一点点药，问题得以解决。”李隼说。

“中医的‘药食同源’与营养学融合，产生奇妙的‘化学反应’。”王宜说，“在因人、因地、因时的前提下，我要做的是根据运动员不同时期、不同状态去帮他们科学选择不同种类的食物。”

二、针灸推拿：“冰上舞者”的疗伤之钥

伤病是每一名运动员都要面对的天敌，但中医总会有一些妙招帮助他们战胜对手。

2009 年，花样滑冰世界冠军赵宏博在备战奥运会的训练中“膝盖都打不过弯了”，一位中医向赵宏博展示了针灸的“神妙”。“一个膝关节能扎进去 20 多枚银针，头上也有针，然后再通电。”赵宏博说，“就像电影里的酷刑一样。”

效果是明显的，赵宏博很快回到冰场，几个月后他和搭档申雪为中国夺得历史上第一个花样滑冰奥运会冠军。

中医药为冰上运动“保驾护航”

与中医结缘，这并不是第一次。2005 年 8 月，赵宏博的跟腱断裂，在一片“能够再站到赛场上就是奇迹”的悲观论调中，医疗团队为赵宏博动用了西医、中医“几乎所有手段”。“有个泡脚的中药方，效果非常好。”——短短 6 个月后，赵宏博和申雪拿到了冬奥会的铜牌。

难怪一些外国运动员很“淡定”地评论：“他伤得很重，但中医能把他治好。”

“我比较害怕扎针，虽然医生说扎针的效果很好。”丁宁笑着说，

她更愿意选择按摩或推拿。每天"挥拍上万次"的艰苦训练后，专业医生的按摩让"丁宁们"缓解疲劳、舒缓精神。

中国乒乓球队医务组组长尚学东自信地说："中医有它的独到之处：比如崴脚，中药外敷消肿非常快；再比如肌肉的损伤，针灸和中医的手法能够很快缓解症状。"

中医的疗效不仅体现在治疗室里。在中国短道速滑队的训练场上，来自广安门中医院的专家，正给刚结束一圈冲刺的运动员把脉——短道速滑比赛间隔时间半小时，传统的抽血化验方式很容易干扰运动员，而几名专家分别把脉，几分钟内就能了解运动员心理、体能的变化，从而调整战术。

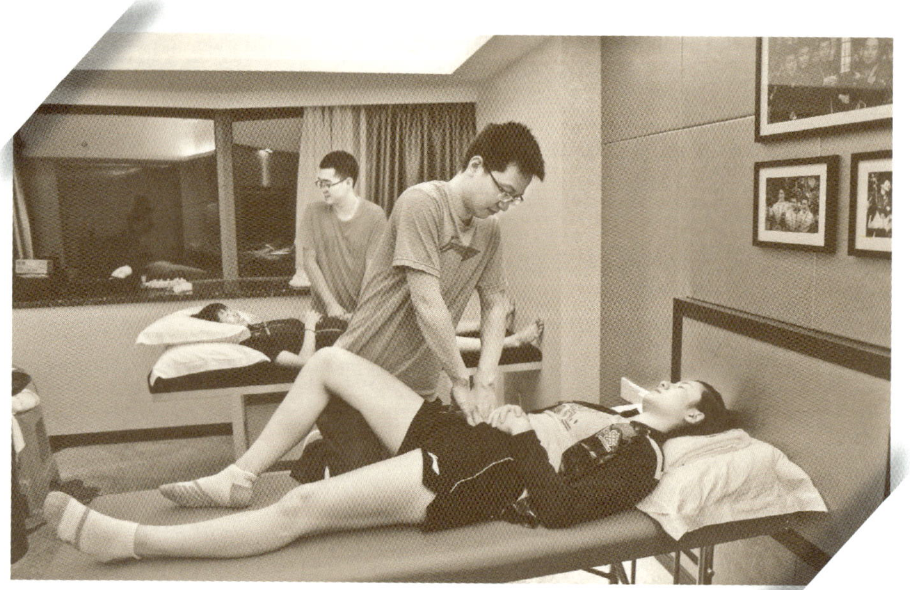

女子乒乓球世界冠军、奥运冠军丁宁正在接受按摩等中医治疗。
张姣　摄

三、天人合一：国人的“健康密码”

国家队队医运动损伤康复治疗

八段锦教学视频

在没有疫苗和其他药品的几千年里，中国人怎么对抗疫病？

83 岁的中西医结合肿瘤学专家郁仁存是一名三期肠癌患者。“2005 年发现时已经有淋巴结转移，属偏晚期。手术后化疗，大半年后又做了一次更大的手术。”郁仁存说。他从太极云手和八段锦里各选择几个动作，“有时间就活动活动”，加之中西医结合治疗，“三期肠癌病人一般两年就容易转移复发，现在 11 年了，还不错”。

97 岁的国家级知名老中医陈彤云起身带记者做了一套她自创的活动全身关节的健身操，而自己锻炼时，她还要高抬腿走上 1500 步。每周出诊两次、每次连续接诊 45 个病患，驻颜有术的陈老有不少固定的“拥趸”。“我生活愉快，从来不埋怨，是个常知足的人，所以我没气可生。”老人告诉记者，她喜欢吃五谷杂粮，不挑食，但一定按时吃饭、控制在八分饱。每天按时起床、按时睡觉，“起居有常、饮食有节、不妄作劳、心态良好，就能活到百岁‘而动作不衰’。”

“中医的形成与自然密不可分，是从人与自然、人与环境的关系中总结出来的理论。与自然不一致，人就会生病。”陈彤云说。

天人合一、中正圆融、中和泰和、革故鼎新……这是中国人的哲学，更是中国人的健康秘密。

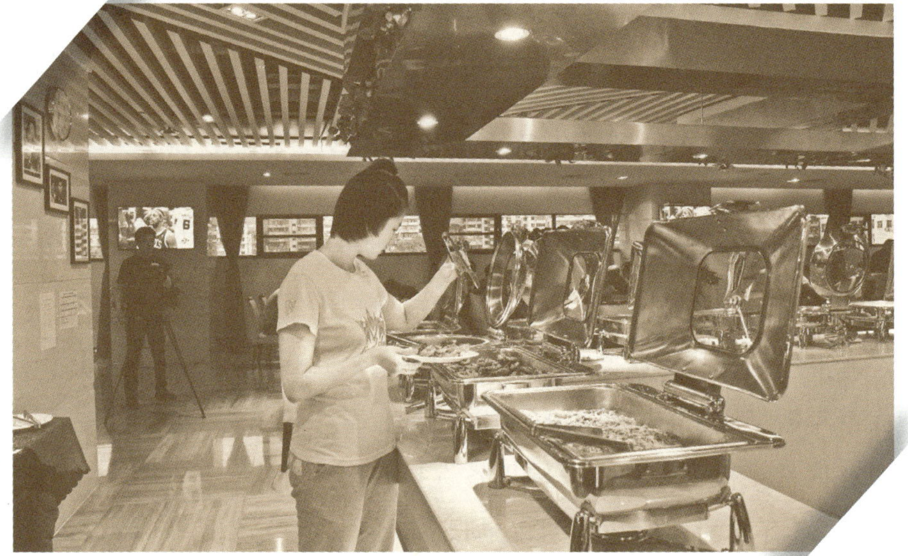

湖北黄石乒乓球训练基地国乒餐厅，女子乒乓球世界冠军、奥运冠军丁宁在选择餐食。 张姣 摄

中国女乒：世界冠军"丁宁们"

• 新华社记者 卢国强、周宁、陈知春

"丁宁，你今天早上没吃鸡蛋啊？"

"王姨，我不太想吃。"

"要不你吃一个蛋黄吧，把蛋清给我？"

3 分钟后。

"你真的不吃一个吗？"

……

当这样的问题以 3 分钟一次的间隔第五次的时候，丁宁乖乖地拿

了一个鸡蛋，吃了下去——这是不久前新华社记者探访国家女子乒乓球队湖北黄石训练基地偶遇的一幕。

“她从来不急，也不会强迫我们，但不达目的决不罢休。”丁宁口中的“她”，就是中国中医科学院广安门医院食疗营养部主任王宜。

“我第一次对她产生很深的印象，是2004年雅典奥运会前的封闭训练。她弄了一个煤炉子，蹲在地上给运动员煲汤。”中国国家女子乒乓球队教练李隼回忆。

王宜给乒乓球队“量身定制”的“抗疲劳汤”成为营养食疗的“明星”，实际上当时王宜一共准备了六种汤，失眠、盗汗、疲劳、恢复体能等问题都要解决。

煲汤已是王宜进行的一次“战略调整”。初进乒乓球队时，她和其他同行一样，试图对队员的三餐进行热量、营养素的分配，做出“高大上”的营养餐。

“1997年我们集训时，基地曾给运动员提供当时很先进的营养配餐，一根香蕉、一份牛肉等，但因为口味和品种单一，运动员不愿吃，甚至影响训练质量。”女乒国家队厨师张力富说。

探秘国家队女乒食堂

而在王宜看来，她虽然是球队的营养指导师，但需要面对的问题很多。“比如运动员咳嗽、失眠等，为防止误服兴奋剂，不能用药，更多要靠‘药食同源’的办法。”

王宜是中医，运动员们喝下她煲的汤后总会认真地问：“你要给我吃药吗？”

“要想获得教练组和这些运动员的信任，我必须改变思路，把‘药食同源’的食材逐步加入运动员的日常饭菜，逐步探索更加生活化、更利于被接受的方式。”通过中国传统医学“五色”“五味”等理论，

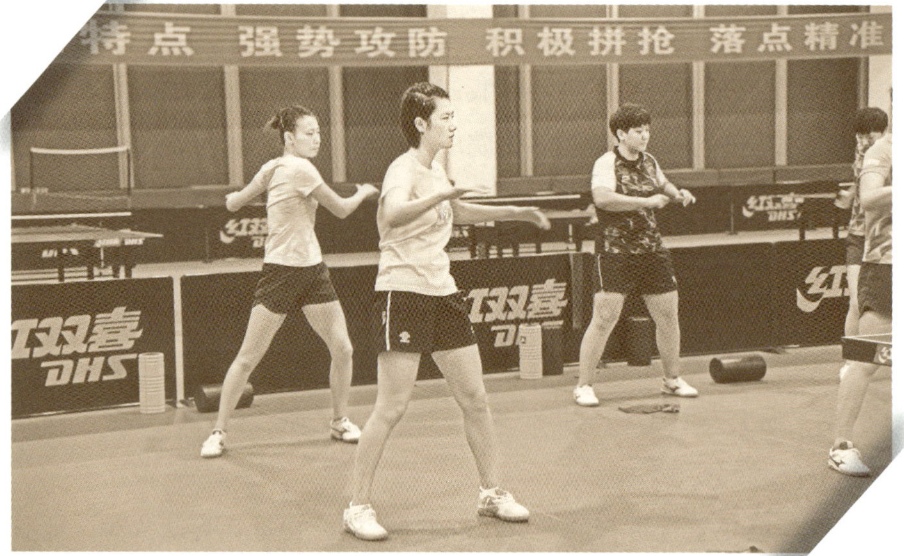

湖北黄石乒乓球训练基地，运动员们在训练。

张姣 摄

王宜逐渐摸索出一套观察运动员状态的方法。

“运动员要是有内热，肯定喜欢吃凉的东西，反之亦然。”自此，王宜每天都在餐厅里观察运动员的取餐情况，结合他们的训练情况，判断运动员的体能和心理状态。

“不少运动员都偏食，而一旦进入紧张的备战状态，让她们吃不喜欢的东西，很可能她们就不吃了。”李隼说，“这时，王姨（指王宜）就让运动员标示出自己爱吃的品种，在这个范围里找到最合适的搭配。”王宜说：“不干预饮食是最高境界。”

在教练组的支持下，王宜给运动员们开办健康课堂，为他们量身打造个性化饮食方案。每个人体质不同，王宜会告诉不同的人搭配不同的品种。已被“熏陶”了十多年的丁宁会非常自觉地按照王宜的要求饮食，“不用刻意去吃什么或不吃什么，开开心心地就完成了调理”。在湖北黄石训练基地，张力富为备战各项赛事的女乒健将们准备好丰盛早餐。“每天的蔬菜、水果、肉类、主食等各种食材保证在40种左右，做法也非常生活化。”张力富说，王宜不在时，他也会问问运动员们口味如何，监督她们的进餐情况。

李隼认为，中医食疗的“神奇”在于通过日常饮食产生潜移默化的影响，让运动员的身体长时间保持在平稳、良好的状态，自然远离伤病。

“‘兴奋剂’是专业运动员时刻注意的‘红线’，任何药物都不能随便使用。用传统中医食疗手段，能很好地解决这个问题。”中国乒乓球队领队黄飚说。

奥运冠军的“洪荒之力”从何而来

中医让国球飞得更高

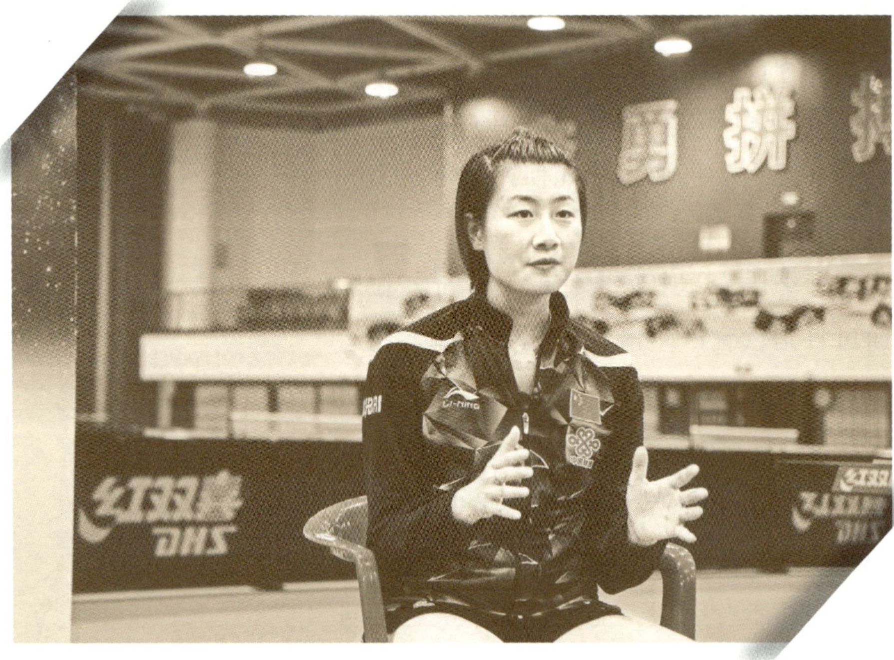

女子乒乓球世界冠军、奥运冠军丁宁接受新华社记者专访。
彭嘉靖 摄

丁宁：伤病与中医

——新华社记者专访女子乒乓球世界冠军、奥运冠军丁宁

记者： 女乒封闭训练这段时间非常艰苦，有没有感觉到自己的身体状态不太好？在你状态不好的时候，用什么方案来调整身体？

丁宁： 5月初，湖北黄石封闭训练之前，自己身体状况也不是特别好，吃了一些中药来调理。同时，中国中医科学院广安门医院食疗

营养部主任王宜过来，对我们日常的饮食也进行了调理。

我们国内外比赛很多，记得小时候刚开始出国比赛时很不适应，但是随着这些年比较频繁地出去，逐渐适应了，也有了一些方法，比如倒时差，到了当地尽量先不睡觉，熬到当天晚上再去睡，早上要吃一些水果，补充维生素。对我们来说，每天训练或者比赛，汗流得多，糖、维生素等很多微量元素流失多，得多吃一些新鲜的水果蔬菜。尤其比较疲劳的时候，要喝一些柠檬水，预防感冒。

记者：平时王宜主任经常给你们进行一些饮食方面的培训，介绍一下你的日常饮食，如何调节自己？

丁宁：赛前、赛中、赛后，比赛时间是早上、下午和晚上，各个不同的时间，运动员的饮食要求都不一样。如果比赛间隔在两小时到两个半小时可以吃一些肉，有个消化过程，赛前、赛中可以吃一些含糖的食物。训练的过程中我们一般会喝体能恢复冲剂或者蛋白粉，补充糖与盐分，让肌肉保持好的状态。

面包、米饭等能最快地转化为能量，要求自己必须吃。我原来特别不喜欢吃海参，但作为一名运动员，当身体需要的时候，为了最终目标，我还是会克服自己。只有保证了身体，才有能力去训练，去做想做的事情。我在训练的过程中一般都是喝体能恢复冲剂或者蛋白粉，一是流失的糖分、盐，通过体能恢复冲剂可以适当恢复，二是蛋白粉对肌肉状态的保持会有些作用。另外，水肯定是要喝的。

丁宁接受新华社记者专访视频

记者：你们每天训练完都会进行一些调整，你会采用一些中医的方式吗，比如推拿、针灸、按摩？

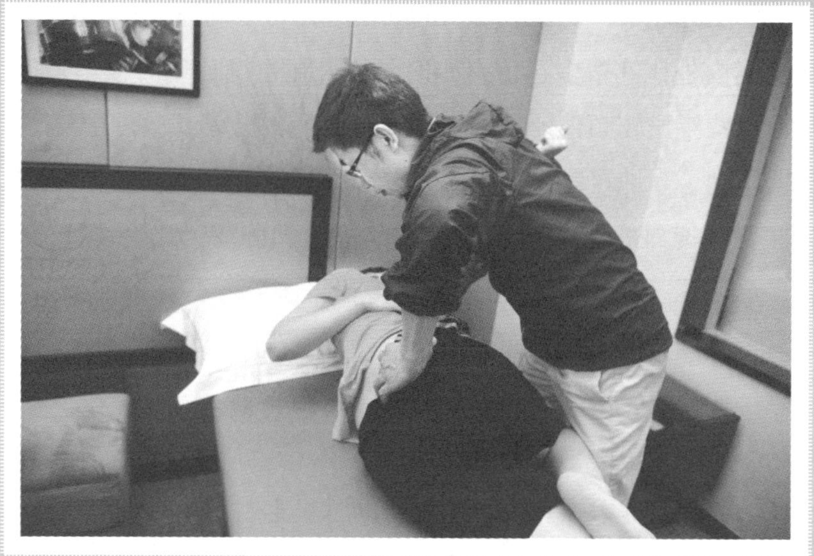

运动员丁宁等接受中医理疗　　　　　张姣　摄

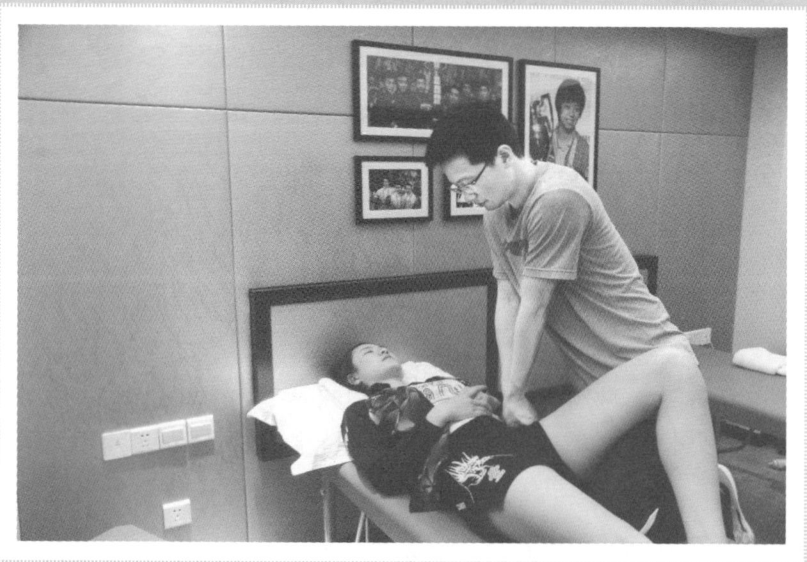

丁宁：肯定会。每天“挥拍上万次”的艰苦训练后，专业医生的按摩让我们缓解疲劳、舒缓精神。目前运动员用中医的方式治疗伤病很普遍，如按摩、针灸、拔火罐、电疗、中药热敷等，对运动员进行放松治疗，帮助我们缓解肌肉紧张、消除疲劳等。中西医各有所长，应该相互补充、相互结合，这样才能发挥更好的作用，达到理想的疗效。具体用中医还是西医，主要看个人、看喜好，或者你自身的体质适合哪一种，要慢慢摸索出适合自己的方法。我用按摩比较多，特别怕扎针，生理期会用艾灸。

中医有它的独到之处，比如崴脚，中药外敷消肿非常快；再比如肌肉损伤，针灸等中医的方法能够很快缓解症状。外国的运动员也会用中医，但是他们用拔火罐或者针灸比较多，比如菲尔普斯就用拔火罐。

记者：平时你比较爱吃什么？作为一个高水平运动员，对饮食是不是有一些特殊的要求？是一个人一个方案，还是统一在每天的饮食当中去渗透？

丁宁：我本身爱吃甜食，乒乓球这项运动对体重没有什么特定的要求，所以没有太多的限制，主要在于自身的调控，比如赛前不要吃太多辣的东西，或者特别刺激的食物。如果最近身体不好，会吃一些中药，也会用西洋参泡水喝。

但总体来说，不会特意要求自己。王宜也从来不会强迫运动员必须吃什么，她的理念是每天训练已经够辛苦了，吃饭本是一件开心快乐的事情，适度就好，不需精确到多少卡路里。如果连吃都痛苦的话，在压力非常大的情况下，可能会影响训练与比赛。所以王宜往往默默关注乒乓球队每一位运动员，她把营养食疗与运动医学结合起来，针对每位运动员做食疗方案，帮运动员恢复体力、增强体质、提高耐力等。

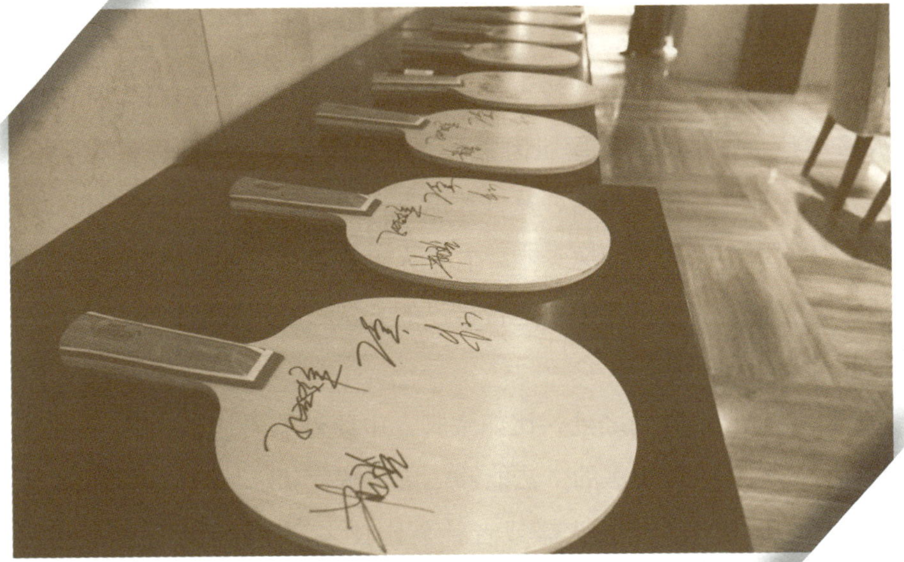

运动员丁宁等签名。　　张姣　摄

王宜把“药食同源”的食材逐步加入运动员的日常饭菜，逐步探索更加生活化、更利于接受的方式。由此，王宜每天都在餐厅里观察运动员的取食情况，结合他们的训练情况，判断运动员的体能和心理状态。

记者：作为一名运动员，伤病是在所难免的事情，之前你有多次手受伤的经历，但是仍然坚持完成了比赛，你有没有考虑过这个伤情可能造成的后果？乒乓球运动员经常面对的伤病主要有哪些？

丁宁：伤病是运动员最大的天敌。如果在比赛中受伤或者有一些突发性的伤病，当时运动员可能不会过多考虑后果，而是想自己能不能够继续比赛。

乒乓球运动员主要面临的一些伤病基本在一些小肌肉群，劳损性的伤病比较多，比如手腕、膝盖、腰、肩、脚腕。康复治疗对运动员来说是非常重要的一个环节。如果在平时训练当中出现一些伤病情况

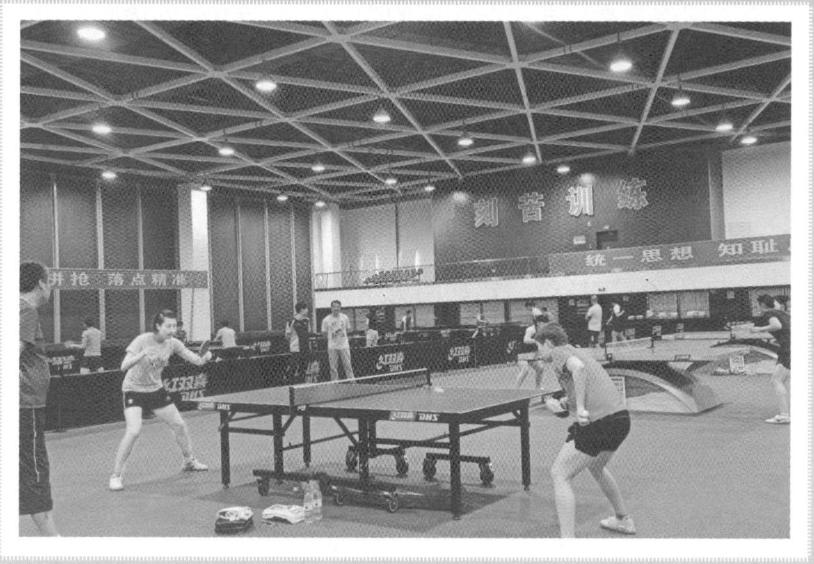

运动员丁宁等训练中　　　　张姣　摄

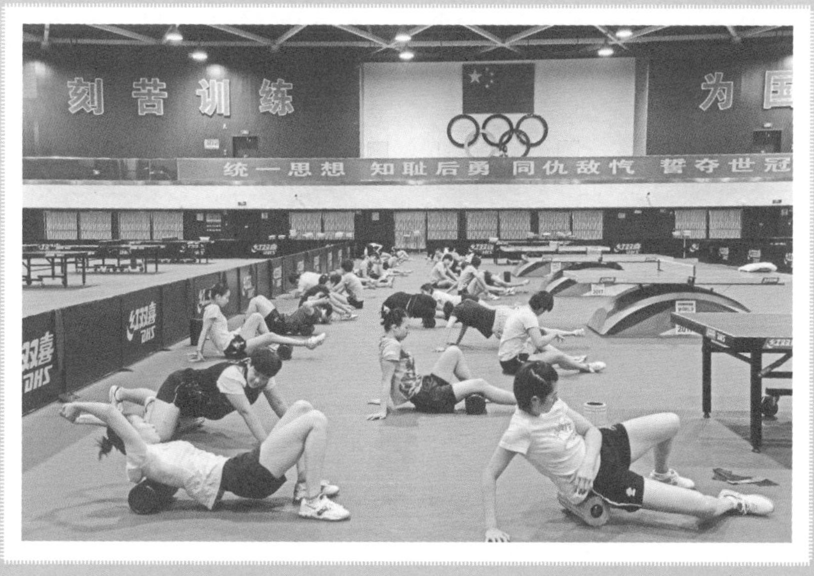

的话，一定要立即停下来，通过与队医的沟通，包括大夫的诊断来决定需不需要休息。

乒乓球属于技巧性项目，平常训练一个动作，每一天都在成千上万次地做，可能会对一些关节损害比较大。有时，训练中也会突然大腿拉伤，这种伤当时可能会比较严重，但好得也快，反而一些关节伤一旦形成了，基本会一直持续，比如阴天下雨或冬天，许多运动或动作就做不了。

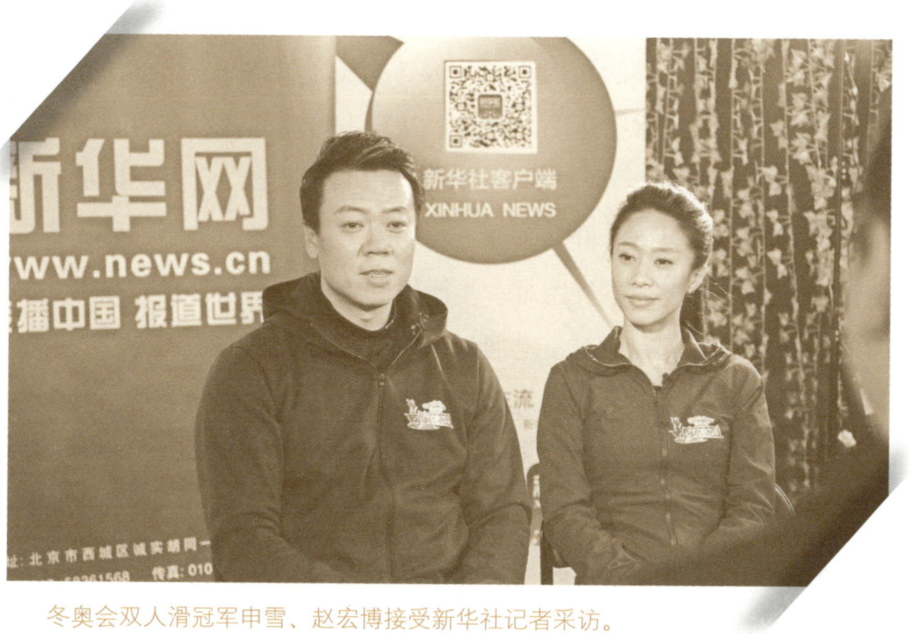

冬奥会双人滑冠军申雪、赵宏博接受新华社记者采访。

李骁姗 摄

申雪、赵宏博：冬季项目需要中医“保驾护航”

记者：首先感谢二位接受我们的访谈，二位是第一次参加真人秀节目《跨界冰雪王》吗？

申雪：对，我们俩是第一次参加真人秀。

记者：感觉怎么样？

申雪：感觉挺好玩的，我觉得最主要是做真实的自己。

记者：累不累？跟以前当运动员训练相比。

赵宏博：这还好，没有当运动员那会儿累。

记者：您二位是专业运动员出身，在选运动员的时候，你们更看重的是什么？

赵宏博：是这样的，因为《跨界冰雪王》要融入一个大的主题，就是让3亿人参与冰雪运动。把这些从没上过冰的营员在短时间内训练成为“冰上高手”，通过对他们真实状态的记录，向观众揭示花样滑冰的艰辛，吸引更多群众关注、参与冰上运动。营员们都要具备专业运动员坚忍不拔、不畏困难、不服输的精神，所以，我们在选才的时候，即使从零起点开始，也要有一些运动能力，这样学得比较快。目前来看，经过两个月的训练和节目的呈现，确实达到了整个《跨界冰雪王》栏目的初衷，引起了各方面的注意。

运动员受伤是很正常的，包括在冰上摔得很重，你要爬起来接着滑，接着练，需要他们去克服这些困难。有时候看一个人摔倒，等真的爬不起来，我们才过去，这是运动员一定要经历的。营员们现在已经慢慢体会到了运动员的这种滋味儿，天亮的时候进了冰场，等从冰场出来的时候，天已经黑了，天天“三点一线”，吃饭、睡觉、冰场。可他们才坚持了20多天，而运动员却是十几年、二十几年如一日。所以，运动员承受的艰辛，一般人很难承受得了。

中雪、赵宏博接受新华社记者采访视频

记者：你们首次打破了西方人对冬奥项目，包括双人滑项目奖的垄断，又得了第一个冬奥会的金牌。冰雪运动或者花样滑冰，对你们来说意味着什么？

赵宏博：因为从事花样滑冰，我们两个人拉手就有18年，我们是2010年在温哥华获得的冠军。我练滑冰的时间更长，30多年了。对这个项目，我们已经热爱到骨子里，我们的生活已经融入里面了。奥运会冠军是所有运动员最大的一个梦想，我们在温哥华之

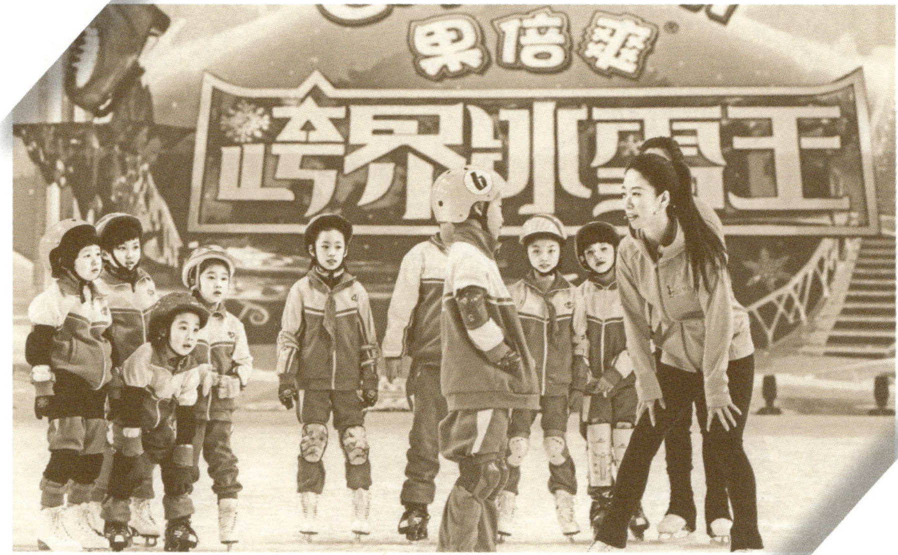

开学第一堂体育课——申雪与小朋友在一起。

前，已经退役了两年，最后为了 2010 年的奥运会，又回来了。这个奖没有突破的时候，尽我们最大的努力去奉献，这是很执着的一种信念。我们就是想让国旗在那里升起来。所以，这种热爱让我们为之去付出，去努力，不计较什么后果，就是为了这个金牌去拼搏。

记者：2005 年 8 月，您训练的时候跟腱断裂，但是很快恢复，回到训练场地，可以说创造了一个奇迹。

赵宏博：2005 年 8 月跟腱断裂，仅仅 6 个月后，我和申雪就奇迹般地站在都灵冬奥会的赛场上，并斩获一枚铜牌。创造这个奇迹，除了自己的毅力，主要是有国家的帮助，找来了最好的大夫进行手术，接着是非常细致的康复理疗，只用了半年的时间，我们又再次站到赛场上。“有个泡脚的中药方，效果非常好。”

申雪：那时跟腱其实随时会断，哪怕下一个楼梯都可能会断。很

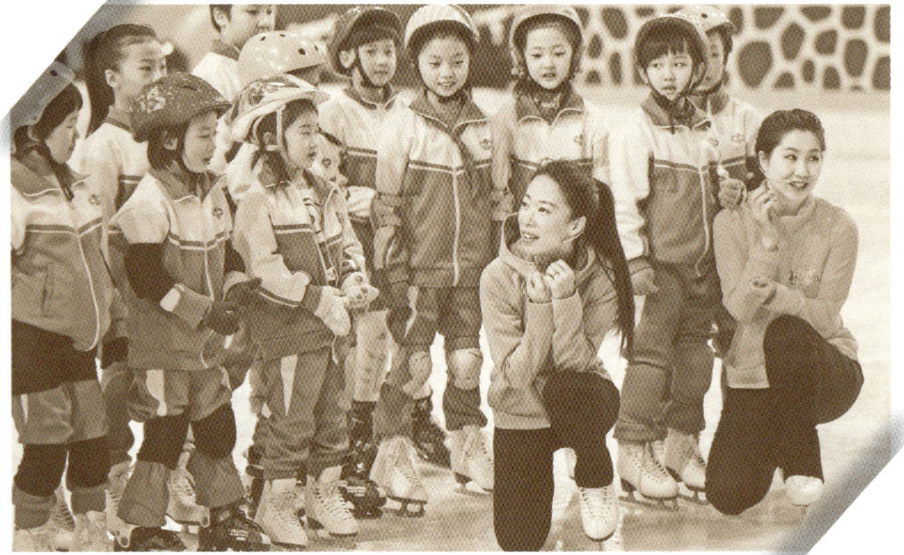

申雪与小学生们在一起。

多人说，我俩只要能站到赛场上，就是一个奇迹，但是没想到还能拿到铜牌。他从手术基本麻药劲过了以后，就已经开始在训练了。虽然他脚动不了，但是他能练其他的三种力量。因为运动员肌肉本身每天都需要练，如果休息个十天或者几天，肌肉马上就会酸，所以，他在麻药劲过了以后就一直在练。

记者：伤病是运动员最大的敌人。这么多年你们经常受伤，对于治疗伤痛或者缓解疲劳，有没有什么方法？另外这里面有没有接受中医药的一些方法？

赵宏博：会有中医药的一些方法。受伤对我们来说是家常便饭，也是运动员最大的对手。再好的精神状态，如果有伤病就达不到最佳的竞技状态。

我们接触中医比较多。中医还是有神奇的地方，我自己的很多伤病都需要通过按摩、针灸等中医治疗。针灸的效果非常好，运动员大肌肉群深侧的拉伤，用外力达不到效果，但扎针却能做到。

2009 年，我在备战奥运会的训练中膝盖都打不过弯了。一位中医向我展示了针灸的“神妙”。一个膝关节能扎进去 20 多枚银针，头上也有针，然后再通电，效果是明显的，我很快回到冰场，几个月后和搭档申雪为中国夺得历史上第一个花样滑冰奥运会冠军。

记者：目前，中医在高水平运动会中，应用的现状怎么样？

赵宏博：应用不是特别多。

北京申办冬奥会成功之后，冰雪运动的发展也进入了一个特别好的阶段。但冬季项目技术水平与要求越来越高，训练的强度越来越大，伤病相对来讲，也就越来越多。那么国家队的医疗力量也需要随之跟进，目前看来，中医并没有真正进入我们的医疗体系中来，更多是辅助治疗，希望以后中医与西医治疗都能跟上。

以单项花样滑冰运动员来说，有许多伤病是顽疾，就需要一个中

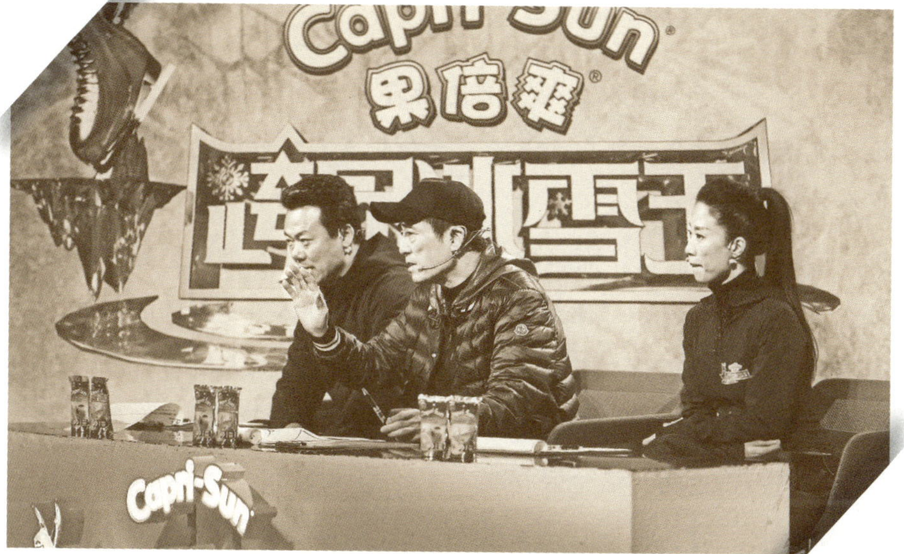

特别评审团现场点评。

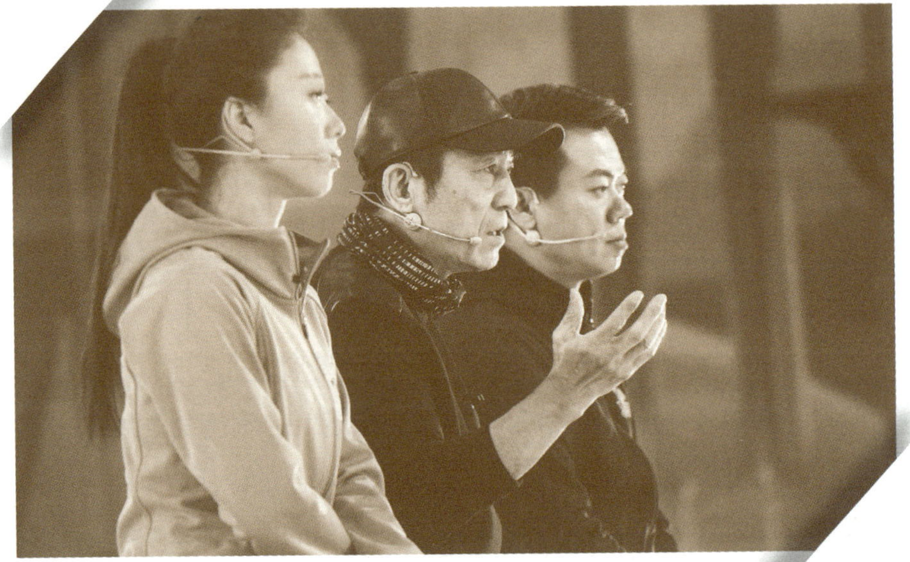

张艺谋、申雪、赵宏博总结营员训练成果。

医团队进行长期系统地跟进治疗，这样才能真正了解一名运动员，从而进行治疗、康复，甚至有些伤痛也可以消除在萌芽当中，以防扩大伤病。

记者： 对于普通人，他没有运动员那么好的平衡能力、协调能力，也没有那么强的肌肉力量。对于他们参与冰雪运动，您有没有什么建议或者提醒？

申雪： 量力而行，而且要一点点去尝试，而不是说想到什么就做什么。其实有的时候，你想象的那些东西，身体接受不了的时候，就容易出现伤痛。就像《跨界冰雪王》，所有的工作人员看着我们在冰上滑，他们都特别想上来滑，都问我能不能也来冰上滑，并做一些动作。我回答，不能，这个很专业。

赵宏博： 滑雪也好，滑冰也好，它首先是基础的，都需要你的腿部力量、平衡，包括你的协调性等。你站到冰上都是从一点点

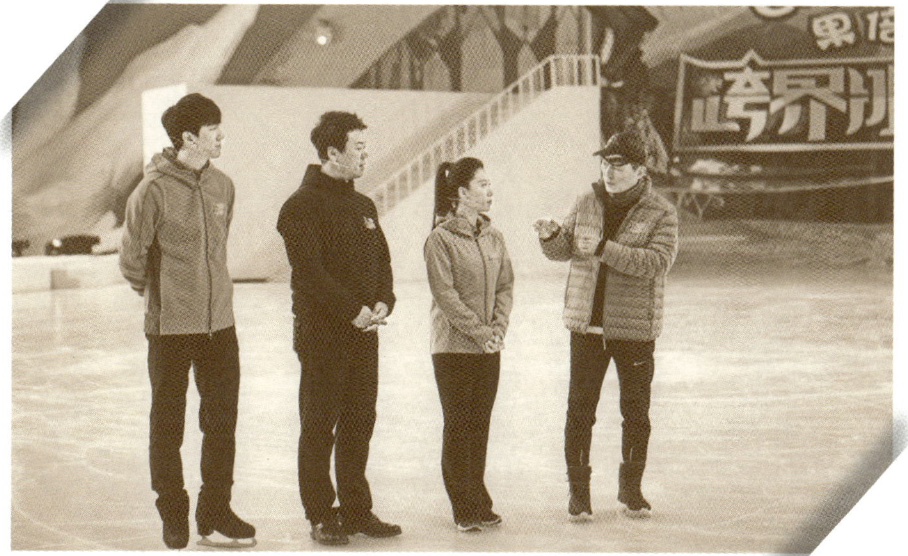

张艺谋与教练们大秀前讨论。

开始，通过肌肉的训练，经过平衡能力的积累，才能做好，直接去做就会出现很多问题。如果伤了，以后就不敢再去触碰或者尝试了。

申雪：像我们教所有的营员，先教他们怎么摔，摔倒以后怎么站起来。其实摔并不可怕，在我们整个竞技赛场上，在奥运会上也一样有人会摔，这是很正常的现象。为什么说先教会他们摔？就是让他们有更好的能力去保护自己。

记者：以你们的了解与接触，国外的运动员对于中医中药，他们是一种什么态度？

赵宏博：作为中华优秀传统文化的代表，中医还是有它神奇的地方。2016 年的里约奥运会上，美国游泳名将菲尔普斯带着拔火罐留下的红印亮相，让中医再次受到世界关注。可见不仅中国人喜欢中医，国外许多人也信任中医。

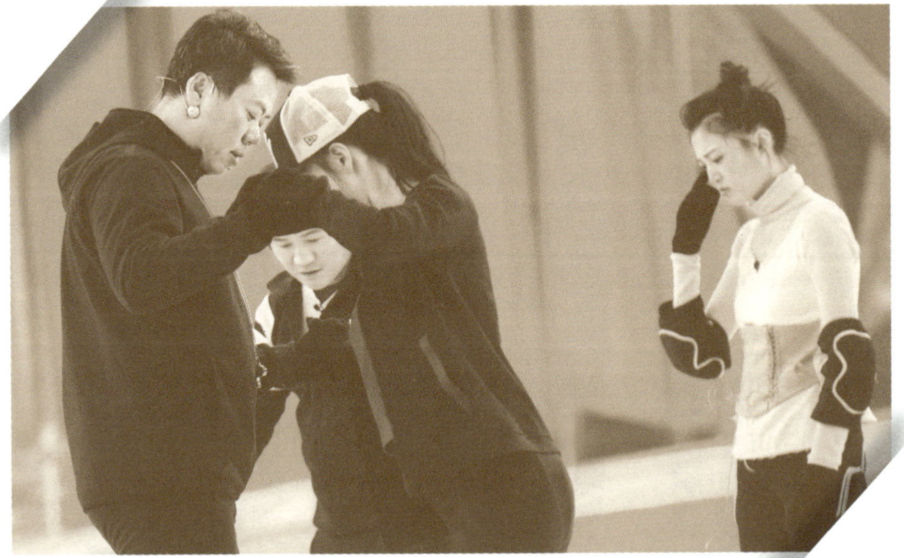

赵宏博耐心为张静初讲解动作。

申雪：我们有很多中医界的朋友，在欧美开诊所，有中国人，也有外国人。我记得赵宏博跟腱断的时候，他们就说，他伤得很重，但神奇的中医能把他治好。

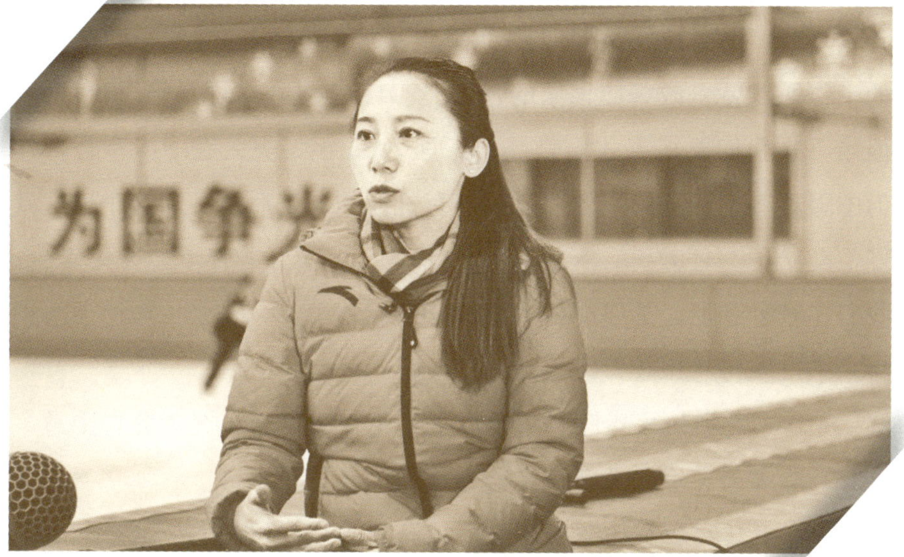

中国滑冰协会主席、中国短道速滑队主教练李琰接受新华社记者专访。 李骁姗 摄

李琰：中医药调理“润物细无声”

——新华社记者专访中国滑冰协会主席、中国短道速滑队主教练李琰

记者：您的状态怎么样？

李琰：挺好的。2018 年平昌冬奥会，大家都还是很期待的，我觉得我们会有一个新的精神状态，进入到明年的赛季。

记者：我觉得您作为短道速滑队的教练，应该说为这个队伍付出了很多的心血。冬奥会马上要来到北京、来到中国了，您现在有什么样的期待？

李琰：我们首先是要迎接2018年冬奥会，我觉得作为教练，我的工作职责就是做好应该做的一切。2018年对我来说是第一个目标，但接下来我们要把人才培养好。毕竟2022年冬奥会在中国举行，作为中国短道速滑队的主教练，我是有责任的。把后备人才这个梯队做好，交给下一任教练，无论怎样这都是一个很好的传承。无论怎样，我们在哪个点上，都要竭尽全力做好自己的工作，才会让短道速滑项目未来发展得越来越好。

记者：前期的比赛队员们都取得了很好的成绩，会不会在平昌冬奥会，心里面会有一些压力？您会害怕吗？

李琰：其实所有的竞技体育，没有压力是不可能的。但是我想把这种期待也好、压力也好，都转化为动力，然后让我们更好地专注于自己的工作。其实我也没有想那么多，因为我们不需要想那么多，做好你自己，这是最主要的。

记者：我们看到这两年冰雪运动应该说是蓬勃发展了，但有一点不容置疑的就是，它的参与度不是很高，参与该项目的运动员比例也不是很高。而且现在社会化人才培训的体系并不是很完善，您怎么看待这样一个现象？

李琰接受新华社记者专访视频

李琰：我们冰雪人特别高兴，咱们有2022年冬奥会这样一个契机。2022年在竞技体育上，我们一定要争金夺银，取得优异成绩，为国家争光。第二个意义我觉得可能在于广泛地推动这个冰雪项目在全国范围内的发展和普及，让更多的人参加，这也就是为什么党中央发起“三亿人上冰雪”这样一个号召。其实作为我们专业冰雪运动员来说，希望做得更多一点，尤其是在竞技前沿上去引领这个项目的发展，这是我们的工作。再一个就是在普及上，虽然这个体系还没有完全建好，但是已经开始了。一个是在南方，跨界选才方面，就有一个巨大的突破——南方孩子可以参加冰雪运动，这在过去可能连想都不敢想。有这样好的主意、有这样的政策之后，南方的孩子可以直接跨界到冬季项目中来。关键是要选择合适的项目，比如，对于很多玩过轮滑的孩子、条件好的孩子，都可以参加短道速度滑冰，他们可以去练，可以说是双跨。我们小的时候也都玩轮滑，轮滑可以作为训练的一个基本功。

所以，有了这样好的基础，给他转到冰上来，让他体验冰雪带来的快乐，我觉得这个真的是一个很好的渠道，而且刚才你说到普及发展有点困难，或者没有体系。在这种情况下，我觉得顺着这条路走下去，就会形成一个很好的衔接。一个是他体验到了冰雪带来的快乐，第二是他如果有能力的话，可能会成为我们的青少年培养的后辈人才力量，就是说进入这个人才库。再后来，如果他再有能力的话，当然需要系统培养，他也许可能会代表省市参加比赛。四川省和广东省要出一个速度滑冰运动员，你会觉得惊讶吗？你会非常惊讶，这就是创造历史。再一个，大家感觉也是不可能的，现在在这种政策的推动之下，就非常有可能，而且真的在短期内就能在全国冬季的赛场上看到这样的选手。

记者：说到冰雪运动，我们一定会想到他们在训练和比赛的过程当中会存在受伤的情况。我知道您在1984年的时候自己也经历了一次非常严重的受伤，但是经过治疗之后您很快就重新返回了赛场。对当时的过程还有印象吗？还记得吗？

李琰：那时候是十三四岁，比较小了。伤痛一直跟运动伴随着，当然我们现在有很好的康复训练，还有体能训练，原来是没有这个概念的。现在我们国家已经跟上世界发展的趋势，在康复、体能恢复方面能跟上这个趋势了。其实运动员的伤痛会越来越少，如果真的有劳损的伤痛，他也会根据情况找到合适、对症的渠道去得到帮助解决的。

记者：您当时是怎么解决的？还记得当时自己是怎么去康复的吗？是不是也采取了一些方式，比如说中医药的辅助的方式？

李琰：那时候我躺在床上很久，然后下来之后，那条受伤的腿就少了两公分。十三四岁不应该发生肌肉萎缩，但毕竟不运动那么长时间了。现在我们的医学在进步，科技也在进步，不用打那么长时间的石膏，受伤期间也可以运动。那时候的理疗按摩可能是中医的一部分，介入比较少，其实是纯凭自己的康复能力去恢复的。我记得我那时候下来之后，这个腿和那个腿相比细了很多，这腿是没有力气的，而且阴天下雨会很疼，结果我们就开玩笑说这也是天气预报。我自己在场地上单腿跳，我自己进行了很多很多这样的康复训练。

记者：自己让自己尽快地恢复。

李琰：对。但是我觉得现在的孩子就很幸运了，一个是伤病本身就少了很多，再一个，如果有伤病的话我们有很多中医院的专家，还有康复专家，来帮助这些孩子们去尽快恢复到他原来的水准。

记者：我们现在就会邀请一些中医药的专家，和他们一起去帮助运动员们从伤痛中恢复，是吗？

李琰：对，现在的训练体系就训练学来讲，是一个很大的体系，不只是在运动场上、比赛场上，在训练场上也需要很大的支撑和保障。比如说你刚才提到中医药这方面，我们在近年来也跟广安门中医院合作，王宜老师她也给我们很多建议。比如说在 2014 年冬奥会之前，我们在上海综合备战的时候，运动员在整个备战期间，五周时间内，没有感冒。

记者：就没有生病的？

李琰：没有感冒的，感冒其实是运动训练的一大忌了，虽然是小病，但是它会影响你正常的训练节奏，会影响你的训练质量，所以这是很忌讳的。

记者：那是怎样做到的呢？

李琰：其实我们不是用药，而是用简单的饮食调理去达到不生病的目的，我觉得是特别到位的。因为运动员用药是非常有讲究的，很多的药品不允许用，包括普通老百姓用的药也不能用，因为反兴奋剂委员会有一个清单。所以有时候运动员生病，我们就没有办法用普通的药品来治疗。我觉得咱们传统的中医药的介入会弥补这方面的不足。

记者：比如说，我们看到很多运动员其实是在用中西医结合，或者是纯中医的方式调理，可能这样的方式会比西药会更快一些？

李琰：不是说快，应该说它更“柔”一些，更像是那种润物细无声的、慢慢地深入到你身体里面。比如说在吃饭的时候，你没有说我吃这碗饭就会强壮了，但是在怎样吃一顿饭这样的小事情上，如果你连续有一个很好的、分配合理的习惯，那就不会生病。不生病，在体力上就得到很好的保障。

比如说我们的运动员，如何保护好心脏，我们会帮助他把身体调理到平稳，让他在情绪上不急不躁，就是中医讲的所谓“温”。

记者：饮食的调理可能会对自己的情绪有些改变。

李琰：肯定是这样的。那时候你就不能吃肥肉，或者说油炸的东西，这些特别容易上火。那你需要怎样来保持，其实就需要专家来指点。我觉得在 2014 年冬奥会之前，五周都不生病，可以说是一个奇迹，因为这真的是很难的。那么多运动员，在冬天，在训练量那么大、压力那么大的情况下，不生病是很难做到的。

记者：我看他们穿得很少，所以这些孩子是不是平时寒气都会比较重?

李琰：对，这是花样滑冰运动员，我们是短道速滑，他们这是在备战当中，大家在冰上都穿薄薄的一层，所以中医叫寒气。寒气是人体最不需要的一个东西，但是我们在冰上，是不可避免的。像我本人，在冰上待了差不多几十年了，每天都接触这样的环境，中药的调理肯定会有很大的帮助，只不过我们还没有像您说的系统化运用，但我们运动队认识到了，我们在某些方面比如说营养调理方面已经用上了，在其他方面还没有进行这样一个全方位的系统工程建设。我觉得无论是冬季运动还是夏季运动，如果有一个很好的引领或者体系和尖端科技的研发，可能我们中国人就会有一套属于自己的东西，我们会完全遵守反兴奋剂组织所有的要求，但是我们也可以有一套中医传统的东西来保持我们运动员的身体健康。

记者：等于说是按照一个标准去做。

李琰：对，你必须按照他们的标准去做，但是我们有源远流长的中医文化，它有很多好的东西，只是说现在在体育界，还没有被全部提炼出来，或者是没有很好地去推广运用。首先你要提炼出来，你要让它成为一个精品，能够做成被我们所接受、能用的东西。中医一般在中老年人身上用得比较多，在年轻的孩子身上用得比较少。但是我们这些运动员是一个特殊的群体，他需要全方位的保障。比如说我们女孩子月经痛，不能用任何的药，比赛时候就硬扛着。那女孩子很痛苦，就不能展现出自己的竞技水准了。所以，我说的是一个规范化的、尖端的东西，能够研究出来，用到每个运动队当中去，我觉得是会彰显中医药文化更广泛的意义。它不只是对中老年人，可能对我们年轻人也有一些基本的调理和治疗作用。

记者：您刚刚说我们跟广安门医院结缘，然后他们的专家来保障我们运动员的身体，那主要体现在哪些方面？比如说他们会用什么药材？或者是在饮食结构方面，是如何去调理的呢？

李琰：我们请来王宜老师，她是广安门中医院的营养学专家。她在之前跟国家乒乓球队有过合作，所以我们找到有很好经验的这样一些专家。我们那时候只是跟她合作，至于我们中心和队里面是怎样和他们中医院合作的，我不太清楚。但是我觉得应该提倡，来给我们的队伍带来很好的保障，以及我们所需要的一些（健康方面的）东西。

记者：在您的运动生涯当中，有没有跟中医药有关的一些故事，或者印象比较深刻的事情？

李琰：首先中药很难喝。“良药苦口利于病”，这是咱们老祖宗留下来的话，大家都明白这个道理，但中药的确很难喝。对于中老年人，有一些病痛的时候，他会考虑到良药苦口这个概念，他会坚持去做的，可对于年轻孩子不一定，特别是对运动员来说，他认为自己很强壮。所以我觉得中医药知识的普及和教育是很重要的，都是要配套来的。再一个，在研发方面，可能要根据运动员的这些特点。这些特殊的群体可能跟普通人是不一样的，所以用药安全是第一位的。因为运动员是特殊群体，我们要发扬和利用我们祖先留下的这些好的东西，把中医药的精髓运用到我们的训练中来。前提是它是安全的，是符合我们要求的。

记者：接下来就是我们备战平昌冬奥会了，您对我们的训练还有什么样的计划？

李琰：2018 年是最紧张的一年了，也是我们冲刺的一年，我们就按部就班地把自己该做的事情做好，把自己该策划的东西策划好。首先计划要先行，所以我们现在就要把工作上所有的计划都安排好。

王宜老师是由我们领导介绍过来的，我对她的第一印象就是她给国家乒乓球队服务过，而且乒乓球是中国的国球，他们的成绩一直都是非常非常棒的。我们也想借鉴一些他们用过的东西，比如说他们的理念，比如说他们中医药的保障、营养方面的保障。所以王宜来的时候我是非常感兴趣的，我不知道他们是怎样一种合作方式，但是我想，我们一定要用最好的专家来保证我们这一支即将出征的速度滑冰队。是在奥运会前五六周的时间，她到我们的队里来了，那时候我们已经转站到上海训练了，正好在外地，所以我们就特别诚恳地请她，了解一下整个方案，然后也特别诚恳地请她在食疗方面给我们一些指引和帮助。比如说，队员训练完了应该很难受，是吃不下去饭的，王宜不让吃饭，先让喝一碗米汤。她会把米汤盛好了放在那儿，然后让队员喝一碗米汤，这会快速消除队员的疲劳，这样给队员一些安慰剂，我认为是安慰剂，所以队员很接受。

记者：确实有这样的效果是吗?

李琰：这只是一个环节，然后就是正餐该吃些什么、怎么吃，对某几类运动员，比如说如果上火就忌辛辣的什么东西，需要长体能的运动员需要吃哪些东西。但我觉得最有意思的就是，其实国家队的队员们，如果不相信，不是特别能够接受，不会轻易地相信一个人到队伍里面来给我们一些指导。因为我们毕竟这么多年，积累了很多经验。首先王宜是在国家乒乓球队工作过，她有实战经验，我们首先在心理上就接受了一些，然后跟她探讨，就是了解。然后包括她做细致工作的时候，我们的工作人员是接受的，比如那时候我们吃的那些蒸的东西比较多。

记者：馒头?

李琰：不是，红薯。还有南方的芋头这些东西，因为这是我们很少吃的东西，我们就接受得比较多。如果没有她指点，我们肯定不会接受的，我们吃一个大馒头或者吃一点什么东西就结束了。还有意思的是，我们在每天的餐后，她那边有各种菊花茶，还有玫瑰茶，就是一个小小的、一点点东西放在那儿，你去喝一杯茶之后，就觉得虽然训练很疲惫也很紧张，但那一杯茶喝下去之后，你就会舒展很多情绪上的紧张。我觉得她做的东西也都是潜移默化的，不是说你要吃这个鸡腿、吃进去你就会怎样，她是慢慢、慢慢地赢得队员和工作人员的信任，然后这种方式真的是我们需要的，所以我们跟她建立了很好的私人关系，还有工作上的关系。我觉得，中医药文化中某些很好的部分，如果能被我们吸收、运用，那我觉得这是最好的结合了。

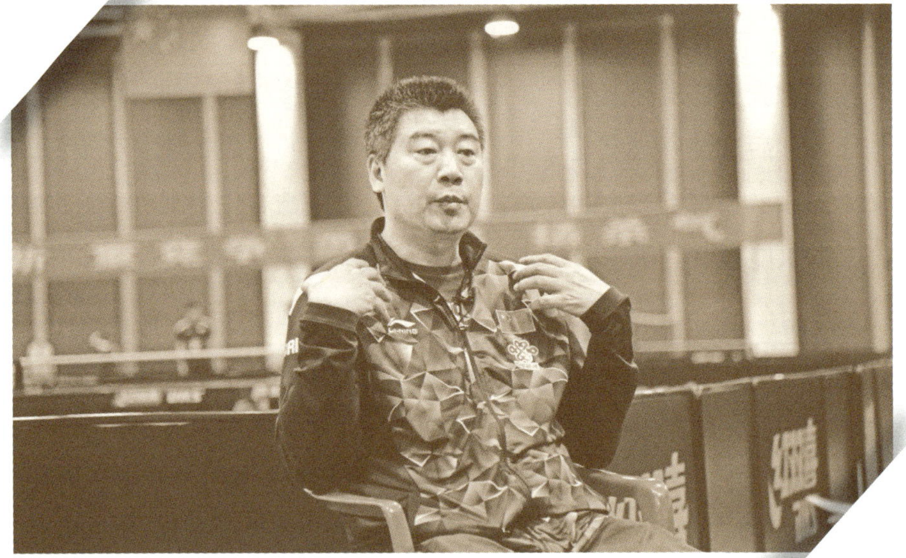

新华社记者专访中国乒乓球女队教练李隼。　　彭嘉靖　摄

李隼：中医助力续辉煌

——新华社记者专访中国乒乓球女队教练李隼

记者：李教练您好，非常高兴您能接受我们的采访，现场看到了运动员正在紧张的训练当中，这样的训练每天要持续多长时间呢？

李隼：技术训练正常来说，应该在 3 个半小时到 4 个小时，身体训练是 1 个小时左右。

记者：运动员每天训练时间段是在上午、下午和晚上？

李隼：正常的情况下如果不是封闭训练，应该是上午和下午，如果封闭训练，主要针对比赛，比赛的时间都在晚上，所以会加大晚上的训练。因为在比赛的时候不分上午和下午，都是一天的比赛，比如早上 10 点到晚上 8 点，运动员经常在球馆吃饭，很难回到酒店来休息，基本上一天都在球馆。

记者：目前运动员的状态怎么样？体能怎么样？

李隼：通过 20 天的训练，我们的运动员应该逐渐进入了比赛的状态，而且通过训练，包括个人体能方面……在我们实现的这种安排当中，这只是一个指导的阶段，因为我们的比赛还有一段时间，还有时间训练，所以这一段的训练量和强度比较大。

记者：在刚刚结束的亚锦赛上，我们看到马龙、丁宁他们两个也是冷门，观众的视线就对准了他们身体的状况，在训练当中我们也看到丁宁的状态还是很好的是吗？

李隼：对，你看丁宁，特别是奥运会得了冠军以后，她还能在这么短的时间内，把自己调整到一个比较好的状态，而且非常投入地在训练，身体保持得不错，我认为比前面的一些师姐做得都好。

记者：在大量的封闭式的训练当中，您觉得导致运动员身体损伤主要的原因是什么？

李隼接受新华社记者专访视频

李隼：一个是运动量安排不合理，当然还有一些技术动作的改变，可能都会影响到运动员的伤病。因为乒乓球运动不断地发展，不管是大满贯的运动员，还是年轻的运动员，他都需要在技术上有一定的发展。发展的过程中，他一定要把握一些过去的常规动作，在学一些新的技术动作的时候，可能现在的那些肌肉包括骨骼的一些用力的方向，跟过去有一点区别，在这种情况下是经常会出现受伤的。

记者：去年像CBA的赛场成了国内热议的一个话题，这个罪魁祸首是膝盖？我们知道乒乓球运动员也有相同的情况，膝盖的运动会更大一些？

李隼：膝盖主要是承受力度，它不算乒乓球的一些专项。乒乓球专项用得比较多的是手腕，手腕和肩部用得比较多，而且随着体能的发展，我们现在最主要的问题是两边互补，不均衡的问题造成了损伤，而不是说强度大的运动项目。他可能对抗，或者是量特别大造成的损伤，乒乓球最主要还是来自两边的平衡。因为运动员长期是右手持拍，或者是左手持拍，他用力就会造成两边的不均衡。乒乓球运动中，运动员前面的运动肌肉比较发达，后面的这个肌肉不是很发达，所以造成了乒乓球运动比较有特性的一些伤病，但是随着现在运动的不断发展，都有一些体能的保障师给我们做一些训练，给我们提供了很好的保障，咱们很多的运动员的运动寿命都提高了。

记者：我们在现场看到了一些保障师，比如说广安门医院的王宜主任，她是在现场，在每次的比赛和训练当中，她就会指导我们的饮食是吗？

李隼：王老师从2004年雅典奥运会开始与我们结缘，当时还是在封闭训练，而且在2004年的时候，在一个基地进行训练，但她不是咱们乒乓球的保障师，当时我印象特别深的就是她亲自用那个炉子给运动员煲汤，就是一个炉子，是很低的一个，蹲在那儿给运动员煲汤。

记者：是什么样的汤？

李隼：好像是冬虫夏草还有其他东西煲的汤。当时我印象比较深的是，最初王楠还在，那个时候王楠年龄比较大，张怡宁最大的问题不能说是厌食，是她吃和睡都不好，这个时候王老师非常有针对性。王楠吃什么？张怡宁吃什么？怎么休息？怎么能通过她的体重来控制她的饮食？观察她训练的状态。

所以我觉得乒乓球这么多年，跟各行各业、各个项目的支持都是分不开的。而且乒乓球都是比较早能意识到，能接受一些新鲜的事物。就像我们是2004年已经开始意识到健康营养的恢复，从体能、技术上去提高和恢复，而且通过王老师从饮食指导到调整，一定是直接针对哪儿有伤病来治好哪儿，是一个长期的调整过程。很多队员都会定期找王老师调整自己身体的一些状况，最基础的状况，以确保每个人都保持比较好的状态。

记者：咱们跟医疗保障队结缘还是很早的？

李隼：我认为在运动队当中还是很早的，一定有促进的优势。运动员去接受新鲜的事物，当拿了世界冠军，不管是运动员还是教练员都有一种成功的模式。如果没有结合这个创新，马上就会遇到问题。为什么乒乓球这么多年长盛不衰，我觉得跟结构、眼界还是有关系的。讲到张怡宁的饮食，那个时候刚刚进口的钙片，我们还不知道，早上起来给她弄好，她起床先吃完再训练，晚上到我房间吃了以后再去训练。所以随着我们那个时候的管理，后来又请来了王老师给我们做了一个食谱，她过去只是训练的时候到运动队去，现在中医院和乒乓球队建立一种合作了，医院定期到中国乒乓球队来做一些饮食上的指导，这对运动员的保障非常好。因为中医是一个长期的过程，王主任对运动员整个的状态，包括在比赛中的状态，通过肉眼都能够观察到，能够给运动员做调整，她不会说有病了再给你看。

在2008年奥运会的时候，王宜通过电视看到张怡宁在比赛时出现紧张的反应，身体的反应速度渐慢，她当时给我发了一个短信，让我一定要把她平时吃的糖停下，不让她吃太多。我按照她的说法做了之后，真的发现张怡宁的整个身体机能的调整就好了很多。她就是这样指导我们怎么去吃，在这种情况下吃什么，应该少去用什么。

记者：可以说王宜主任对运动员每一个人的情况都比较熟悉，而且在从侧面去观察，有针对性地帮助我们？

李隼：她现在来了之后，不是简单地给大家煲个汤了，因为当时她不太了解大家都不喝汤。现在的封闭训练当中，她对每个人都会进行饮食指导，每个人应该吃什么，都会一对一进行交流，赛前、训练前和训练之后，她通过体重和睡眠的状况来检测这个搭配。

过去是我们需要配合她做一些东西，到现在队员基本都主动地去接受，而且有队员主动去问她……真正有指导性地、科学地去饮食。

记者：李教练，您之前也会去找国外的团队来给我们运动员有针对性地去调理身体是吗？也会采取一些方式？

李隼：主要是康复团队和身体训练的一个团队。在这一点上，结合得比咱们国内好。咱们在中国看病就是看病，训练就是训练，但是在国外康复跟训练结合在一起。

记者：中西医两边各自的优势在哪里？

李隼：我觉得西医来得比较快，中间避免了一些麻烦。中医从弄药，包括食补是一个长期的过程，它能保证有很长一段时间，让你的机能状态非常平稳。如果你调整得好，基本上不会出现后面的问题，状态挺好。乒乓球运动员最主要的是一个精力，是一个智力游戏，要求非常高。其实在比较高水平的训练当中，出现伤病的几率非常小。

记者：对于女孩子们在参加完训练之后，她们是用怎样的办法去缓解疲劳、恢复自己的体能的？我们都知道女孩子她们平时还有一个特殊的时期。

李隼：女运动员生理期对于她们来说影响比较大。首先通过跟王主任合作了这么多年发现，她保证运动员的精神状态以后，就是为乒乓球比赛作了很大的贡献。很多运动员很小就离开家了，离开家了以后她单独生活，因为小孩不太懂，她可能吃苦多了，生活不太规律，运动量比较大，导致精神紧张，经常会造成 3 个月、半年才来一次例假。

我们有一个运动员曾经 9 个月没来。这种情况就会对运动员的成长造成一定的影响。

我们和王主任合作了以后，她对女运动员的身体会有一个系统的调整。一是把身体调理得比较通；二是生理期不会特别明显，目的就是保证运动员的精神状态。我们好多的运动员调整生理期要先预约，让大夫调理，它现在已经变成了她们自己的一种生活方式。

记者：我们这种封闭式的训练不是每周都有，还是会有一点休息的时间，这个时候他们会想办法调理自己的身体，那接受完食疗和理疗之后效果还是非常显著的？

李隼：非常显著。我觉得最主要的还是她长期的跟踪。因为不管是什么，没有长期的这种跟踪，我觉得可能效果不会这么显著。因为她帮助我们在食疗方面有了一个相对比较成功的模式，同时又协调了药物的管理。

记者：给我们讲一下我们的运动员跟中医药的一些关系和故事吧？

李隼：过去队员没有办法到中医院去调理身体，但是从王楠和张怡宁调理的过程当中，你会发现她们就有很多质的变化，而且无论是在球场上还是比赛中，都有很多的不同。比如王楠……

记者：王楠？

李隼：对，如果比赛日的话，她正好赶上生理期，就要提前。

记者：这个时候是停止训练的状态吗？

李隼：不能停止状态。她要把这个时间靠后或者提前，时间要错开。

那需要怎么办呢？就是用一些比较简单的西药。但是王老师来了之后，把她们亲自叫过来进行挨个调理。过去经常会依赖西药，使经期时间造成紊乱，连在一起经常会赶在大赛。这样调理可以在提前一个月的时候，直到真正比赛的那个月，就变成了自然的时期。

记者：王宜老师是采取什么样的方式？

李隼：她主要还是通过中药来调理，再配合一些西药。最主要的还是让身体反应比较小。像张怡宁在参加一些大赛的时候，王主任通过观察她的一些表现，让她多吃点什么，少吃点什么，包括在里约的时候，她也会先在各方面进行指导，包括一些食物，因为她知道运动员喜欢吃什么，不喜欢吃什么。假如说这些运动员，比赛期间比较紧张，心情比较烦躁，然后让她吃不爱吃的东西，她有可能吃，有可能不吃，在大赛当中每个运动员的习惯是不一样的。王楠是在大赛之前玩命吃，进入了比赛的环境当中吃得就不多了。张怡宁是平时也不太吃，大赛也不太吃。李晓霞心情好的时候就吃得特别多，感觉特别紧张就一点都不吃。

记者：还是根据自身的身体状况？

李隼：通过比较长的时间，她就了解到你爱吃什么或者不爱吃什么，她可以从你爱吃的东西里找到你需要的营养。这个还是根据长期的合作，还是很了解的。她真是用心用脑去办这件事，我觉得非常重要。王宜主任是真正能融入这个集体当中，解决一切实际的问题，并不是说我来讲讲课，把一些基本的知识讲出来，大家有一个提升就可以了。

记者：在之前的报道当中，我们也看到像丁宁和刘诗文她们也是通过一些中医的方式，身上的一些伤病也得到了痊愈，所以在女队的医疗保障当中，我们中医药占有的比例是多少呢？

李隼：中医我认为不能用百分比来衡量，它不是直接扩大效果的，但是你用好了，后面的那些可能会减少80%、60%、50%……后面的那些伤病就不出现了。所以很难在我们出现问题的时候说中医占了百分之多少，它是起到一个全面保障的作用。

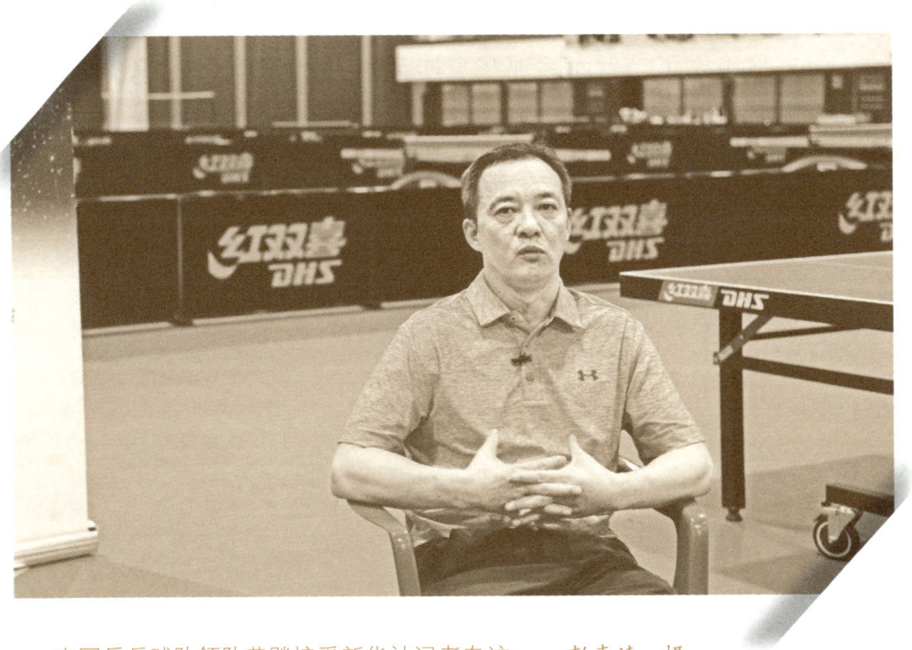

中国乒乓球队领队黄飚接受新华社记者专访。　　彭嘉靖　摄

黄飚：传统中医让国球飞得更高

——新华社记者专访中国乒乓球队领队黄飚

记者：现在我们已经进入世锦赛的训练周期，目前准备工作已经开始紧锣密鼓地展开，您是球队的大管家，压力大吗？

黄飚：应该说还是比较大的，因为接下来的这个月底，就在德国举办世界锦标赛。世界锦标赛这个周期，也就是东京奥运会周期的第一战，同时也是奥运会结束以后，新老交替这么一个过程。那么从国外来讲，大量地起用了年轻队员，所以接着前段时间在无锡的亚运赛上，女队员输给了日本，对我们来讲，敲响了一个警钟。我们刚才在开会，在研究，一个是东京奥运会这个周期，队伍怎么去发展；第二，就是当务之急，我们要打好德国这个比赛。

记者：马龙、张继科、丁宁，这些运动员先后都因为伤病出现了一些状况，他们的身体现在恢复得怎么样？

黄飚：应该说恢复得不错。奥运会以后、2016 年底前，因为打联赛，没有一个很好的系统训练，所以在 2017 年 1 月初队伍集中，一个系统训练之后，运动员由于前期的系统训练不够，加上奥运的一种规定训练，各种活动也比较多，所以一开始加量以后就出现了一些伤病。我们对伤病非常重视，从几个层面来做，一个是我们的医务跟 AP 团队，AP 团队就是负责我们体能；包括中医一些食谱的手段同时在使用。应该说从无锡锦标赛的角度来看，尤其这个封闭训练，这一个月还是比较好的，超出了我的一些想象。个别的还是会有一些伤，但是总体上控制得不错。

记者：您是从运动员、教练员出身，现在作为球队的大管家，您觉得这个伤病对运动员来说，意味着什么？

黄飚接受新华社记者专访视频

黄飚：伤病对运动员来说是天敌。因为运动员从小刻苦训练，参加世界比赛，代表国家去争得荣誉，是他从小的一个梦想。我们说养兵千日，用兵一时，那练了半天，真到了大赛，你身体不行了，出现伤病，怎么实现你的梦想？再加上你要为祖国争得荣誉也好，为民族争光也好，这些都成为空话了。所以伤病对运动员来说是个天敌。

记者：看到这些孩子们，因为伤病不能按照他们的愿望来参加一些比赛，您心里是什么样的感受？

黄飚：这次总体讲，应该说伤病还是有控制的，只是前期有一些伤病，但是因为临近世界锦标赛了，我觉得整个伤病的控制还是不错的。在这种封闭训练当中，我们会一直在提醒，尤其是临近比赛了，他们日常的自我保护，包括饮食、穿衣等。其实大赛它不仅仅在比赛场上，也在比赛场外。你睡觉好不好，你的身体有没有感冒、发不发烧，包括其他伤病等是一个综合性的，做到了你才能去完成一个大赛，目前来讲我们还不错。

记者：张继科的脚受伤很严重，现在他恢复的情况怎样？

黄飚：恢复得不错。因为我刚从深圳到这边来，来之前打了两次比赛，两次比赛我都看了，从伤病角度来讲，他恢复还是不错的。更多地是他怎么去调节他的这种技战术，包括思想上，尤其在技术方面的一些微小细节上要去改动。

记者：对每个运动员配备的医疗团队，大概是一个什么样的组成？

黄飚：本身我们球队有队医，再加上我们从外围聘请了很多成员，一个是我们总局的奥运保障团队，这里面有各个科室的专家主任，都是知名的，包括中医也是一样。

记者：对运动员伤病进行治疗的时候，在什么情况下我们会考虑用中医的手段？

黄飚：中医手段，是两个方面的。中医更多注重的是一个过程，因为你要真正在很急的时候，可能它来得慢，但也有。这个我们还要根据运动员出现的伤病和中医给的药来分析。我们的药有很多是不可以食用的，因为这个里面可能存在兴奋剂的问题。首先要把它的成分弄清楚，然后要向兴奋剂中心申报，同意了以后我们才能用。

记者：现在还是存在因为食用了中药，会影响尿检结果的这种情况吗？

黄飚：不管中药西药，我们都要了解成分。

记者：作为一个职业运动员，他们打破了正常的生物钟来进行封闭训练，或者是到陌生的环境来比赛、训练，都是经常面对的情况，这个对他们来说很难吗？有什么样的感受呢？

黄飚：一个优秀的运动员要去适应各种各样的气候，或者天气问题、时差的问题，甚至包括热、冷等问题。你要主动去适应客观因素，不是说等客观因素来适应你。作为运动员平时要有对自我的保护意识，这些抗争困难的能力、认知要强大。

记者：王宜主任给大家提供了一些帮助，比如说在运动的康复、食物的营养、身体的调理方面，她所采取的这些措施，对运动员的帮助您觉得从哪些方面能够体现？

黄飚：我觉得是从两个方面，一个是食补，很科学。为什么？因为她跟踪我们乒乓球队已经不是一个周期了，是很多个周期。我们说的一个周期是四年一届的奥运周期。她在 2008 年奥运会之前的周期就已经跟着我们了。对运动员来讲，主要是饮食，在饮食方面怎么去调节他们，而且根据检测出来的身体状态的好坏、血色素的高低等，王宜主任会给你配备一些东西，这个东西就是用食补来进行，效果还是比较好的。第二个是女运动员例假的问题。其实这个问题对于女孩子来讲，是很大的一个问题，因为到比赛的时候每个运动员出来的状态不一样，多数情况女孩子来例假以后，她的这种反应，或者这种状态都不够。但有个别的反而到这个时候很兴奋，有很好的一个状态。如何去调理？比如说赛前三天，是晚上结束，还是多少天，这个根据每个人的情况而定。这个就需要一个跟踪和了解。这方面我觉得王宜主任对我们队的帮助还是比较大的。包括我们教练员，因为训练高度紧张，那么压力之下，身体血压高，肯定会出现盗汗这种状态，包括睡眠不好，通过中医的这个手段来改善，效果很好。因为它不像西药，西药它会来得快，但是肯定有副作用，不能总吃安定，像我们有时候一忙一累，或者压力大，经常睡不着，这个时候用中医的一些手段，综合地调理，起到了一个非常好的作用。

记者： 王宜主任是在2004年来到女子乒乓球队，当时她在这个队里待了一个星期，帮助这些运动员解决了一些问题。在这一星期里，您印象里她实际上取得了什么样的明显效果，让大家特别信赖、信任她？

黄飚： 最主要的是刚才说的，女孩子经期的问题。

记者： 一周的时间？

黄飚： 对。她先要了解，然后把每个人剖析以后，算时间，这样把结果告诉我们以后，我们就觉得很科学。教练员更多的是男同志，怎么去对女运动员的经期问题进行调理，我们还是比较欠缺的。所以王宜主任来了以后，对我们比赛有了一个很大的帮助。因为她马上能告诉我们，应该怎么调理，什么时候该怎么做，所以这点给我印象是非常深刻的。

记者： 后期通过她这一系列的工作，除了关于女孩子身体经期问题，她把她的工作范围又扩大了？

黄飚： 对，包括男队。那个时候我记得，像马宁、王皓他们体力消耗得比较大，我们想补充一些能量，煲一些汤，但这个汤是不能随便煲的。外面人我们是不信任的，因为他们不了解。她是根据中医的手段，而且也符合我们在没有什么违禁的东西的前提下，来进行一些调理，来煲这个汤，煲出来效果比较好。

记者： 最近国家队面临大量伤病的情况，你觉得目前，国家队的医疗保障水平大概处于什么样的层次？

黄飚： 我觉得这几年总局还是比较重视。从整体讲，分两个层面，一个层面就是各个球队，我们有队医；第二个层面是把这些像王宜主任这样的中医，还有包括北医三院的一些专家教授，整合为一个奥运备战的医疗保障小组。那么这些专家都在这里面，遇到问题的时候，我们会求助。他们能给我们支持，我觉得这个方面，还是比较好的。但关键的问题是平时的预防、调理，包括平时的训练，体能的训练方面，要加强。

记者：刘国梁在接受采访的时候说到过，目前我们的医疗康复水准与高水平的团队还有差距，你觉得这个差距具体表现在哪儿？

黄飚：我理解国梁说的，这种差距它是跟国外对比的，跟美国NBA相比。团体更多的是几个人去服务一个运动员，他是指的这个差距。从目前来讲，可能我们还达不到。比如说总局给我们请的有两个老外，一个是负责运动员体能的，一个是物理康复师，但是他面对一个球队，这么多人，下面的层面不说，如果组织队员，比如我们参赛的有12个人，要去保障，相对来讲，人手这些会欠缺一些。

记者：中医药在缩小与高水平团队差距上，它能发挥多大的作用？

黄飚：我觉得中医的这种疗法，它还有外用的作用，这也很好。过去也有，刘国梁他们那个时候，在训练比赛之前就涂了，把肌肉先预热，那是过去他们做运动员的时候，那时候我就帮他们找这种药。中医药是我们中华民族的一个传统文化，比如针灸非常好，运动员都扎针灸。可能从西医的角度，会减少一些用药，有些是带来副作用，那么从针灸、调理这方面来下手，可能对整个的康复是比较有意义的。但最大的一点是要有人跟踪，比如王宜他们；第二，我们自身的意识要强，我们要知道什么时候我应该加强什么了，这段时间我可能体能不够，我们的食补，包括我们医务组，是个综合的一个团队来协作的。

记者：根据您的了解，国外高水平的运动员和运动队，对待我们中医药是什么态度，他们愿意接纳吗？像菲尔普斯，来参加奥运会的时候，拔了火罐大家都很关注。

黄飚：其实我认为，他们还是愿意去了解的，他们也敢尝试，只不过是偶尔尝试一次两次。比如我们队医，都会拔火罐，都会扎针灸。但是世界比赛有时候遇到了，有时候遇不到。我们有时间就帮你弄一下，他觉得挺舒服，但后续就没有了。拔火罐是一个方面，针灸也有个疗程的问题。

记者：对于足球、篮球这些高强度对抗的运动来说，乒乓球应该算是比较安全的一种运动了，但是运动员也经常会产生伤病，您觉得困扰乒乓球运动员的伤病主要有哪些？

黄飚：主要还是劳损的伤病。就是运动员他从小重复同样一个动作，一天要练上千次、上万次，而且在极限的时候，反反复复磨损，时间长了以后就容易造成劳损。

记者：像这种劳损我们是通过中医药的方式治疗，在预防方面，我们还要注意什么？

黄飚：运动员练完以后的牵拉、放松很重要。以前我们这方面的工作做得不到位，现在放松、牵拉是很重视的，这是第一。第二是包括训练前的预热很重视。我们一般训练前要有半小时到 45 分钟的预热才能上场去训练，不然很简单，5 分钟、10 分钟就预热完，上了场可能没活动开。其实我觉得就像汽车一样，是一个预热，其实是每一个关节、每一个环节都要活动开。为什么预热车，热完以后，开起来你觉得它不容易受伤。它有些还没有预热开，你砰一下，可能会造成一个损伤。

记者：有一种观点认为，现在追求的是更快更高更强，需要现代化的医疗保障体系，而中医药又代表了我们的传统文化，您觉得现在中医药的发展，能否跟上体育发展的需要？它在专业运动队的保健和康复里面，有哪些优势，又有哪些劣势？

黄飚：我觉得第一点很需要。从我个人这么多年在队伍当中的工作，我看到的，中医是我们国家的一个传统的东西，而且非常好，也很有效。我们的大夫都会针灸，但是中医我觉得好，好在哪儿？一个是对人体的损伤会减小。第二个是它相对慢一些，但是这个对预防，包括对营养的配备很重要。人为什么会受伤？因为有时候是体力的下降，身体虚弱以后，他没劲了容易受伤。如果在这方面调理得好，那么我认为，可能他受伤的概率就会减小。

记者：最后一个问题，您作为国家队的大管家，会面对各种各样的压力，需要日理万机，您是通过什么方法，来保持自己这么旺盛的精力的？

黄飚：我觉得这个还是对工作的喜爱。任何一个人，他的潜力是很大的。那么你要去做一项东西，就要持之以恒，你要钻进去，甚至我所说的，我们奉献也好，首先要热爱，如果不热爱，可能做多了或者做到一半会感觉累了，或者说不会绷得这么紧。就像我有一个朋友跟我说的，“我最幸福的是我这辈子做了我喜欢的工作”，所以这是我能够一直坚持的原因。

第三篇

中医·艺：“如胶似漆”上千年
“激情燃烧”总关情

中医药&文艺

• 新华社记者　梁相斌、周宁、卢国强

来，先读读辛弃疾的大作《定风波·用药名招婺源马荀仲游雨岩马善医》以下简称《定风波》。别嫌烦，这里面有十几种中药，看你能挑出几个：

山路风来草木香，雨余凉意到胡床。泉石膏肓吾已甚，多病，提防风月费遍章。孤负寻常山简醉，独自，故应知子草玄忙。湖海早知身汗漫，谁伴？只甘松竹共凄凉。

来，再看看张艺谋、陈宝国、冯远征、张静初、赵文卓、高满堂……这些文艺"大咖"和中医药的那些事儿，你究竟知道多少？

……

中医药和文艺，是一对名副其实的"玩伴"。几千年历史长河中，你知道"他俩"都擦出过哪些火花？在文艺"大咖"光鲜亮丽的背后，又和中医药"激情燃烧"着多少鲜为人知的"情愫"？

一、"化学反应"：文学经典里的中医药

就拿辛弃疾的《定风波》来说，作者用药名本字、谐音字嵌入中药名，浑然一体。比如，商陆（山路）、木香、禹余粮（雨余凉）、石膏、无荑（吾已）、防风、常山、栀子（知子）、紫草（子草）、海藻（海

早)、甘松、竹等。

清华大学健康传播研究所副所长苏婧等专家认为，在科学主义兴起之前，中医药不仅是治疗疾病的手段，它还融汇医学、文学、史学、哲学等于一身，"化学反应"形成的中医文艺经典，成为传统文化的血脉。

比如，《红楼梦》提及"冷香丸""蔷薇硝""虎狼药"……不胜枚举。有统计显示，这部名著涉及中医病案10余个、病症100余种、中药120余种，涉及内、外、妇、儿等诸多科室。

"佗乃下刀，割开皮肉，直至于骨，骨上已青；佗用刀刮骨，悉悉有声……佗刮尽其毒，敷上药，以线缝之……"正史未详载这位医生名姓，但在小说家笔下，华佗高超的医术和关羽的豪气跃然纸上，"刮骨疗毒"的故事流芳百世。

《(中医·艺)"如胶似漆"上千年 "激情燃烧"总关情》专题。

"儒而知医。"自古以来，众多文人墨客与中医药结下不解之缘。比如，苏东坡不但是文学家、政治家，还是一名精通医理的中医药学家；不但写诗赞咏黄芪、薏仁、石菖蒲、橘皮等多种中药材，还把收集的方剂著成《苏学士方》《圣散子方》，流传后世。

杜甫所作的《病后过王倚饮赠歌》、白居易所作的《眼病》、刘禹锡所作的《赠眼医婆罗门僧》，既有中医"望诊"描写，也有古代中医"金篦刮除眼中障翳"的神技。

现代文艺作品对中医药文化的展现和传播更为丰富。电影从《李时珍》到《大明劫》，电视剧从《大宅门》到《老中医》，乃至近年来火爆荧屏的《甄嬛传》《琅琊榜》《芈月传》等"宫斗剧"，剧中都有不少有关中医药的桥段。

二、张艺谋蜂毒驱寒　陈宝国汤剂保命

平日里光鲜亮丽的文艺“大咖”，也吃五谷杂粮，疾患在所难免。“我母亲就是医生，很多人找她看病，喝了她开的中草药，身上的斑、疮就好了。”著名导演张艺谋回忆，他甚至还接受过中医蜂疗驱寒，“蜜蜂的毒刺不停地扎患处，效果不错。”

同样出生于中医家庭的还有著名演员冯远征。“我爷爷是陕西韩城老家很有名的中医，专长治伤寒。”冯远征说。受家庭影响，他还针对“痛则不通”的症状总结出了一套“拍打疗法”。谈到《老中医》，冯远征说：“能扮演中医，也是冥冥之中跟爷爷的一次对话。”

“在当年我幼小的心灵里，中医是‘神奇’的。”著名演员陈宝国说，“我小时候这条命差点留不下来，多亏老中医赵炳南救我一命。”陈宝国告诉记者，他那时吃了300多剂汤药，“都说我从小在药汤子里泡大的。现在呢，有个头疼脑热，吃点儿丸散膏丹，心里就踏实很多”。

演员赵文卓，8岁习武，尤其擅长融合中医思想的五禽戏、八段锦、太极拳。“这些功法讲求‘圆融贯通’‘平衡中庸’，不但有利于身体，对自己的为人处世观影响也很大。”

张静初喜欢中医在圈内闻名，她不但经常服用党参、芡实等熬制的养生汤补气血，而且用针灸、艾灸、拔罐、刮痧等手段驱寒解暑、调养身体。

在今年播出的冰上真人秀《跨界冰雪王》节目现场，一众演员亲眼见证了中医骨科的神奇：演员左小青骨盆倾斜，在北京中医医院专业医师的手下，一声轻响便复位如初，引发旁观者一片惊叹。

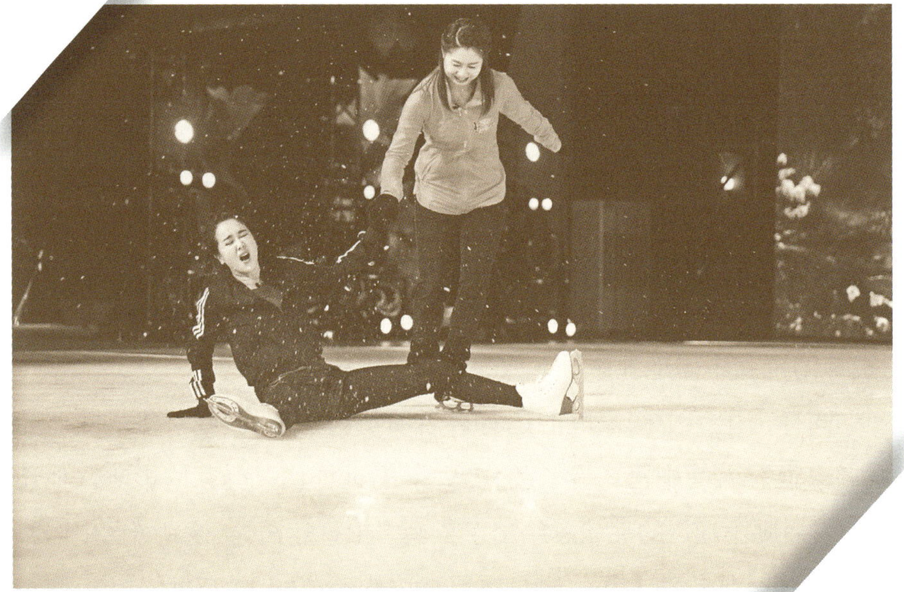

左小青狠摔在地，强忍疼痛。

三、编剧高满堂：你读懂中医，就读懂了人生

“如今，全世界都在讨论人与自然，实际上，几千年前的中医，早就提出了‘天人合一’的理念。”张艺谋说，我们应长存敬畏之心，去深入中医、了解中医。

为写好《老中医》剧本，编剧高满堂已在剧中“孟河医派”的发源地——江苏常州住了几个月，读了30多本医书，还专程请陈宝国、冯远征等演员到“孟河医派”诊所随医出诊、学习脉诊。

“如果让我明天就站在摄影机前表演老中医，那是亵渎，我没自信，也没这权利。”参演该剧的陈宝国说，“突击式”作品，就是“自杀”。未来几个月，他将把精力全部投入到对角色的熟悉和把握中去，“有观众说‘只要有你大名，这部戏错不了’，我得担得起这句话”。

“我国自古对医生有更高的伦理要求，医家须有割股之心，悬壶济世、大医精诚。这体现了中国传统文化中敬畏生命、尊重医生的观念和伦理要求。”苏婧认为，在现实背景下，这些传统文化的精华需要借助文艺作品更多地呈现、传播。

“中医是一本人生的大书，无所不包、无所不融。”高满堂深有感触地说，“你读懂了中医，你就读懂了人生。”

（参与采写：陈知春、姜子炜）

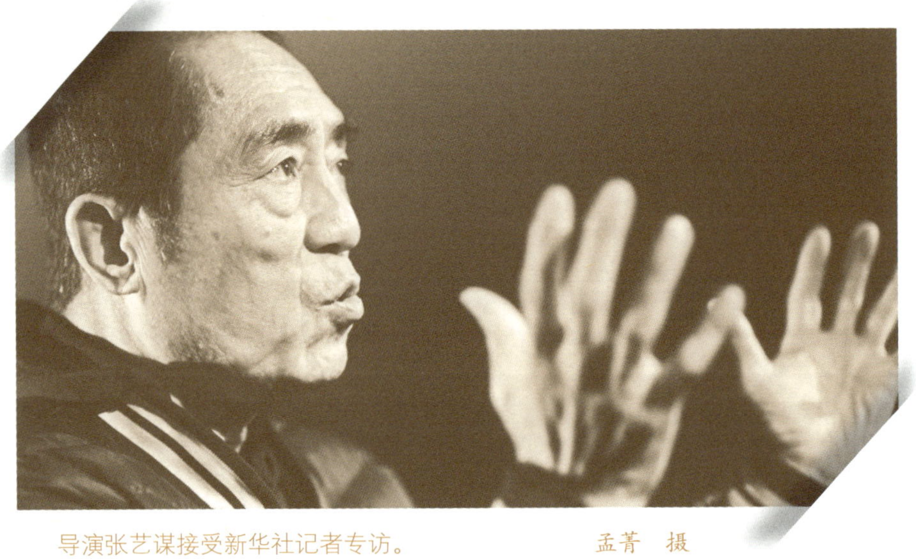

导演张艺谋接受新华社记者专访。　　　　孟菁　摄

张艺谋：讲述中医的“中国故事”

记者：都说秦岭是中华医药的宝库，“秦地无闲草”。我们看到您的作品中对中医药也有所涉及。

张艺谋：我们以往的作品中有一些接触中医药的，当然都是皮毛。我始终有一个想法，一直特别想拍一部关于针灸和中国功夫的影片。我觉得源远流长的中华医学，比如针灸，它跟中国的功夫是密切联系的。提起“功夫”观众都愿意看，我想这是一个特别好的题材，只是苦于一直没有好的剧本。针灸中的“穴位”与武侠里的“穴位”是相通的，我希望通过中国功夫的电影，把中华医学也能反映出来。其实，中医药有许多有趣的东西可以通过艺术的形式来展现。

记者：您能举个例子吗？

张艺谋：关于中医，我接触很早。我妈妈就是大夫，她是西医二

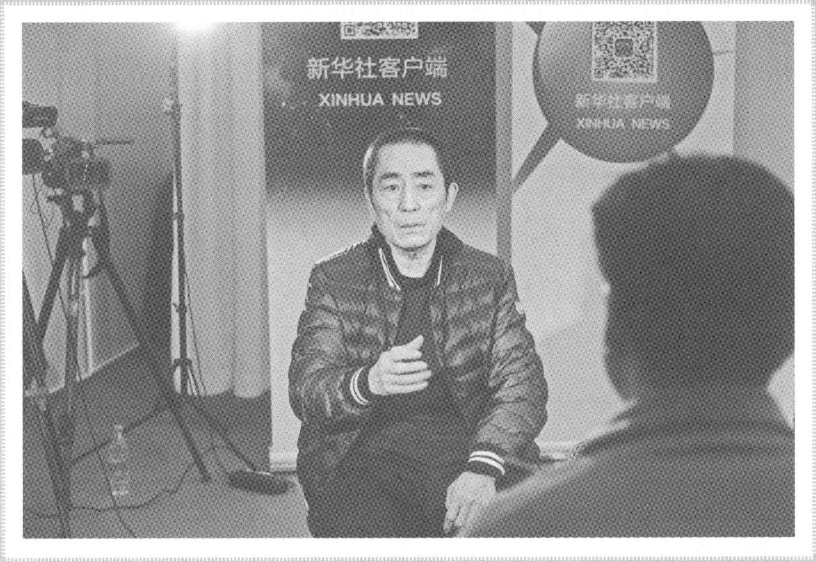

张艺谋接受新华社记者专访。　　新华社记者周宁　摄

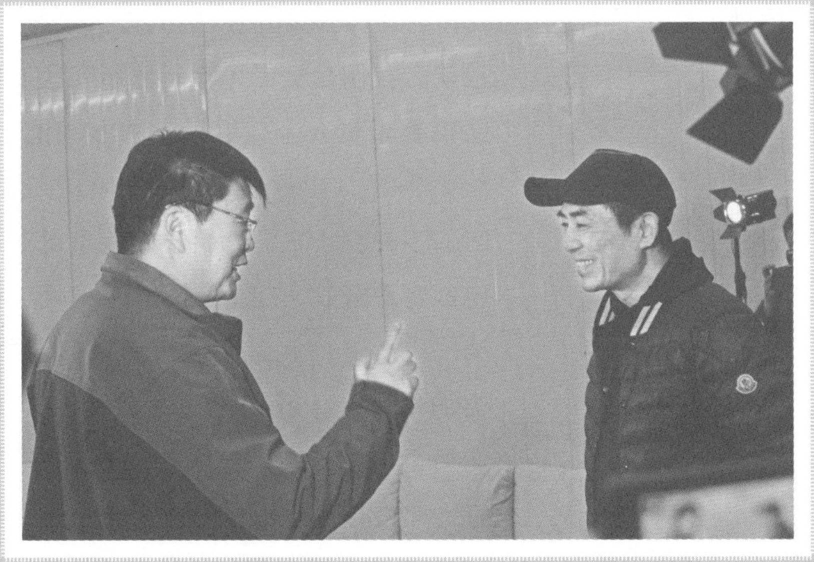

新华社记者梁相斌（左）与张艺谋交流。　　新华社记者孟菁　摄

院的皮肤科大夫。我很小很小的时候，妈妈就对中医有所研究，在皮肤科里使用中西医结合的治疗方法。那时候很多人找我妈妈看病，我妈妈给病人开的是中药。患者吃了这些中草药，居然可以把斑、疮治好，我印象很深。我过去要是得病，也会喝中药。比如我记得前一阵肩膀有点受风，他们就说给我扎针。我还接受过蜂疗，拿那个蜜蜂蜇你，也管用，有很多特别有意思的方子。

记者：让我们的文化“走出去”，现在也遇到很多困难。您觉得在走出去过程中，都有哪些问题，怎么克服？

张艺谋：中华医学是源远流长的，不光是我们狭义的中医，其实还包括我们少数民族的医学，都是我们中华医学宝库里的财富。我们现在对于中医的研究和推广还不够。这次我们做《跨界冰雪王》，我跟申雪、赵宏博聊起来，他们运动员受伤，其实很多时候都是用中西医结合的方法治疗，甚至是纯粹中医疗法，恢复得很快。他们说一些国外的运动员都找到我们的队医，说你们中国的方法很好、恢复很快。我倒是觉得，除了要研究我们自己，还需要用更充分、更科学的方式把它介绍给全世界，让世界了解我们的古老医学，它们不神秘，它们是科学。就拿电影来说，电影要走出去。“走出去”当然有两个标志，第一个标志，就是我们过去讲的，参加各类的电影节，我们的艺术片参加电影节，然后得奖，受到大家关注。这条路我们一直走，也颇有建树，但是它终归是小众的。还有一种“走出去”是走到千家万户，就是我们说的主流的院线电影，这是千家万户。

张艺谋接受新华社记者专访视频

记者：您对我们中医在推动人类发展方面的作用是怎么看的？

张艺谋：中医药是人类的财富，是全人类的光荣。我们中国人是最多的，中国很了不起的地方在哪里？她养活了世界上如此多的人口，她还让这些人健康，这是多难的事情。现在的趋势是全球化，不看是你家还是我家、你国还是我国，人类是一个大家庭。所以，中医这么了不起，在我们知道西医之前的几千年，我们靠中医来治疗，让祖祖辈辈就这么繁衍、健康到今天的难道是西医吗？现如今，中国这个经济体兴旺发达，就能带动全世界。过去在这块土地上生活的人很健康，就是依靠中医。我觉得中医药真了不起，对人类的发展起了重要的推动作用。

好莱坞的电影就是通过一套一套的大片，他们的《哈利·波特》《X 战警》《超级英雄》等，已经在中国乃至在全世界建立了观众队伍。所以，为什么《星球大战》这样一部电影的上映，会得到全球空前的期盼，都是年轻人。它就把它的价值做出来了，把它的文化信息、它的好恶，全部带给我们，影响了相当多的年轻人。

这一方面我们跟它比，我觉得它是 100，我们简直就是 1。有时候，很多国家可能弄不好，就是零点几，就是这样一种差距。这就跟我们国家的政治地位、经济地位，在全世界日益强大的现实不匹配。那么，怎么走出去，主流院线怎么影响他们，确实很复杂。像我们拍《长城》只是做一个尝试，做一个尝试还有诸多的困难。其实《长城》这部电影远不是大家简单地说好或者说坏、批评或者表扬，它承担的责任我们也会看到。“走出去”的路很漫长、很曲折。你想去影响一部分人，我看不一定。他们其实也是某一种保护意识，保护自己的文化。举例来说，《长城》这部电影，除了美国之外，我们在全世界的反响和票房，都是历史最好。我们的历史最高是就我们国家的历史而言最高，这是“走出去”的历史最高。但是这个最高跟他们的最高比，我们还是很低、还不够，远远不够。而且这样的机会，目前只做

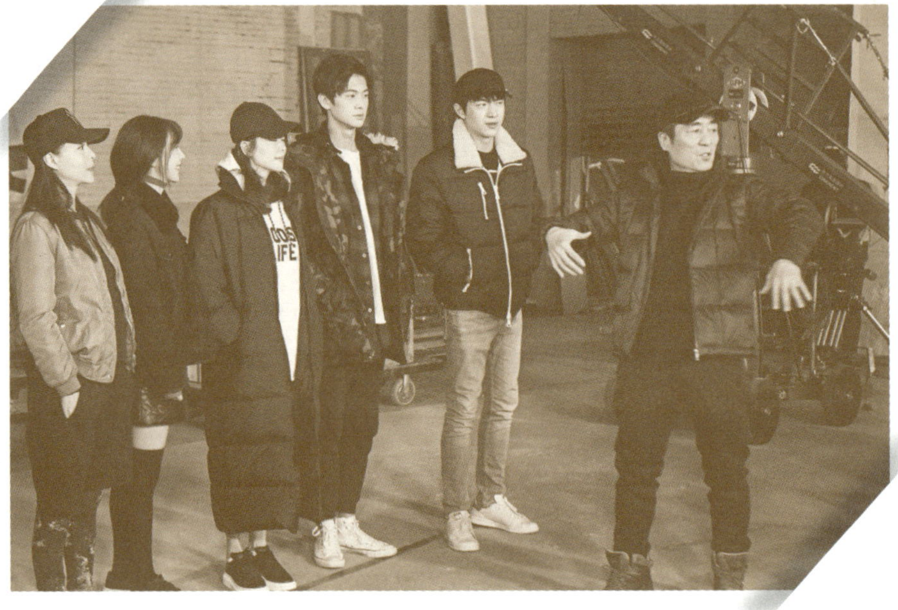

张艺谋接受新华社记者专访。

了一次，而且我自己感觉还是困难重重。也就是说，我们的电影，不要多说，最少一部，不要自娱自乐。每年至少有一部我们的电影走出去，进入全世界一百多个国家的主流院线放映，哪怕一个星期。每年一部，就已经很厉害了。因为慢慢地，就培养了一个习惯：中国电影不错，我们年轻人喜欢看，也想看它的续集。

所以，其实提高我们自身的素质，提高我们的水平，让我们的作品更好，是非常重要的。虽然我们的市场现在很可能很快成为全世界最大的电影市场，我们说多少亿的产值，这都没问题，但是我认为说到质量，反倒是最不好的，不然"走出去"就是一句空话。但这是循序渐进的一个过程，要摸索。

记者：是的。

张艺谋：讲中文的电影，打字幕，他们就不喜欢。我们的语言并没有成为国际性的语言。

记者：对，我们翻译过去不行，因为不是他们的母语。

张艺谋：很多国家规定，外来的电影，不允许配音，法律规定只能打字幕。有一些国家是可以的，不一样。总之，要想真正“走出去”，要走很长的路，需要一代又一代人的努力。

记者：前段时间我看了《钢锯岭》，我认为它就是美国的主旋律电影。

张艺谋：绝对是主旋律，有时候一部电影的作用，比教科书、比你好多年的努力影响还大。其实大部分的美国电影乃至动漫电影，宣传的都是美国英雄。我觉得不要小看“寓教于乐”的“乐”字。你注意到“寓教于乐”，美国的大片影响我们几亿人，影响我们几代人。它就是那个“乐”字不简单，因为只有“乐”了，后面才能跟上“教”，才会真正有影响。“乐”没做好，一味地说教，其实收效并不好。

记者：感动得人流泪，感动得人激动。

张艺谋：是，这代表它的艺术质量。所以，我觉得我们要提高的就是艺术质量。没有艺术质量，我们有再多的野心、再多的文化承载、再多的信息，都无法传递。

记者：如何讲好中国故事，如何传播我们的主流价值观、我们的正能量？

张艺谋：我觉得还是要把故事拍好，对我们所有人来说，这就是唯一的课题，没有另外的解决方法。你只要讲好了，就有人看。你讲不好，说一万年都没有用。所以，我觉得这是一个听起来很简单，但是做起来并不简单的事情。作为导演来讲，我老说这句话，这是我们做导演一辈子的功课，不要小看。记得当年黑泽明 80 多岁领奖的时候说的一句话，直到现在我都很有感触。他说：“我现在还在学习中。”大家都笑，他说：“我不是在幽默，我说的是真的。”我当时就觉得很有同感，中国有句话叫“活到老，学到老”。其实就是这样，我们一

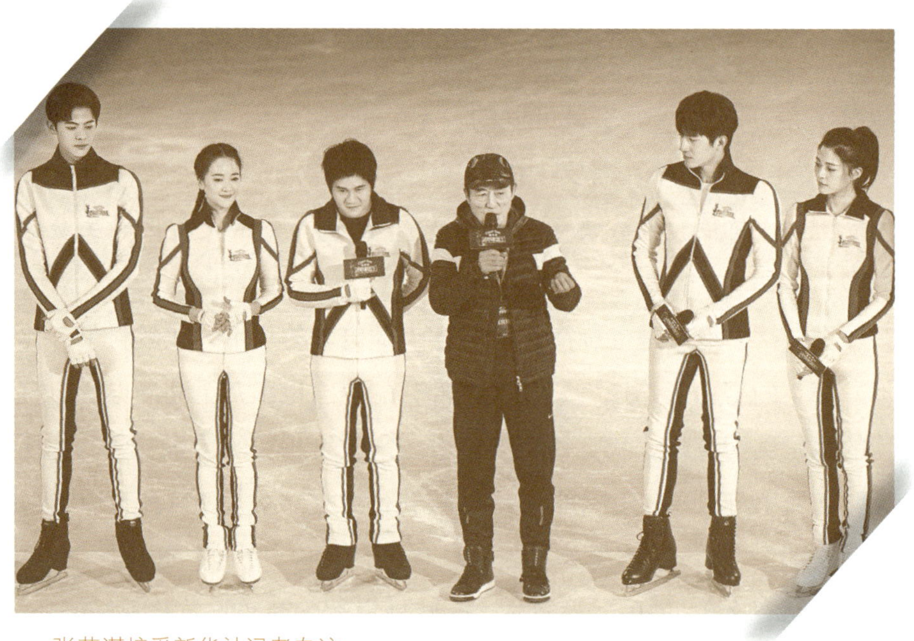

张艺谋接受新华社记者专访。

生都在拍电影，一生都在学习如何讲好故事。

记者：您是艺术巨匠，我们希望未来还有更多的"张艺谋"、更好的"张艺谋"出现，怎么做才能有更多个"张艺谋"出现？

张艺谋：一定会有，因为长江后浪推前浪，这是没有问题的。首先是谈教育，任何的人才，首先是教育出来的，是通过知识的积累出来的，我觉得要先抓教育；其次，我觉得今天中国的时机其实是很好的。我们有时候也批评某些演员片酬太高，有些粗制滥造。当然这是这个行业快速发展所带来的负面影响。但是它正面的东西就是，有大量的人才可以付诸实践。这就意味着有可能出现更多、更出色的创作人。所以，年轻人要抓紧时间，不要忙于制作"表情包"，不要忙着找替身、当网红，要端正态度、要磨炼自己。真正的艺术家要有这样的志向，在这个大环境下，让自身素质得到锻炼。我们的电影、我们的文化只有在人才积累的基础上，才可以传播出去。

记者：文化自信对成为一个艺术家，起到多大的作用？

张艺谋：文化自信是最重要的，我觉得。因为你不自信，能做什么？你都不觉得自己好，你都看不到自己的好，还想告诉别人自己的好，那是不可能的。所以我认为，文化自信首先是要热爱，热爱你的文化、相信你的文化、迷恋你的文化。以它为荣，研究它，欣赏它，创作它。我觉得文化自信很大程度上是对本国文化的一个认知态度，这个认知态度是发自内心的。不是别人告诉你这个好，而是你自己发自内心的、血液里流淌的，觉得自己国家的文化值得自信。

记者：再回到中医药的问题上来，我们每次见到您都觉得您精神矍铄，是有什么养生秘诀吗？

张艺谋：我很少用特别的手段去保养、调节，有时候甚至不懂克制。我最大的一条养生原则，就是“心”和“神”。人活着就要有精神，有精、气、神！专注做事情的人，非常有魅力、有精气神。这就是我们老中医的哲学思想，讲究天人合一。中医“人与天地相应”是在“天人合一”的思想基础上，结合当代的医学成就发展而成，并成为中医学最重要的核心理念。正所谓“脑子越用越灵光”，我们中国人说活到老、学到老，一直在学习、一直在用脑，大脑就应该健康，不会萎缩、退化。中医就是把我们人看作大自然的一部分。

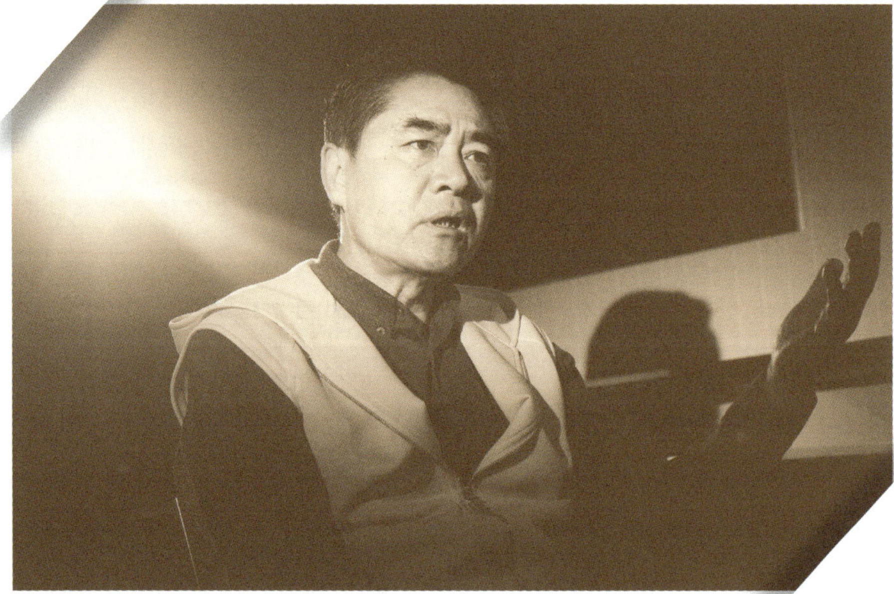

演员陈宝国接受新华社记者专访。　　　　　　孟菁　摄

陈宝国：我与《老中医》

记者：您觉得《老中医》这个剧本有哪些方面能吸引您，使您这样地投入？

陈宝国：题材、故事、职务。我觉得10年之内不会有这样题材的剧本，10年以后也不太可能，实属罕见。

记者：您对中医的理解是什么？您想通过《老中医》这个戏给我们展示一个什么样的中医形象？

陈宝国：原本2017年春天我可以接一部戏的，作为演员，春天接一档，秋天接一档，一年两部戏不为过。很多演员一年接七八场戏，在各个剧组穿梭。但我没接，也是因为这部戏，所以有了咱们见面的机会，不然我现在在其他剧组呢。为什么要准备这部戏？我不敢说我对中医知识、中医文化知道多少，关于中医文化我还在学习的过程当中。我可以很诚实地告诉您，我以往做功课，尤其是我喜欢的戏基本上都有 6 个月时间，这是我个人的习惯。着急不得，学知识，要慢慢渗透才行。

记者：对于剧本，您需要多长时间做准备？

陈宝国：我做文案的时间比较长，其实像我们这样实践经验丰富的演员，不用准备，上来也是可以演的，坦白说可以演得不差，但我过不了自己这关。

记者：我听说有的演员不记台词，拍摄的时候直接念字对口型。

陈宝国：我想更正一下，关于不背台词念字这个事最早跟我提起来的是一个电视台的记者，我听了以后当下就愣住了，我的第一反应是，怎么会有这种事情发生？我问那个记者，有这种事吗？他说有，我说我并没有碰到过。他再次说有。我说那“太不要脸”了。

陈宝国接受新华社记者专访视频

我不太相信，因为我演了几十年戏，没见过这样的事情。像《老中医》这样的摄制组以及主创团队不可能出现这种情况，剧本我都要准备半年，怎么会出现这样的情况，至少我没有见过。我先求证，证实他说的是真的，我觉得多少也被娱乐化了，被夸大了。

中医文化博大精深，我是一个学生，如果你现在让我站在摄影机前开始——我觉得我没有权利，因为这不仅是个故事，这是一个中医世家的老中医，不仅医术高明，而且是有德行的老中医，一个一辈子去救人的大夫。

记者：是觉得没有准备好吗？

陈宝国：没准备好就开始演是一种亵渎，这就是我为什么要用半年时间来做文案，包括这次常州之行，按过去话说是下生活，体验生活，这个习惯从我们年轻时候就开始，这么多年一直是这样的，所有的大戏都会这样做。3—6个月的做文案的时间，然后拍6个月，这个作品才会留下。突击式的也是自杀式的，作品播完也很快就没有了，但作为演员你留下了什么？演戏是给观众看的，不是自娱自乐。

作为电视剧的圈子来说，优秀的作品显然是欠缺的，因为有血有肉的原创剧本太少了，像高老师（高满堂）这样的编剧实在是太少了，高老师一直在基层体验生活，写剧本。写一个好的剧本哪有那么简单？光从这一点出发，我们都要尊重作家、尊重这个故事、尊重这个题材，同时尊重自己。

我演做了35年演员，其间没有间断过。在国内算是比较早接触电视剧的演员。从最初拍电视剧到现在，从计划经济时代到市场经济时代，我经历了电视剧变革的过程，现在还在经历着变化，必然要变。现在这些电视人，从业者赋予了电视剧很高的功能——传播文化的功能，从某种程度上说甚至是起了教化的作用。在我看来，电视剧从业者们既然发挥着这样的作用，那么就要有一定的责任感，至少做到传播的灵魂是阳光的。

记者：您演严肃题材的故事，也许只影响一部分人，有一部分人就不会去看。这种矛盾您有什么想法？

陈宝国：我是一个演员，演员有两类：一类是他永远被别人影响着，被其他东西影响着；一类演员是他影响着别人，包括同行、观众，这种影响不见得多大，但是至少在做一件很有意思的事儿。我觉得应该是既有意思，又很有意义。

记者：您是属于主流文化里的演员。

陈宝国：首先，我接剧本的时候，主要考虑这个“人物”，别人没演过，我自己也没演过，这个人物是不是有特立独行的性格。《汉武大帝》——无疑剧里这个人物、这个故事具备了很多吸引演员的特质，演员要展示自己的表演，一定要去演有生理跨度的，比如说我从这个人物的青年开始演，一直要演到这个人物的暮年，演了汉武帝的“50年”，而且是一个帝王身份。我首先考虑的是这些，当然我会被他身上的魅力和气质所折磨，我又被这个角色感动，就是这么一个过程。在折磨的过程把这个人物演完了。

记者：是要让自己变成他？

陈宝国：我很想让自己变成他，但我不可能百分之百变成他，我看到剧中所规定的那些情节，那些人和物，作为演员要有自己的态度，这种东西是一下子油然而生的。说到汉武帝，他是我非常崇敬的一个帝王，我演过五个皇帝，汉武帝是我比较喜欢的一个。

记者：这次咱们说到《老中医》，您儿子也参与了演出，两代人演同一部作品，经历不同，对历史、人性认知不同，表达方式不同，很有可能和您这一代人的理解也是不一样的，在有分歧的情况下，您怎么处理？

陈宝国：我遇到的课题跟他是一样的，我演不了他的角色，他反过来也演不了我这个角色。我觉得这个世界上有千条路、万条路，演员去演角色有千万种方法，每一个人有自己独特的方法，只要他能够比较好地诠释那个人物，把那个人物鲜活地、活灵活现地展示出来就可以了。只有一种方法是通用的，就是要走心，按我们的经验一定是这样的。我接受不了不走心的表演，如果演员表演不走心，我会瞧不起他（她）。

记者：这就涉及一个我们怎么能让年轻的观众对我们作品认同的

问题，包括《老中医》，传统的东西，怎么能让年轻的观众去认同它、了解它、接受它？

陈宝国：我没有刻意去迎合受众。作为一个娱乐产业，一个文化产业——现在都称娱乐产业，恐怕是要迎合的，但也要有引导地迎合，相辅相成。它是个文化产品，必要条件是好看。"老中医"这个题材，我认为受众不是问题，年轻人也需要看病，中医是中华优秀传统文化的一部分。我是演员，出一个鲜活的人物给大家看就行了，戏是演出来的，不是说出来的。

记者：除了题材问题，还有别的原因能让这部戏受众广吗？

陈宝国：高满堂的戏就是大起大合，大喜大悲。他有这个特点，因为我们合作过几次，他的戏向来都受到各个年龄段观众的喜欢，所以我想《老中医》不会存在这个问题。毛导（毛卫宁）带领的这个团队拍摄手法很现代，一直在寻求最好的拍摄方法，我很信任他。我一直觉得我演人物有我个人的定义，同时其他外界的、对戏有益的，我都是接受的。

记者：现在有一种情况，传统文化在年轻人中影响越来越小，相反像美剧、英剧、韩剧、日剧这些……

陈宝国：我打断你，中国文化的传承靠电视剧解决不了，承载不了这么多。我们就是拍个好看的戏而已，不是说我们的标准低，是它确实承载不了。一些亚洲的国家，它们文化传承可能比我们要好一些，但它不是一个人的事，也不是一个行业的事。

记者：陈老师，您平时看过中医吗？

陈宝国：我经常看中医。

记者：您为这个戏暴瘦 20 公斤，从中医角度来说这是一个很不健康的事情。

陈宝国：我现在还没有暴瘦这么多，但确实瘦了。

记者：平时对中医基本的疗法有了解吗？

陈宝国：中医一开始在我很幼小的心灵里，是“神”一般的存在。我母亲告诉我，我小的时候这条命就是北京的老中医给救回来的。我为什么记得这么清楚？我母亲经常念叨：赵炳南救了你一命，你吃了300多剂汤药啊，小伙子，赵炳南、赵炳南……所以我一直记着，记了一辈子。

记者：小时候生什么病，能简要地介绍一下吗？

陈宝国：这个就不说了。可能小时候几岁喝的药渣子还存着，我是在药汤子里泡大的，这都是我父母跟我讲的。平常有头疼脑热的，会吃点丹膏丸散，吃完就觉得心里踏实好多，这就是我自己的经历。

记者：实际上这就是中医对中国人的贡献，它可能不用你非常昂贵的费用，可能一些很普遍的中医百草、树根儿草叶就能保你平安。

陈宝国：中医这个行业的人我揣摩了一段时间，譬如昨天我们去四个大家族、大师的故居去参观。他们的精神状态，他们跟我们普通人确实是不一样，他们的那种安静、安详，那种“静”和“稳”，跟常人是不太一样的。所以我演这个人物除了要瘦下来一些，我会慢慢地感受他们内心的东西。

我们今天在这里聊天，我找到了一个人物的影子，他已经在我的眼前，不是朦朦胧胧那种，他会闪在我的脑海里，我一定会把我眼睛里的光芒收敛很多来配合这个人物。

记者：这里边儿有很多中国人的哲学，对吧？

陈宝国：看病先看人。我没办法说我不确定的事情，我现在只能告诉你，现在做的所有的工作跟以往任何一部戏都一样。

记者：现在具体在做什么事情？

陈宝国：我现在走外围，我看很多关于中医的纪录片、书。观察老中医这个职业，看这些人聊天，和这些人聊天。这是一个走马观花的过程，全做外围的准备，就像酿一壶酒，药材进去的时候，会把营养成分释放到酒中，大概是这个意思。

我只是做一个演员。我首先考虑的是，一旦呈现给观众，他身上带来的那些魅力，不是帅和酷那么简单。我希望观众会想，生活中要有这样的人出现在我们生活中，该多么惬意，多么放心。我的生命交给了这样一个大夫的时候，是不是有一种幸福感，我希望会诠释这么一个带有社会价值感的、很正面的一个人物形象。当然这个人物也有他的缺点，这是我特别注意的一点。

记者：一定是个很立体的人物形象。

陈宝国：一定。他是一个人，一个凡人俗子，这个人身上一定优缺点共存。我会不吝啬地放大他的缺点，融合起来就是一个圆满的、丰满的人物。在这一点上我还会去做很多工作，我只是想到这些。

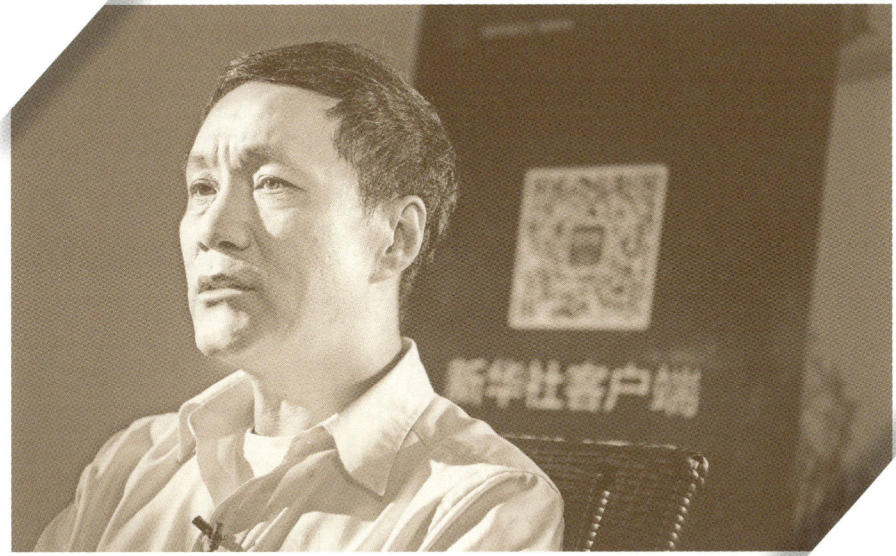

演员冯远征接受新华社记者专访。 孟菁 摄

冯远征：演中医用中医

记者：刚才体验了把脉，您能简单给我们讲一下您的感受吗？

冯远征：我感觉到脉搏的跳动，特别是翻着手指头感受的力度是不一样的。要十分仔细才能感觉到这个跳动，更深的东西体会不出什么，毕竟刚刚接触把脉。

记者：您在扮演吴又可之前，也专门学过把脉吗？

冯远征：也学过，学的都是皮毛。

记者：您在《大明劫》《怪医文三块》中已经扮演过两次中医了。那么您觉得和其他的角色相比，中医好演吗？

冯远征：这个问题让我很难回答。对于我来说首先是一个故事，其次是一个人的命运。比如我在《大明劫》里扮演吴又可，在没有接触《大明劫》这个戏的时候，我并不知道《瘟疫论》是吴又可写的，《瘟疫论》是什么？什么是瘟疫？

吴又可有一个非常有名的配方叫“达原饮”，也是在我演这个角色的时候，才知道是吴又可提出的空气传染、唾液传染这个概念的。飞沫传染，他提出这个观点的时候比欧洲早400年。中医看上去简单，细琢磨很神奇，几味草药就能够消解病痛；通过经络、针灸就可以缓解疼痛。例如我上午拍戏嗓子哑了，针灸可以做到迅速治疗我的嗓子，让嗓子发声，保证演戏有声音了——虽然只是解决了一时。而且更安全，没有什么副作用。

冯远征接受新华社记者专访视频

记者：您平时在生活中，会用中医的方法进行养生或者保健吗？

冯远征：有，我在重庆认识的一个中医，是个“90后”，我老是叫他小老中医。他虽小，但他是个特别“老成”的人，与他的年龄不匹配。到了某个时节他会把一些配好的药材寄到我这里，让我拿这些药泡脚；又过一段时间，又寄过来一包东西让我泡水喝。我很信任他，只要他寄过来我就会用。我作为演员，需要保护嗓子，也会有一些中医的小常识，例如我嗓子上火，我就用菊花、金银花、胖大海、罗汉果加一点冰糖泡水喝，这样可以去火，嗓子就会好起来。

记者：您扮演的吴又可本来是可以成为太医的，但是他后来选择当一名游医。同时在《怪医文三块》里面有一副对联，“但愿人常健，何妨我独贫”，现在《老中医》里又有“医者，仁人也”，从这些方面您能谈谈对中医文化的看法吗？

冯远征：我觉得中医是中华文化的一部分，它之所以能够成为文化，是因为在一个非常完善的科学系统里。我自己认为就像中国人做中国菜一样，在做菜过程中所需要的菜品和佐料一般表述是少许，并没有像西医一样量化。我们去抓中药，比如药一共 50 克，就在这几服药里面抓抓，总计 50 克就可以，外国人看可能会觉得很奇怪，但这就体现了中国文化的包容性，没有那么量化和具体，不一定要分毫不差。这种文化、文明传承到今天，貌似也影响了中国人的性格。中医的药并不像西医那样，头疼时吃片药，头就不疼了。而中药多是调理，慢慢好起来。胃疼为什么要掐虎口？实际上是通过经络的传递来治愈你的病痛。

记者：您之前的两部戏中，尤其是在《怪医文三块》这部剧中，有很多稀奇古怪的手段，那么您是怎么看待这些的？会不会导致对中医的妖魔化？

冯远征：其实我觉得文三块还好。他把他的头发烧了去止血，是在恶作剧，他不是真用这个方法救人，他是为了“整人”而采取了一些方法。包括整治坏人，将坏人绑在树上，抹上蜜让虫子去蜇他，像这种桥段只能说明中医和坏人斗的时候采取了一些措施。文三块不是恶搞，他是一个具有戏剧色彩的人物，他是运用智慧在做一件事情。另外，《大明劫》是非常严谨的，尽管不是一个大投资的电影，但是下了很大的功夫。

记者：近些年，咱们国家拍了很多关于中医题材的电视剧，但是按影响力的话，可能影响力都不如《大长今》，您觉得问题在哪儿？

冯远征：其实我觉得每一部戏，都是有他的受众群的。《大长今》在中国的火爆不是因为它老少皆宜，是因为在那之前我们没有看到那样的韩国电视剧，所以我觉得它的火是因为新鲜，民族性很强，服装、化妆、道具很精细，让我们感受到一种美感。包括我们后面的《舌尖上的中国》拍得都很精细，为什么老少咸宜，都喜欢？它讲的是吃，吃是什么？人的本能。所以大家爱看，拍得很艺术，拍得都让你觉得很馋。

像《老中医》这样的戏，我觉得观众群并不一定就那么广泛，那么宽泛，可能对中老年人有吸引，观众可能想通过这部剧来学点治病良方和偏方。另外还涉及这部戏的拍摄手法、演员的演技，还有故事编排方面，是不是能够吸引更多的、更宽泛的年龄层的观众来看。

记者：您在德国生活过，您说过 20 世纪 90 年代前后，中国人跟德国人的文化观念是格格不入的。那么现在经历了近 30 年，当年的那些隔阂还在吗？您觉得西方人更能接受我们的传统文化还是咱们的当代文化？

冯远征：我觉得都能接受。我的一个德国朋友就在开诊所，他最早是做推拿和按摩，后来做针灸，因为他后来在国内拿了中医博士。他在当地非常好的地段开了一个中医诊所，他的很多病人都是德国人，很多德国人去他那里看病，他的出诊费是很贵的——起码在中国人看来是很贵的，生意非常红火。他把中草药的这些东西从中国引进到德国，当然他得到了德国卫生部门的许可。

那么我自己的感受是，我当年在德国的时候，是简单的文化差异，以及生活习惯上的不一样，但你看现在外国人来到中国生活得很好，有些人甚至不愿意离开，原因是什么？对于他们来说，除了中国人的生活，中国人的包容性，中国人不排外，还有就是中国文化对外国朋友的吸引。有些外国人穿着中式衣服，就觉得自己骨子里是中国人，很有意思。

记者：您觉得如何用文化来扩大中国的影响力，来让更多的人认知和了解中国文化？

冯远征：特别简单，一个是请进来，一个是走出去。请进来让他们也见识一下中国的文化是什么。走出去，例如 2016 年《茶馆》到加拿大，那是因为华人有这个需求。但我们把《茶馆》送到了俄罗斯的圣彼得堡，绝大部分的俄罗斯人看完以后，他们说是超一流、超美的一次表演，他们很少看到这样的表演，他们更能够从中看到中国的文化和中国传统的美，同时也能感受到中国文化的博大精深。

因为我们的景设计得那么美，我们的服装设计得那么美，我们的演出也是那么美，他们能切身感受到中国文化很美。

我爷爷就是中医，在我们老家陕西韩城就是非常有名的中医，治伤寒的。所以我觉得能在《老中医》当中再次扮演中医，可能也是冥冥之中去跟爷爷的一次对话吧。

记者：您给这个人物设立了什么样的形象？

冯远征：其实这个戏的剧本还没有最后完成，还没有看到最后的结果，我希望剧本通过高满堂的描述，通过他的语言——剧中我是演一个从国外学西医回来的，我希望利用服装突出出来，用一些比较怪的风格，从外在看就是一个中西结合的医生。

记者：一般您怎么挑选剧本？

冯远征：我一般挑选打动我的剧本。第一次看的时候一定要非常吸引我，这样我会看第二遍，在第二遍的时候我会看我演什么，再决定是否接这个戏，但是对于高满堂老师的作品，不看我都可以接，因为我相信他写出来的剧本一定是高品质的。

记者：作为一名文艺工作者、表演艺术家，您健康状况如何？

冯远征：中国无论是影视圈还是艺术圈的人很多是处在亚健康的状态，这是没有办法的，例如我睡眠肯定是不够的，我会用西洋参去补气，在水里头泡一圈西洋参，搭配枸杞。每天早上起来泡一小碗，一般都是七八粒，还是有一定的作用。人到了一定年龄，开始注重养生的时候，或多或少都会用中医药来补自己的身体，需要了解自己身体需要什么，食补比药更重要。

记者： 你的家人如果病了，是不是首选中医？

冯远征： 我太太现在如果病了，比如说伤风、呼吸这些问题，绝大部分我是去看中医。前一段她咳嗽，吃了大概 20 多天的中药就好了。

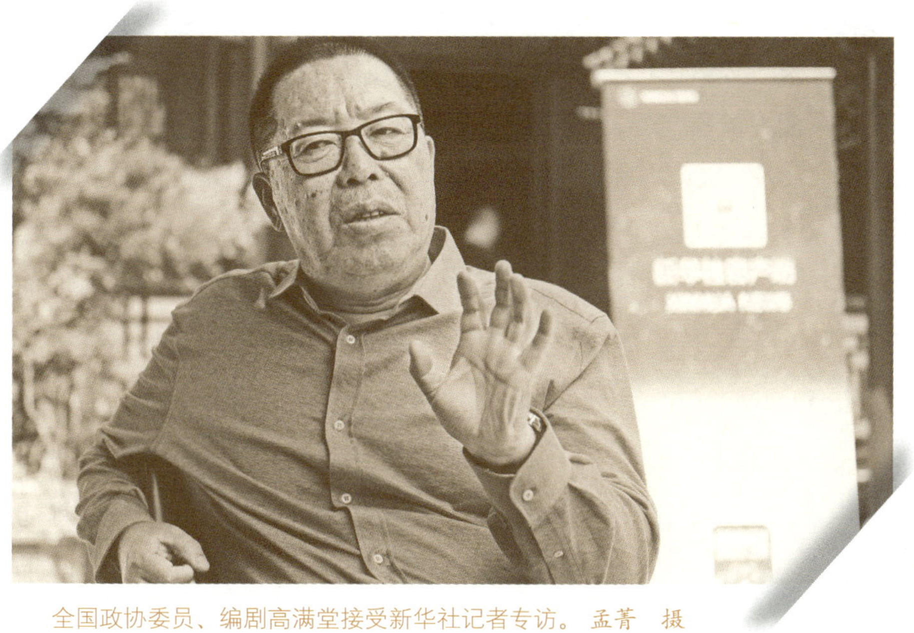

全国政协委员、编剧高满堂接受新华社记者专访。 孟菁 摄

高满堂：读懂中医也就读懂了人生

记者：《老中医》想表达的是什么样的故事？

高满堂：《老中医》是一个中国传统文化的故事，中国传统文化伴随着社会变革和历史演进，一代代流传下来，繁衍到今日。我们即将拍摄的故事——孟河医派、中医中药，都是中华民族文化医学宝库里面的瑰宝。但是非常遗憾，同时也令我非常忧虑，我们的祖先为我们创造了可以造福世界的中医中药文化，却在国内显得特别地寂寞，甚至有轻视中医的现象。

中华民族繁衍生息至今，为什么没人提起过中医中药的贡献在哪里？甚至当今有些理论在贬低中医。这个时候，我觉得需要有人为中医说句话。我想为中医正本清源，任何文化传统能经受岁月的打磨，留存下来，必然包含了巨大的人文力量和文化力量，但是这两种力量现如今没人重视。

讲到这里，我想说目前所面临的一个忧患——关于文化断裂的问题。

高满堂接受新华社记者专访视频

随着社会的发展，科技的进步，网络、自媒体的日新月异，传统文化的传递愈发困难。理想状态是，把这些优秀的中华传统文化传递给我们的下一代，继往开来，但是现实是这种传递已经发生断裂，能不能传递已经不是问题，而是已经发生断裂了。

记者：是什么让您感受到这种“文化断裂”？

高满堂：我无法和“00后”及“90后”进行对话，讲什么都不予理会，他们完全就是“手机状态”。所以我十分忧虑，我有时会想难道我们五千年的优秀传统文化就将要在此终结吗？那么我们会不会将共同进入一个虚拟的文化、共同文化、世界大文化的时代？

但我觉得还不会发生。如果文化统一，那将意味着民族的单一性，无法区别和其他民族的关系，这是件非常可悲的事情。文化特征和文化的符号不加以传承的话，我们会面临“快餐文化”“消费文化”，你要知道“快餐”和“消费”只能让人吃饱，只是暂时忘记饥饿，但并没有营养，这种没有营养的食物让当今正在成长的年轻受众产生了审美“肥胖症”，不加选择地吃，也不考虑对未来会产生什么影响，要知道什么都吃是对身体没有任何益处的。

记者：您能具体说说吗？有例子吗？

高满堂：上个月我在上海看到一个奇观：我在快餐店吃饭，快餐店内有一两百人，都是年轻的孩子。他们一手端着面，一手拿着手机，许多人都在看《三生三世十里桃花》，上百人啊，这是怎样的景观！我相信《三生三世十里桃花》是一部可观赏的剧，但是为什么可以造成这么大的一个文化现象、文化景观，我认为这是一个可以探讨的问题。在我看来，作为一个作家、一个艺术家，对于年轻的受众要把握一个原则——当他们的辨别力和审美都达不到某种程度的时候，我们不能任由其发展，受众喜欢什么就给什么，这不是一个负责任的作家或者艺术家该有的作为。

记者：所以您感到的忧虑，具体指的是什么？

高满堂：不仅是人们对中国的传统文化、传统医学敬畏不够，而是许多人都在排斥。在我的电视剧中，我希望《老中医》可以承担一个责任，就是文化传统的传递，虽然艰难，但是我希望能做到。

记者：高老师您刚刚提到，希望《老中医》这部剧，是在为中医正本清源，那您怎么理解这个“本”和“源”？

高满堂：谈到正本清源这个话题，我认为是中医界面临最迫切的问题。中医自从诞生那天起，从扁鹊、华佗、孙思邈、李时珍，一代一代传下来。有件事必须承认，从中医诞生那天起，就伴随着鱼龙混杂。几千年来，大家之所以在争论中医，道理其实很简单，中医一直伴随着谎言与谬论，交替前进。我为何想让《老中医》正本清源，因为它还和今天的生活有着非常紧密的联系，所以《老中医》这部剧中，所反映的这些景观、景象到今天依然是能看到的。

记者：我们看到您在这部电视剧当中似乎折射了一些江湖故事的元素。为什么选择这些特定的元素在这个电视剧当中？

高满堂：我觉得任何一部电视剧要有现实意义，不管是古装、神剧、年代剧，一定要打开这堵墙，与观众交流。任何一部没有现实意义的剧是有缺失的，所以说在这部剧里我们把所有今天在综艺界发生的故事，和20世纪二三十年代所发生的故事做一个比较，就会发现一个问题：中医很难，难在传承。

记者：您作为金牌编剧，大家都看过您的很多作品，描写过工人、农民等，这一次您把眼光放在中医方面的题材，相信您有很多的感受，也准备了很长的时间，您认为最大的难点在哪里？

高满堂：应该说我坚持一个创作理念：我要去有人的地方，有人的地方才有故事。我要走我自己的一条路，这条路可能会很艰辛，艰辛意味着大量的采访，大量的采访意味着更多有趣的故事。第一，前期准备是个非常漫长的过程，第二是写的故事必须是和别人不一样的，辨识度要高。当前很多电视剧大同小异，听了10个故事，其实基本上是一个故事。没有个性，对此我们也感到非常苦恼。预知化、模式化，或是“软件化”的电视剧充满了我们的荧屏，烦不胜烦。但是如果要做一个有个性的、有辨识度的故事，区别于别人的故事，最大的困难就是视角，不能趋奉，不能跟着别人跑。

记者：您对比较“火”的《人民的名义》怎么看呢？

高满堂：大家觉得《人民的名义》是一个好剧，是一个不错的剧，但是艺术上还是有很多需要探讨的。这种热度是多少年都没有出现过的了，那么我希望这种热度是一种正常的热度。另外，自《人民的名义》后大量的反腐剧开始跟风，如果还是保持着类似这样的创作形态的话，那故事还是差不多的，没有区别。

记者：在之前对您的采访当中您提到过对“老中医”三个字的三种理解——“老派传承、中西融合、医者仁者”，当然您曾表示过，“中医要活得干净，要活得自由，要活得平静”，这句话我们怎么理解？

高满堂：中医是一本人生的大书，无所不含、无所不融，你随意翻几页是不会沉浸进去的，而你看了几本好的中医书后，会发现里面讲的不是旁门左道，不是谎言与谬论，而是一些对人生的态度。

我希望大家觉得中医可学，虽然其中的境界和情怀很少有人能达到。

《老中医》就是写这个——情怀，实际上最后回归的还是人的本质。

记者：您觉得观众看完《老中医》这部电视剧，会有怎样一些改变？主要在心境上会发生什么样的变化？

高满堂：观众看完这部作品以后：其一，是对中医文化的传统更加敬畏、尊敬；其二，大家都会获得一种平静、安静；同时还有心态的改变，因为这些年的电视剧浮躁，我希望有一股清流，让大家都清爽，都沉静。《老中医》注定不是一个爆款剧，但是它可以是影响长远的剧，能留在人们心里的电视剧。

记者：您怎么看待现在中医在社会上的争论？

高满堂：我觉得任何一件事有争论，任何一个事物也是在不断争论中前进，我相信中医的伟大，在这些争论当中会越来越好。

记者：您作为全国政协委员，我记得您在两会当中提过现在国内影视剧的一些乱象：现在的“小鲜肉”、IP 剧为代表的消费式作品，也是作为快餐的形式出现在大家的视野中。

高满堂：“小鲜肉”时常遭到攻击，我在网上看一个网友评论，“饶了这个孩子吧，差不多就行了，他们都是无辜的，他们还要成长”。我觉得说得对，关于“小鲜肉”的话题，我觉得差不多就行了，保持一个正常温度，适可而止。

记者：好像消费品和艺术品这二者，实际上是有矛盾的？

高满堂：对，消费就是便捷，艺术品是丰富的、有营养的，消费品可以边走边吃，艺术品是必须摆在桌子上慢慢品。

记者：《老中医》还没有开拍，您已经走访了一年半的时间，能否把这个经过说一说？您为了筹拍这部中医文化的作品，遇到了哪些艰辛？

高满堂：在市场化的大轮盘里，我这种类型的作家，越来越少。现在讲究四快——快写、快拍、快播、快卖，很多投资方不容你用那么长时间体验生活，去写一部剧。那么可能我是一个特例，我用我的实际行动，用我的作品征服了投资方，投资方认为我下去体验生活是对的，因为这样给他带来了收视率，带来了资本上的一些回报。

记者：您的很多剧都需要很多时间来打磨。

高满堂：我写一部戏时间确实漫长。《温州一家人》是三年、《老农民》是五年、《老中医》目前为止也两年半了。跟很多编剧不太一样，现在很多的编剧在电脑上搜资料，在房间里就可以创作，就能出一个剧本。但是我始终坚持一点，就是去体验生活，我必须是"老鹰抓鸡"，像鹰一样把鸡抓透、吃透。为什么呢？因为电脑的资料跟你是没有感情的，谁都可以看，只有下来采访人，才能有独特的体会，才会写出别人写不出来的故事，这对我来说像挖宝藏一样。有人说跟我出来采访十天，什么都没有得到，那肯定不是有心人。如果是个有心人，处处有生活，有素材，都可以让你想象的翅膀飞起来。我所说的这个创作就是两个翅膀，一个生活的翅膀、一个想象的翅膀，少了哪一个翅膀都不行，前提是两脚必须蹬地才能飞起来，从空中直接起飞是不现实的。

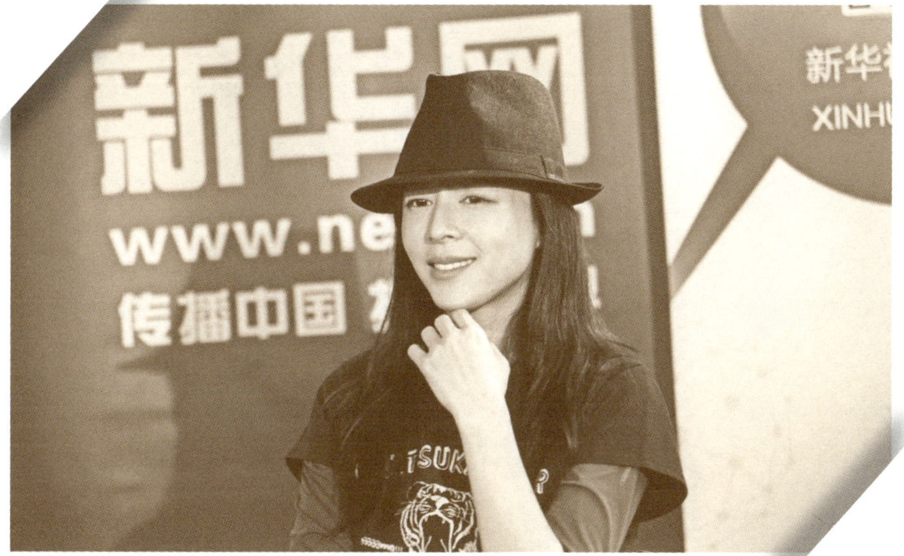

演员张静初接受新华社记者专访。　　　　　　　李骁姗　摄

张静初：我的中医养生方

记者：你是不是第一次接触冰雪运动呢？

张静初：对。

记者：感觉怎么样？学习花样滑冰之后最大的担心和困难是什么？

张静初：因为我是南方人，从小没见过冰场。第一次参加《跨界冰雪王》的时候，看到他们在水立方铺了一片冰场，冲上去好激动地说："真的是冰！"这么大片的冰，我之前真的没有见过。

对于我来说，自己本身就很喜欢运动，又觉得花样滑冰可能是运动里最美的。我没学过跳舞，所以很希望自己能借着这个机会学学冰

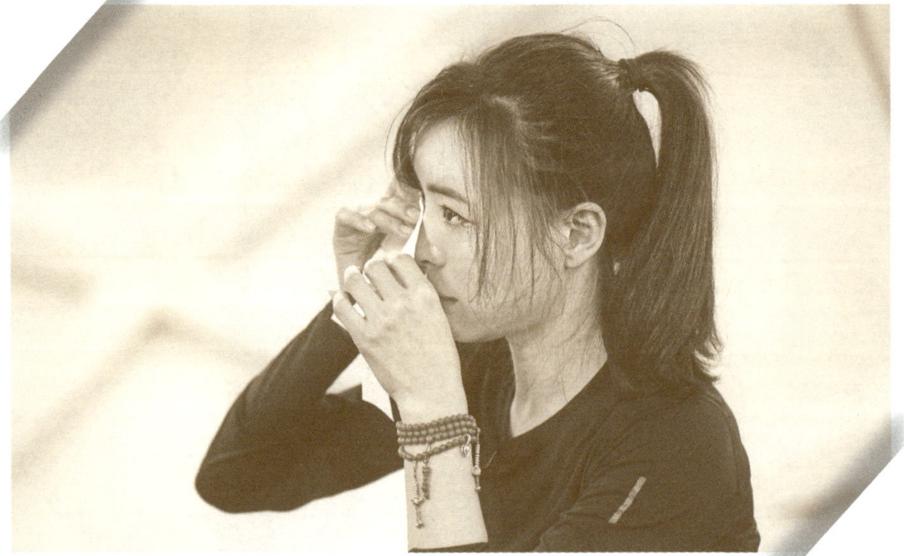

张静初深受挫败，坐地泪奔。

舞，能在冰上起舞。我自己最担心的是体力问题，然后，因为滑冰很多时候会用到膝盖和腿，也会有一点担心如果腿部力量不够或者练习完以后特别酸疼，第二天怎么办。我们前几天练的时候，确实感觉每天上楼都很累，很吃力。

记者：当你完成大量的训练之后，如何缓解疲劳？今天有两位中医大夫给你做了一些推拿的示范，做完以后，你感觉怎么样？

张静初：我觉得老师教的那几个动作挺好的。我们大部分都是初学者，滑冰特别喜欢抬肩，因为两手要打开，老是不太习惯这个动作，所以肩就会特别酸痛。老师教的这个往上的动作，我觉得做完以后，肩胛骨舒服了很多。往下的拉伸动作，做完后感觉也很好。这些动作不管是对于滑冰之前的热身、还是滑冰之后的酸痛缓解和恢复，都还挺有效的。

记者：你以前做过这样的训练吗？

张静初：我有的时候会做瑜伽。还有就是我们来学滑冰的时候，老师也会教一些。比如每天回去之后怎么把腿和肩活动开，会有一些吧。

记者：作为艺人，你的生活常常是没有规律的，你有没有自己特别的养生秘诀？

张静初：谈不上养生秘诀，其实我每天最重要的一顿是早饭，会有很多的蔬菜沙拉，然后吃很多的蛋白质。因为最近我们又要运动，就需要补蛋白质。我吃得比较清淡，觉得只要蛋白质够就好。多喝水也挺重要的，我会每天尽量多喝水。因为在冰场，一个是冷，一个是累，所以我们有时候会感觉要病了，然后大量喝水会好很多，补 VC 也挺有用的。

张静初接受新华社记者专访视频

记者：有没有尝试过喝一些中药熬制的养生汤？

张静初：有，我们家里经常会把芡实和各种豆放在一起熬煮，我觉得还不错。有的时候也会喝黄芪炖鸡汤，听说有补气的功效。因为我是福建人，爱喝汤，像我妈妈给我炖汤时就经常会在汤里放党参等。我不知道是不是心理作用，每次喝完汤好像还挺好，尤其是冬天，觉得很暖，就好像有力气了。

记者：你素颜好看是大家公认的，有什么特别用中医药美容的窍门吗？

张静初：因为女生特别容易寒凉，所以在北京时我都会定期去做针灸。在做完针灸后，也会用艾灸熏一些关键部位，然后会感觉暖很多。我还尝试过中医的拉筋、拔罐、刮痧等。我经常拉筋，并且过一段时间就会去拔一次罐，特别是不穿礼服的时候，还有冬天的时候。

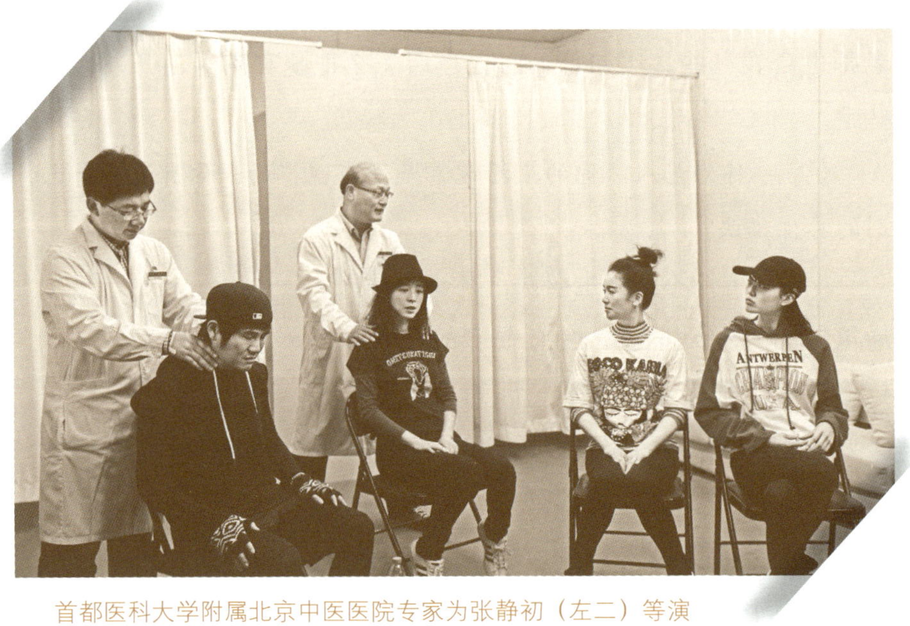

首都医科大学附属北京中医医院专家为张静初（左二）等演员按摩治疗。 彭嘉靖 摄

南方的夏天特别热，经常睡完午觉起来就感觉要中暑了，所以从小我妈妈就会帮我拔鼻梁和脖子上的穴位，一拔就会有紫痧，脑子也清醒很多，挺有用的。

记者：你之前在备战一些大片的时候，有通过中医药来调理身体吗？感觉效果如何？

张静初：我每过一段时间就会找我的中医师开一个疗程的中药。这个疗程有时候是四天，有时候是一个星期。然后开两三个疗程，稍微调理一下。我觉得喝完中药之后特别明显的是睡眠质量会有特别大的改善，因为我一直睡眠不好。调理完以后，晚上能够较早入睡，可能 10 点就感觉困了。喝完药 40 分钟就可以睡觉了，也没有太多副作用。中医最好的就是养生，它没有那么多副作用。

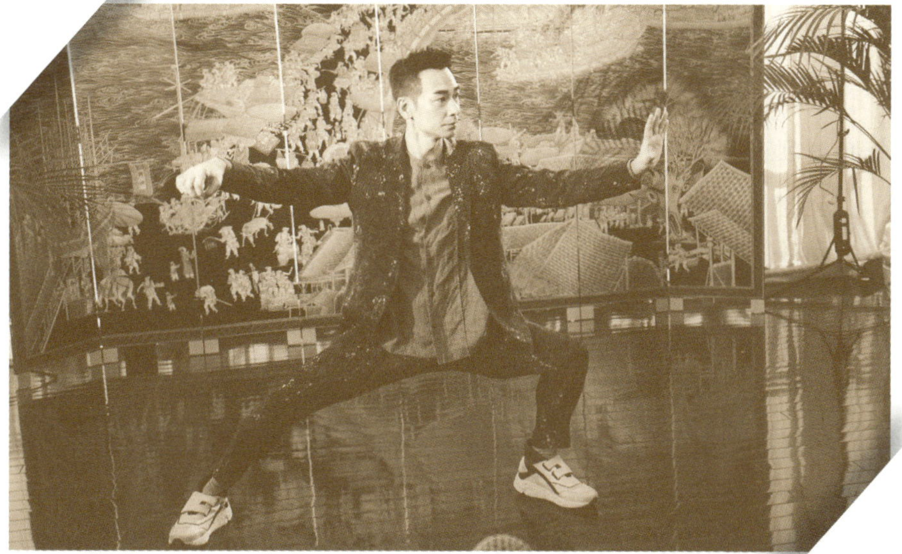

中国健身气功形象大使、演员赵文卓演示太极基本动作。
云赛侠　摄

赵文卓：习武拍戏离不开中医

记者： 最近大家都知道一个消息，就是你现在成了中国健身气功形象大使，为什么会选择做这样一个运动项目的形象大使？

赵文卓： 首先来说，我觉得这是一个机缘，很荣幸能够被评为气功协会的形象大使，自己也觉得肯定能胜任，这和我的出身有关系。

我从 8 岁开始练武术，接触中国传统文化。记得当时上训练课之前，我们有些准备活动，教练教我们练“五禽戏”的几个动作，还练太极拳，先从陈氏太极入手，后来国家规定套路是综合太极拳。这么多年我一直都没有停止训练，相当于有了自己的一套训练方式，每天都会花半个小时来练习一些健身气功的动作，然后再练一些太极拳。

有些套路如果不练的话也会忘记，这是内在的表现，还能配合在外跑步、去健身房或者为了电影做准备等一些工作。

记者：也就是说你从 8 岁起就没有停止过中国传统的健身气功练习。

赵文卓：对，而且我父母也练。我小的时候他们就在练，一直持续到现在。我妈妈甚至可以说在医疗气功上面有所发展，她练了 30 多年，将近 40 年。

记者：你推荐一下，比如说你妈妈练的医疗气功，包括你自己练的健身气功，都有些什么样的益处？给大家分享一下。

赵文卓接受新华社记者专访视频

赵文卓：气功现在分为健身气功和医疗气功。关于健身气功，我小时候就接触“五禽戏”，主要是伸展和养气，调整气息。后来接触了一些“八段锦”的动作，我觉得也特别好，主要属于导引类。所以像“五禽戏”“八段锦”这些都是属于导引类的，也就是以意念去注意动作和呼吸调整，达到心平气和。基本上我是遵照这个概念来的，尤其是到一个好的地方旅游，在山里面练习这么几个动作之后，会感觉气感非常强。

记者：你成为形象大使以后，未来会怎么帮助这个项目，让它成为一种更受欢迎的全民健身项目？

赵文卓：帮助不敢讲，只能说尽一份微薄之力。

因为大家也看到了，这么多年了，我的状态一直保持得还是不错的，自然是因为我有自己的一套训练方式，包括生活方式，我希望能把它带给大家。在做贡献方面，我会去做一些“八段锦”的示范动作，以我的形象来展示，而且会多跟一些专家、领导探讨，如今我们中国传统留下来的好东西该怎么发扬，让更多的人，不只是老人，还有年轻人也从中受益，这个是我未来的工作。

记者： 大家都觉得你特别时尚，而你成了健身气功形象大使，所以大家就觉得健身气功并不完全是老人练的项目了。你觉得健身气功是不是对青少年也是一种非常有帮助的运动？

赵文卓： 是的，会有非常大的帮助。拿我本身来讲，我是一个比较时尚的人，不仅在穿衣方面，还有接触人的方面，我也去国外待过一段时间，受到西方文化很大的冲击。那么在这个时候，尤其是现在的年代，东西方在文化大交融的时候，自己一定要注意，西方好的东西要吸收，但是糟粕的东西还是尽量不要接收，尤其像一些垃圾食品以及一些不好的习惯。比如说西方健身房里那些人有的时候容易练过，其实练过了就伤气了。而我们健身气功讲的就是练完之后达到微微冒汗的状态，喘气也不急，这样可以养生。但是有些健身房的朋友为了加快塑形就会拼命练，还吃一些药物，这样其实特别伤身，尤其伤肝脏。

记者： 健身已经成为越来越多老百姓的生活方式，其中还分为几种类别，有一种就是西方的方式，比如练习力量，以及现在的跑步、踢球、户外骑行、铁人三项等，你觉得健身气功能受到那么多中国人的欢迎是什么原因？

赵文卓： 刚才你说的这些运动我都有接触，因为我还有个身份是演员，演员要有一个很好的状态和形体，所以我也会去跑步，去健身房接触一些其他的东西。但是我觉得健身气功有一点特别好，那就是我们中国文化传统健身气功主要讲阴阳调和，外在与内在融合一体，达到一种境界，一个安静、心平气和的状态。每次练完气功之后我会觉得获得了一些能量，而且可以迅速让自己安静下来。

现在很多朋友工作比较繁忙，在办公室、学校或者其他工作岗位

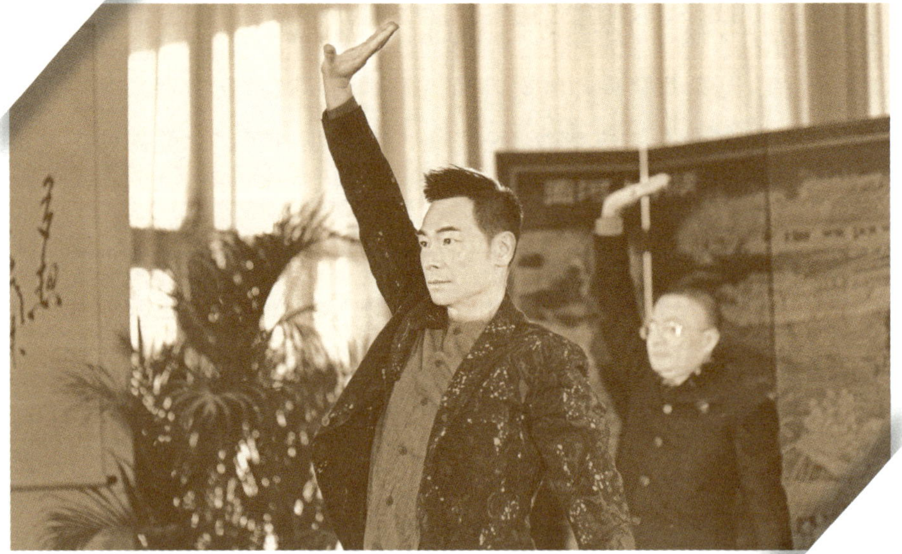

中国健身气功形象大使、演员赵文卓正在演示健身气功动作。
孟菁　摄

上，大家没有那么多时间去练习。但我觉得健身气功刚好就可以利用大家的碎片化时间，每次可能只用花五分钟时间，只练习两个动作，就可以让你达到心平气和，血液能在全身循环得更好，能让你经脉迅速被打通，然后就会有更好的状态投入工作。哪怕只是利用在办公室喝咖啡的时间，去洗手间的时间，五分钟的时间就足够了，这一点我觉得特别好。

因为以前大家的概念里都觉得，一定要有一个整块时间来练习健身气功，或者在早晨和一些人在树林里、公园里一块练，或者是晚上练。但是如今大家工作繁忙，完全可以利用碎片化时间来练习。包括服装问题，不一定要穿规定的服装和规定的鞋子练习，甚至我们穿皮鞋、西装，把西装脱了，只穿里面的白衬衫也是完全可以练的，而且在厨房里、客厅里、书房里都可以练习。

记者：网上有一组特别流行的漫画，写的就是办公室里的人在办公室的不同地方做“八段锦”的八个动作，但你不一定要把八个动作都做完。

赵文卓：我已经听说了，有些公司上班的时候会有一个专门的时间给大家，花几分钟时间统一练习，做完以后大家的状态都不一样了，眼睛看东西也觉得很清楚。

记者：随着中国与西方交流的增多，很多西方健身理念也传入国内，大家就会反思，我们中国传统健身气功，讲的是天人合一，讲的是意念，以及你刚刚说的经脉、血脉、血气相通，这些都是一种抽象的形容。怎么来解读这些概念？

赵文卓：我对天人合一的理解就是它是一种状态，无论你练习导引还是静功，或者其他的功法也好，它最后都要达成一种状态。导引是通过动作来注意你动作和呼吸整体的配合，让你的整个节奏慢下来。当你忘掉脑中的烦恼时，专注于动作的时候，你自然是达到了一种状态，当这种状态影响到大气当中，你在宇宙当中的位置和你本身融合在一起，这是一种非常入静的状态，也就是天人合一的状态。

而静功主要是调息，调息之后是内观，内观自己心里的念头。它所讲的入静的状态就是在上一个念头刚刚过去，下一个念头开始之前，中间那一段时间被延长，那就是入静的状态，其实也是所谓的天人合一的状态。小时候我接触武术、健身气功、太极，我发现它们讲的都是我们中国的传统文化，包括京剧、中医，都讲究阴阳调和。

就拿我们的健身气功来讲，健身气功的所有动作都是平衡的，有左就有右，有前就有后，有上就有下。延伸到太极也是一样的，我们说阴阳，做动作的时候永远都是前后、左右、上下，都是饱满的，这样才能达到阴阳互补。也就是说手心朝上为阳，手心朝下为阴，前手为阳，后手为阴。

所有的健身动作也是这样的，动作标准了，你站定便是一个圆，移动是这个圆在变化，你让自己平衡，它就自然而然地圆了。动作圆了气血就通了，如果动作不圆，是一个 90 度角的话，气血自然是不通的。所以，我们所有的动作都是圆，包括圆裆、圆胯，有的时候要舌顶上颚，打通大小周天，都是讲的圆。首先身体的姿势已经让你给贯通了，当你再达到一定动作时，血液循环的时候，自然而然内在就被调和打通了。

记者：实际上刚才你所陈述的健身气功，不仅是一种功法，还是中国人的一种哲学观念、生活方式？

赵文卓：是的。这对我生活的影响非常大，例如阴阳学说的概念，生活当中我也能通过打拳、练健身气功受益匪浅。也就是说，我为人处世的时候，不会让自己太过，也不会说达不到，而是始终保持一个平衡，也就是中庸。生活当中我会尽量注意这一点，因为我以前练功很容易练伤自己。那时候就会调整自己的心态，反思为什么对自己要求这么高，要放松放松。慢慢就知道，可以控制自己身体了，练到什么时候见好就收，下次再练。

记者：我们认识你是从功夫电影开始的，你觉得你的哪些电影值得再给大家推荐一下？你自己比较满意的电影是哪几部？

赵文卓：自己比较满意的是《黄飞鸿》，这也是大家比较认可的，那个时候大学还没有毕业就开始拍电影，这部电影算是民国的打斗方式，还有黄飞鸿本身那种爱国的情怀。还有《一代宗师》，它影响了一代一代人。

还有《青蛇》里面的法海，也是一个颠覆，因为以前的法海都是老人家来演，这次让一个年轻人来演。

接下来我比较期待的新电影是《荡寇风云》，我在其中饰演戚继光。我是比较喜欢演民族英雄的，而且非常荣幸能出演这个角色。因为戚继光本身是一个文武双全的人物，他留下了很多著名的军事著作，例如《纪效新书》等。当时在明朝的时候他实行了军事改革，这个影响是非常大的。他后来告老还乡之后，培养了一批军队将领出兵。他在世的时候，山东、浙江、江苏、福建、广东等地的倭寇都没有了，戚继光被称为一代战神。

记者：实际上戚继光的作为到现在都还有一些很正面的意义在里面。

赵文卓：是他第一次把民间武术去掉一些花巧的东西，改为军事武术。他的理论是宁可要三个矿工，也不要三个武术家，三个武术家他觉得不抱团，三个矿工组合成一个阵法，长短兵、盾牌组合成的阵法完全是步伐合一的，三个武术家都打不过他们。

因为当时的浪人武术非常高，浪人首先心态很强硬，拿着倭刀，又非常锋利，当时明朝军队一见到他们就跑了，经常单对单是打不过的。所以戚继光就发明了几种阵法——鸳鸯阵、三才阵等用来对付倭寇，最终是三千人打败了两万人，算是当时中国的第一支特种兵，因为他招了三千矿工训练。

记者：刚才说到的这些功夫电影都很好看，对抗也很激烈，但是对演员、主创人员来说受伤是常事，无论是在武术的习练过程当中，还是拍动作片的过程当中，出现这些伤病的时候，你主要靠什么方式来休养调理？

赵文卓：像正骨方面主要是靠中医，我刚开始去香港拍《黄飞鸿》的时候脚断了，都是靠中医来解决的。因为西医只能动手术，一动手术就得等三个月才能出去，正骨若是正好了，几乎过十天就可以继续拍戏。针灸、中药我也都有接触。

记者：对于武术家、做武行的人来说，习练这些武术和他自己的养护系统、康保这方面也是息息相关的。实际上中医在其中扮演的是一个相伴相生的角色，是这样的体会吗？

赵文卓：是的。像前一段时间我吃了三个月的中药，主要是调理身体、排毒养肝，因为那时候我需要降体重，马上要演一个新的角色，要自由搏击、打擂台，对自身的要求非常高。所以那时候我也靠中药降体重，顺便调理一下肝脏，把身体里的垃圾清理一下。西医也有接触，有些外伤就必须得用西医，等于是中西医结合。

记者：你拍电影走了世界很多地方，以你的了解，中国武术给国外带来的印象是怎样的？

赵文卓：首先来说，别人会觉得很神秘，我接触的有些外国人也把中国武术练得不错，像国外有些人练养生气功也练得很好，但是练的人不多。一般来讲，他们接触了我们的中医养生和武术，就会了解一些中国文化，越了解就会越觉得有趣。

昨天我还跟朋友聊过，我朋友在国外开展健身气功工作，他说现在国外很多外国人都练得非常好，甚至有些比中国人练得还好。他们先开发中老年人群，在国外，中老年人一般没有其他更好的健身方式了，健身房、跑步或者一些剧烈运动不适合他们了。这时候，有些人接触了武术，例如太极拳或者养生气功，他们练了后感觉效果特别好，身体也好了，他们的孩子也慢慢开始了解，发现也挺有意思的。于是健身气功推广开了，如今在国外推广得也很不错。

记者：你习练武术和传统气功这么多年，受中国传统文化影响深刻，从中得到了哪些感悟？特别是在哲学、中国人的处世观方面，习武是不是体现了中国的一些哲学思想以及传统观念？

赵文卓：我想讲讲人与自然的和谐。我本身非常喜欢传统的文化，包括我的家庭构造也是，我太太是京剧演员出身，我们在一块非常合得来，尤其是我们对家庭的观念、为人处世的观念。通常我们在朋友圈当中都是比较受欢迎的，一般我们的性格也是外柔内刚。

我觉得这也离不开整个大环境的变化、人与大自然的和谐。现在条件好了，我们可以常去国外旅游，接触一些西方的事物。之前国内的名山大川我们都走了个遍，而且尽量是带孩子去走，让他们从小感受中国文化。现在孩子中国书法也写得很不错了，也会画画，国画、油画他们都在学。

记者：现在教他们练功吗？

赵文卓：练功还没有，儿子现在五岁，希望他以后也走这条路，我正在引导他。在家里我也很喜欢古琴，没事的时候也会弹弹。虽然大家感觉我比较时尚，但我骨子里还是挺传统的。因为我以前演古装戏比较多，现在开始接手一些现代装束的电影和电视剧了，希望大家能够更多地了解我的人生观、世界观。

我觉得我是比较传统的人，从小时候起，家庭就一直非常幸福，家人一直在培养我。包括我上大学的时候，爸爸妈妈期望很高，甚至自己绣枕套给我，上面写着“精益求精、勤学苦练、业精于勤”，每天枕着妈妈绣的枕套我就知道自己该干什么。

所以，我觉得我们家是一个家庭观念非常重的家庭。传承到我身上后，我也是这样的，永远把家庭放在第一位。因为总有人会问我，是把事业放在第一还是家庭放在第一，我说我现在肯定是家庭放第一，我对待老人、孩子、自己的太太都有一份责任。

所谓家和万事兴，我觉得家庭美满幸福之后，再把这种正能量传递给社会，带给大家，这是最重要的。包括练习健身气功也是如此，我们先修身养性，先把自己调理好了，然后你再影响身边的人，把正能量带给大家，这是一种健康的生活方式。

记者：你一直在做让中国文化走出去的工作，为了让更多外国人了解并认同我们的传统文化和价值观，这方面你做过哪些尝试？此外，你还有什么样的想法或者建议想告诉我们，如何让更多的人了解中国的传统文化和价值观？

赵文卓：中国传统文化中，我在国外介绍最多的是武术，包括武术的一些文化。我记得有一次我去法国的一座城市，有部电影在那儿上映。在首映式上我跟观众互动时做了一个动作，行了一个抱拳礼，也顺便讲了一下为什么我要在这儿行抱拳礼。西方有很多人都没有接触过，不明白这是什么意思，我告诉他们这是中国传统文化流传下来的。从武术上说，右手握拳代表着我的能量，英文叫 power，我用左手遮盖住它，表示藏住我的能量，是我对你的尊重。一般武人都是这样的，因为他有一些展示，能量是收着的，但是会让你看到。但是，一般我们做功是能量全部包含着，表示谦虚。

当时我做了这个动作，等到看完电影离场的时候，现场观众有几百人，全是老外，他们都起身对我行了抱拳礼。所以我觉得只要我们走出去，自然而然就会把中国文化带出去。

记者：现在你作为健身气功的形象大使，也是功夫片的巨星，未来会选择在健身气功这方面投资拍摄一部相关题材的电影吗？或者找这样的角色来演？

赵文卓：健身气功的话题要找好剧本，这个点要契合得特别好才可以拍摄电影，希望以后可以贡献一部这样的片子。

第四篇

中医·妙用妙治

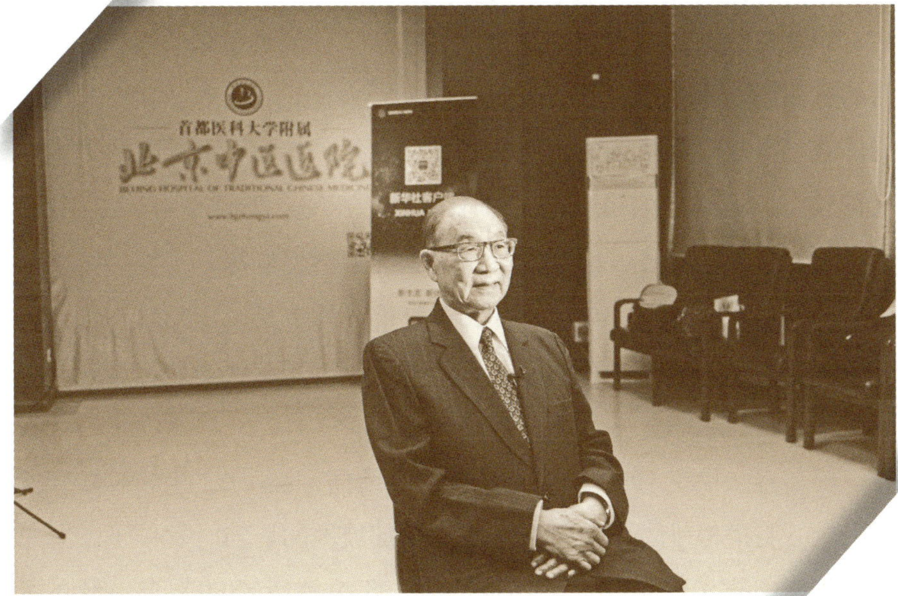

国家级名老中医、首都医科大学附属北京中医医院肿瘤科主任医师郁仁存接受新华社记者 专访。 新华网发 陶欢 摄

郁仁存：中西医结合治疗癌症

记者：郁老，您平时在保健方面，有什么锻炼的项目吗？

郁仁存：我也学过八段锦，可是后来到了中老年的时候，自己还做做操，还是有帮助的。我是没有整套地做，我太极拳做云手，做一两个动作。八段锦里面，我也选择一两个动作，因为我有颈椎病，所以我就选择“两手托天理三焦”“摇头摆尾去心火”这几个做。再加上过去老的广播体操，扩胸运动，掺杂在一起，有时间就活动活动。

记者：您在饮食上，每天会安排特别讲究搭配的食谱吗？

郁仁存：没有。因为我有心脏病，年轻的时候饮食上没有照顾自己，想吃什么吃什么，烟酒都有。到了中年以后，特别是自己犯病以后，我就注意饮食。现在基本上还是随意吃，但是要吃非常软、非常烂的东西，以素为主。

我觉得长寿养生最关键的问题，饮食是一方面，更重要的是人的精神状态、情绪。如果一辈子都很乐观、开朗，那就不容易出问题。再加上饮食习惯，各方面注意一下，就能够活得好吧。

记者：我看您面对疾病的时候保持乐观的态度、乐观的心情，所以即便是生了病，也不会影响自己的心情。有了这样好的情绪，我们看到您的精神状态非常好，非常让人羡慕。

郁仁存：我在 1991 年就有严重的心绞痛，在 1992 年的时候就做了一个心脏搭桥手术。搭桥手术是在新加坡做的，当时发作了，紧急做了手术，搭了两根，冠心病很严重，两根都堵了 80% 多。经过了多少年，到了 2012 年的时候，没有搭过桥的那根血管又堵住了，而且这次堵得特别严重，做心电图、噪音检查，医生告诉我，你堵了 99%，只剩下“一线天”。“一线天”就是说随时都有可能发生心梗，幸亏又做了支架，做了支架到现在也已经 5 年了。

虽然心血管系统硬化很严重，但是我一直坚持吃药。另外，最严重的时候我在 2005 年患了肠癌（大肠癌），当时我身体很好，是偶然有一次从国外回来，常规的验血，检查肝肾功能，结果那次抽血量稍微多一点，我说不浪费它，我就做了一个肿瘤标志物，顺便查一下，结果发现了。肿瘤标志物癌变抗原高，

郁仁存“新华访谈”网络页面

还有一项，血压也高，我说这糟糕了，赶紧进一步检查，因为主要是胃肠道的，结果做一个肠镜，果然在肾结肠那里长了

一个肿瘤，经过复查、确诊以后，做了手术。而且这次手术做得还不是太顺，手术做下来告诉我，有淋巴结转移三分之二，已经穿透了肠子，所以这样诊断的话是三期肠癌，属于偏晚期了。手术后又做化疗，因为手术做的过程当中，可能有肠瘘，又造成腹腔粘连。

后来在肠癌手术后大半年，做化疗后期，又做了一次更大的手术，就是切除肠粘连、肠梗阻了，切除了以后到现在，已经 11 年了。按我自己的经验，原来三期病的肠癌病人，一般都是两年就出问题，很多都转移了，复发了。但是我主要是中西结合治疗，到现在 11 年了，也还凑合活着，现在还不错。

记者：说到中西医结合治疗肿瘤，您是咱们国家最有代表性、最有发言权的专家之一了。我们也准备了一些问题想跟您做一些交流，比如说从中医理论来看，癌症发生的根本原因是什么？治疗癌症的根本原则是什么？癌症带病病人如何带癌生存，如何用中医的理念来诠释这一观念？

郁仁存：这问题问得很大。从现在来讲，癌症的发病率是一年比一年高，我们国家前几年统计的，我看去年十万分之二百七十六了，就是在 10 万人群里头，一年就有 276 人得癌症。中国人口基数那么大，得癌症的人非常多。

但是我研究癌症四五十年了，在癌症的病因方面，从中医角度来讲，古代讲中医的病因，不管什么病是分内因、外因和不内外因。所谓的不内外因，现在来看也是可以归为内因和外因。

现代医学，西医是讲癌症发病的一些因素，百分之七八十都是外因，就是外界的环境因素引起的，内因当然是遗传的。可是我们研究几十年以后，我提出来一个观点：尽管外界那么多自然因素、诱因，但是要使自己得癌的话，一定要有内在条件。所以，从哲学观点来讲也是这样，外因是条件，内因才是决定性的因素。

所以，我就在1981年写第一本《中医肿瘤学》的时候，提出来中医肿瘤发病的内因学说、内虚学说。这个学说主要是什么观点？就是说十万分之几百发病的，生活在同样一个外界环境，人群的生活习惯也都差不多，为什么有的人得癌，有的人不得癌？单纯用外因来解释不好说，大家得癌症的机会是一样的。可是有的人得，有的人不得，所以关键决定因素是内因，而且内因我把它概括成内虚，就是你身体里面虚弱。但是内虚不光是阳虚、阴虚、气虚、血虚，主要是身体失调，包括中医讲究的阴阳气血和脏腑功能。

这些方面如果出现了失调，产生中医的一些体内失衡的话，我们把它称为内虚。而且古代中医文献里面经常提到"邪之所凑，其气必虚"，就是说外邪要凑到你身体里头去，一定是你里头气虚了，就是抵抗力弱了；外面的邪气是一个病的条件。中医古书上也讲了外之邪，身体里面没有虚的话，不能独伤人。

所以，根据古代的这些观点，再加上我们临床实践，以及这几十年的体会我就提出来肿瘤的发病，从中医的观点来讲内因为主，以内虚为主，外因是条件，决定性的还是你自己内部的失调跟内虚。

为什么我提出这个观点？在我行医几十年的体会当中，中医还能指导我们的预防和治疗。你讲肿瘤的预防，你说外界条件要改善，空气污染、自然因素的避免、饮食习惯，各方面都是外因的自然因素条件。但是光是着眼于这个外部条件治理，不着眼于内部，还是不行的，因为有内虚的基础才能接受这些外因的条件。所以预防方面，中医提出来要治未病，要治没有得的病。没有得的病，从哪儿着手？除了外因外，就从内部。内部里头最重要的一个是情绪，中医讲内伤七情，七情太过、不及，都会造成身体里的气血失调。所以七情一定要调理好。第二，看你身体哪方面失调了，亚健康状态的失调调整好了，身体抵抗力强了，不容易受外邪、外因方面的影响，所以预防方面应该着重在这方面。当然身体里面有一些亚健康状态或者癌前病变，要提前治疗，这都是预防的概念。

第二是治疗方面，从内虚的观念看，不能完全把外邪去掉。这是病因方面，我主要介绍这一点我的看法。

记者：癌症病人带癌生存，如何用中医来诠释这种状态？

郁仁存：中医治疗是一个全面的治疗，刚才您提到了中医对癌症的治疗方法。在作为癌症来讲，我是主张中西医结合治疗的。西医有西医的优点，我们研究几十年中医，也发现中医在癌症综合治疗过程当中的优点。

怎么来提这个看法？我们讲，得了病以后不要怕，现在中西医结合治疗，能够比过去的效果都好。怎么中西医结合治疗？我提出来有四大原则。这四大原则是什么？

第一，辨病跟辨证相结合。所谓辨病，西医诊断很明确，你是什么病，比如说肺癌，什么细胞的肺癌？是腺癌、鳞癌，还是小细胞肺癌；另外部位也非常清楚，是在肺上叶、中叶还是下叶；另外，病例取出来化验以后，发现这个癌细胞的恶性程度是大是小，是未分化的、中分化、高分化还是低分化，这是辨病诊断。

中医就是一个辨证。光是这样还不行，病人本身的体质跟反映出来的症候是不一样的。我举一个例子，比如说肺癌。肺癌诊断出来细胞是一个鳞癌，但是诊断鳞癌之后，我们在临床上碰到的肺癌病人，有的是气阴两虚型，干嗽没痰，有一些气虚阴虚。另外痰湿型的，就是咳痰很多，黏痰也很多。所以，这种情况在临床上同样是一个肺癌，表现不一样，在中医治疗上就不一样，中医辨证施治就不一样。

所以我们在临床上同样要辨证治疗跟辨病治疗相结合，这是一个。辨病治疗西医就要用放疗手术、化疗这些，中医用中药来治疗，辨证跟辨病相结合。

第二，扶正跟祛邪相结合。现代医学的治疗，不管是手术也好、放疗也好、化疗也好，都是针对癌细胞去的，要把癌细胞杀灭或者把它清除，这叫祛邪。中医是从全身治疗的，全身哪个地方失调了，它来调理。所以，这样的话我们把扶正祛邪相结合，扶正治疗跟祛邪治疗，正好中西医分工合作。

第三，局部跟整体相结合。局部手术也好、放疗也好、化疗也好，针对癌细胞的，严重来讲都是局部治疗。但是整体要靠中医全身来治理、来扶正。所以我们要把局部跟整体治疗相结合。

第四，短期治疗与中医全程治疗相结合。不管手术也好、化疗也好、放疗也好，都是一个阶段的，都有疗程的，疗程完了以后，延续的治疗要相结合。所以我们讲短期治疗跟中医全程维持治疗和调试治疗相结合。

中西医结合根据这四个原则来进行的话，一定是能够提高效率。

记者：*那么中西医结合治疗癌症的路径和方法，您认为都有什么？与单纯的中医或者单纯的西医治疗相比，中医有什么优势？*

郁仁存：您问到实处了。我们在中西医结合治疗过程当中，中医跟西医怎么结合，我们是有机结合而不是拼盘，中医加西医、西医加中药就是中西医结合，不是这样的。我们的方法，第一，中医与手术相结合。做手术的话，中医怎么配合？

手术跟中医相结合。我们多年来跟西医院配合，给做完手术的病人用中医治疗，中医治疗在手术前后都可以用。它的目的是什么？就是让手术能够更容易成功，而且让术后康复更快。术后康复更快，用中医的扶正调理是很好的，而且能够把术后的身体状态调整到为化疗、放疗做准备的状况。

举个例子，很多手术特别是消化道手术以后，脏器排便不行，中医讲腹胀气滞了，那个时候加上中药调理，行气消胀的话，效果非常好。更严重的，有人术后胃瘫（注：是指腹部手术后继发的非机械性梗阻因素引起的以胃排空障碍为主要征象的胃动力紊乱综合征），用中药也有比较好的疗效。所以，我觉得中医跟手术相结合，是一个非常重要的方面。

第二，中医跟放射治疗相结合。因为有一部分病人需要做放疗，放疗效果好。我举个例子，比如鼻咽癌，这个部位做手术不太好做，所以一般有效的就是用放射治疗。但是放射治疗有很多副作用，我们在长期临床研究观察当中发现，我把放射线看成热邪，能够伤阴、伤气，所以一般放疗以后，口干舌燥、气虚、疲乏，这些情况都有。这些情况中医辨证气阴两虚，既然气阴两虚，那么我以气养阴来配合放疗，再加上在研究过程当中放疗的时候，如果癌灶局部血晕好、氧气空间足的话，放疗效果更好。这时候我们加上一些中药的活血药。所以以气养阴活血是配合放疗的一个主要法则。它能达到什么效果？第一，减少放疗的毒性。第二，增强放疗的效果。在增强放疗效果方面是非常明显的，我们做过很多研究，单纯的放疗跟放疗加中药效果很不同，放疗加中药病灶的消失时间、消失率都会提高，而且毒性小。所以总的来说是减毒跟增效。

第三，中医要跟化疗相结合。化疗是治疗肿瘤的现代医学中用得最多、最常见的方法。化疗药物很多，但是化疗也有一个特点，常常造成身体的损害。因为正邪不分，除了癌细胞以外，它还伤害你正常的器官，对人体系统的功能造成损害。所以早期我们针对化疗给人体带来什么样的损失做研究，发现化疗后，气血都受到影响。

所以，我们在早期配合化疗的时候白血球下降、血小板下降、贫血，搞了一个生血汤，生血汤就是用中医来扶正补气养血健脾补肾，效果很好。研究统计看来，化疗的时候如果配合中药，可以起三方面的作用：第一，提高人体的免疫力。第二，减少化疗给身体带来的副作用。第三，经过研究发现，中药还能够增加化疗效果。所以，简单归纳起来，化疗的时候配合中药可以减毒增效。

最近针对癌症又出来很多生物治疗，生物治疗和靶向治疗都是新的治疗方式。这些治疗也有副作用，比如靶向治疗，很多患者出皮疹，外加腹泻。如果中医配合介入的话，可以明显减少这些副作用。

所以，通过这些途径，中医都能跟它配合起来，这样就比较好。

另外我还要特别提醒，过去都是西医治疗很晚期的病人来找中医，或者是我刚才讲的这些，中医要结合进整个癌症治疗，都有好的作用，疗效也好。这样的话我就提出一个观点、一个主张：中医药在癌症综合治疗当中，要全程参与。从你诊断出这个病以后，就开始考虑用中西医结合的办法来进行治疗，这样效果可能更好。

记者：在采访中，有些医生对中医治疗肿瘤、癌症，好像不是特别认同。可是您在新加坡治疗淋巴癌三期的那个病人，就特别地成功。

郁仁存：我这是有几十年的经验了。我刚才讲到中医配合化疗特别有效，我举个例子。1998 年，我突然接到新加坡中华总商会的邀请，去给一个病人会诊。这个病人当时是新加坡中华总商会的会长，得了恶性淋巴瘤，已经是三期了。他用美国最新的一个化疗方案，这个化疗很厉害，打了第二个周期以后，白血球就降到了每毫升 800，正常是 4000—6000，800 也有可能一部分自然恢复，可是他过了两个月，白血球还上不去。他们着急了，就到中国来请大夫。当时新加坡有一个知名的人士陈共存（注：新加坡中华总商会会长和名誉会长）先生，他是陈嘉庚（注：1874—1961，祖籍福建，著名爱国华侨领袖、企业家、教育家、慈善家）的侄子，他相信中医，通过有关部门来把我请去。请去以后我一看要通过辨证，因为我们说，化疗的时候白血球低、血小板低怎么提高？除了用我们健脾补肾大法之外，还要根据每个病人不同的情况。

我去看他，那时候他除了气血虚以外，还有一个湿疹，湿疹我辨证是三连汤疹，就是要祛湿。我去了以后马上给他看，开方子，吃了5服中药，白血球就从800涨到了3000多，一个礼拜之后恢复到5400。当时这个治疗效果轰动了新加坡，中医怎么这么神？那个时候还没有发明打白血球的针，眼看着上不来，化疗做不了。结果我去了以后上来了，上来了以后，在中药的保护下，顺利把化疗做完，淋巴瘤完全缓解了。

所以，这是一个很成功的病例。有的病人做了几十次化疗配合中药，能够保住免疫系统，保护造血系统，能够使得副作用尽量减少，这种病例很多。放疗也是，放射治疗也同样是这样，一边放疗，一边用中药，能够明显减轻放化疗的副作用。

记者：您是自己给自己号脉吗？

郁仁存：也不用号，我就根据症状，另外根据自己的病情，还有参考化验结果来配合。这样的话，化疗的毒副作用我坚持下来做，没有看到白血球下降。但是我手术没做太好，肠粘连，结果肠梗阻多次发作，最后不得不在肠癌手术以后半年多的时候又做第二次手术，就是肠梗阻的肠粘连手术，这次手术比第一次手术还大，时间还长，很复杂。给我做手术的同仁医院的主任，请协和医院主任来会诊，一起做，说很少看到粘连这么厉害的腹腔情况。做了以后，我年年还有肠梗阻，所以吃饭用餐都很小心。

记者：要吃很软的食物才行？

郁仁存：很软，而且我要嚼，不管什么食物要嚼得非常烂，有的觉得不合适的我就吐渣。我虽然什么都吃，但是吃了以后吐渣很多。

记者：哪些癌症的防治取得的效果比较明显？您刚才结合您治疗过的一些案例讲了，有哪些癌症用中西医结合治疗的方案特别有效？

还是说所有的癌症都适用？

郁仁存：中西医结合治疗适合于所有的癌症，但是说哪一种效果好，还是跟病人、病种有关系。有些好治的，效果就比较好，活的时间也长，有一些难治的，治疗起来比较困难。另外跟早中晚有很大的作用，胃癌也好，乳腺癌也好，要早期发现、早期治疗，根治率都能达到百分之八九十。

有的时候晚期的，如三期的，我举个例子，在 20 世纪 70 年代的时候我们全国协作研究中医药治疗胃癌跟化疗配合，胃癌手术以后，要选择第三期的胃癌，有淋巴结转移的，手术以后做化疗的时候加中药，跟另外一组单纯化疗的做比较。单纯的化疗三期五年的生存率，一般都是 12%；如果用中西医结合治疗，三期的用化疗加中药结合起来，五年生存率可以升到 45%，这就很明显了。

记者：早在 1982 年的时候您就提出来用以毒攻毒的办法治疗恶性肿瘤，这些年在临床与实验研究当中，这方面有什么进展？

郁仁存：以毒攻毒是我在 1982 年《中医肿瘤学》里提出来的，几大治法里面有一个法则就是以毒攻毒，其他的法则更重要，像扶正、活血化瘀、软坚散结、除湿祛痰，这都是治疗肿瘤的大法，其中有一个是以毒攻毒。

我提出“以毒攻毒”，是根据古书上类似肿瘤这个病，有好多都是用毒药，毒药包括什么？包括金属类的，也包括草药、矿石类的。但是我们研究发现一个问题，我曾经在《北京中医》杂志上发表过一篇文章，就是以毒攻毒致癌的体会，就是说有很多的用有毒的肿瘤来治疗癌症，有效剂量常常与中毒剂量接近，所以稍不小心就可能会导致中毒。

另外，我们在研究过程当中也发现，有很多有毒的东西对身体的肾功能、肝功能都可能造成损害，所以受到限制。我就觉得中医里头以毒攻毒的治疗方法是只可暂时使用、不可常用。第二，以毒攻毒适可而止。第三，现在因为中西医结合的观点，攻毒完之后不能用化疗、放疗，那样作用就更强、更厉害了。所以，就避免用中医的以毒攻毒。

但是要发掘中医优秀的经验，像过去讲用砒霜治疗肿瘤，在古代多半都是外用治疗皮肤癌什么的。现在咱们哈尔滨医科大学有的专家就用砒霜研制成一个注射液，来治疗白血病，同样获得很好的效果。所以毒药有一定的作用，国外化疗药严格来讲都是毒药，都有毒副作用。所以，不要轻易推广以毒攻毒这个法则。

记者：度要把握好。

郁仁存：对，度要把握好，过量就中毒，有效剂量跟中毒剂量非常接近。另外，我们在 20 世纪 60、70 年代的时候，所谓家庭祖传的

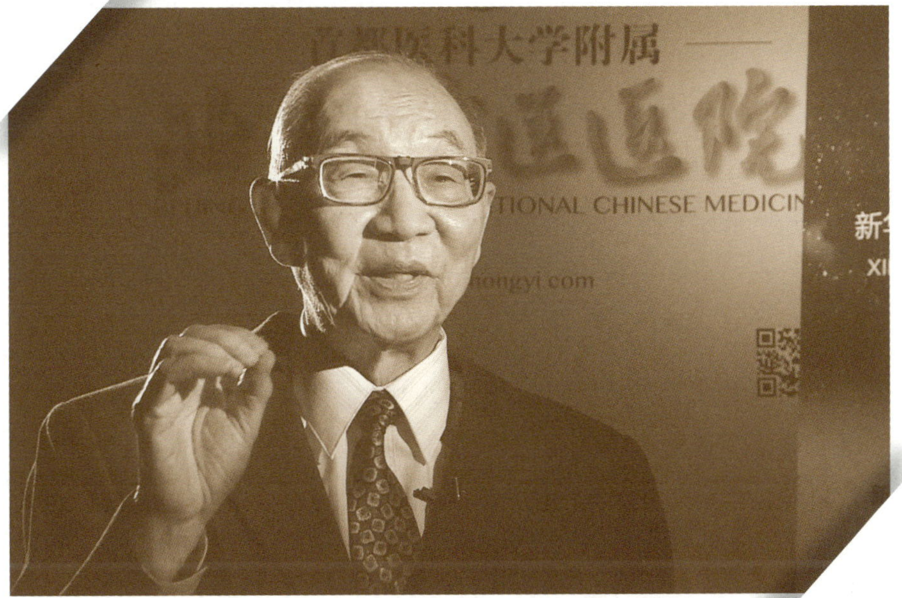

国家级名老中医、首都医科大学附属北京中医医院肿瘤科主任医师郁仁存接受新华社记者 专访。 孟菁 摄

秘方，有的人当时让我们来做实验，我看有一些矿物质的药也是毒药，动物实验结果证明，那个药对动物的肝脏、肾脏都有损伤。

所以，我们说在中医治疗癌症当中，我还是不太主张以毒攻毒为主的方法，而是发挥中医的优势，调理、扶正，扶正也可以祛邪。

记者： 您有没有看过一些影视剧演过以毒攻毒来治疗疑难杂症？比如在《琅琊榜》里面，说男主角中了一种毒，用的是西域的毒虫治疗。这样的方法，您觉得我们中医确实有这样的历史，还是到目前为止失传了？

郁仁存： 因为中国这几千年来在与疾病作斗争的过程当中，古代医学家是用过很多很多的方法去治疗疾病的。其中有一些方法发现，好像有些有毒的东西来治疗某些病有一些效果，在古书上有很多的记载。但是，发展到 21 世纪的时候，以毒攻毒手段就需要具体来评价了。

所以，现在我是这样的观点：说实在的，西医现在很多治疗方法都是以毒攻毒。现在你说有那样一些手段，而且非常精确，理化程度都非常清楚。我们现在再去盲目地用一些以毒攻毒的毒药，不光是矿物也好、砒霜也好、牛黄也好，这些都没有太大的必要。所以我也不说中医治肿瘤不要轻视，但是有一派喜欢用，用的剂量还不小，我觉得它不是中医的优势所在，中医的优势还在于它全身调理整体治疗的作用。

另外，您刚才提到的带癌生存的问题。现在确实发现中医在这方面拥有突出的优势，因为我们讲治疗癌症病人，有很多早期是能够根治的，切掉也好，把癌细胞去掉。但是有一些病人一到中晚期，这些手段根本消除不了身体里头的癌症。

中医从全身调理，有时候能够达到这样的治疗目的。现在中西医结合治疗，中药配合化疗，治疗一些肺癌、胃癌、肝癌。中西医结合组往往五年生存率比西医治疗的生存率高。为什么？就是因为发挥了这个优势。虽然病人已经是晚期，但是中医调理以后他带癌生存，还能够多活一段时间。

当然，我们也说有个别的病例，吃中药以后带癌生存得很好。我举一个例子，曾经在一二十年以前，河北省有一个厅长级的病人，他得的是胃的贲门癌，做手术开刀进去，切不完，切不掉，就把它关起来，没有做手术。术后本该做一点化疗、放疗，但这个老先生年纪大了一点，他就不想做，但是他体格很好，体质很好。于是他来找中医，既然不愿意接受（手术），也不能勉强，就给他吃中药。结果吃了中药以后，精神、体力都很好，而且还可以上班，活了好多年，每年检查，癌症还在，病情稳定，还是带癌，但指标稳定。后来随访有七八年，还好。我觉得这是一个带癌生存的生动例子。但是我们不主张这样，要是能够不带癌更好。当然现在大部分的肿瘤病人在诊断的时候已经是中晚期了，中晚期以后，要用现在的治疗手段不能够完全切除，所以很多病人都复发了或者转移了。转移了以后，病人要怎么治疗？怎么能够带癌长期存活？这个就是我又提出的一个观点，叫平衡学说。

所谓平衡学说，就是你治疗癌症病人着眼点是他体内气血阴阳脏腑功能都达到一个相对稳定平衡的状态，但不是绝对。因为在很多的情况之下，做治疗可能会加重他的失衡、不平衡。我曾经到外地会诊过一个病人，西医请我去会诊，这个病人已经是很晚期了，西医讲癌症晚期，贫血很严重。会诊以后，西医年轻大夫说，您看看能不能用什么抗癌治疗来控制患者的病情，我说这个时候你谈不到抗癌，现在治疗的原则要留人，要保住这个人，才能治他的病。

所以，这个就是说用中医来扶正，来改善他的状况。这个癌症病人，哪怕是晚期，如果你能够经过中医调理以后精神好、食欲也可以，睡觉也好，生活质量比较好，另外长期生存。长期生存需要病人跟医生好好配合，特别是在心理、情绪方面，这是非常重要的。他本身就要觉得我能够好，我能够通过中西医结合，通过合作控制，把病控制得很好。他也认为，有癌症就有癌症吧，我带着它也照样过，有这样的心情，往往能够比较长时间存活。

记者：我们从1982年的以毒攻毒，讲到2013年的数据分析，癌症目前已经成为国人疾病死亡的主要原因了。那在您看来中西医结合治疗癌症，现在有没有得到我们国家足够的重视？

郁仁存：我觉得国家对癌症还是比较重视的。因为最早的时候，当时发现癌症比较多。所以，当时周恩来总理就很关心，他提出来怎么想办法要防治癌症。所以，我们1968年在天津召开全国肿瘤防治工作会议，那时候我作为北京市的三个代表之一，去参加这个大会。

记者：代表都是中医吗？

郁仁存：不是，是所有卫生界的。北京市有三个代表。在那个会上中央就提出来各省市要成立肿瘤防治办公室，有条件的医院就要成立肿瘤科。所以，在1968年的时候回到北京来，我们三个人跟市卫生局着手筹建北京市的肿瘤防治办公室，开展肿瘤防治工作。而且我们三个人回自己的医院成立肿瘤科，把肿瘤科从内科肿瘤组分出来，单独成立肿瘤科。这说明国家非常重视。

从那个时候起成立肿瘤防治办公室，各个省市都有。但是肿瘤确实是一个难题，是一个疑难杂症。所以，做了很长时间的防治工作后，我们提出还是要“三早”：早期发现、早期诊断、早期治疗，这样效果最好。当然更要重视肿瘤的预防，我前面谈到的就是肿瘤预防，要从外因、内因着手来治疗，来解决这个问题。

现在来讲，国家还是重视，每10年都有癌症的防治规划，但是实践起来不是那么容易。比如说现在肺癌的发病率很高，国外学者也好、国内学者也好，预计中国肺癌的发病率会持续不断提高。为什么？吸烟的人太多了。比如说提出戒烟，贯彻得不是太好，像现在好多人在公共场所还吸烟。这一点要做宣传，一定要减少发病率，所以这不是我们医院或者防治部门本身的事情，是一个社会问题。另外，肝炎厉害的人就可能肝硬化，肝硬化很容易变成肝癌。这三部曲如果在肝炎防治上做得好，这个病就少了。

所以，从国家要求上，都很重视。最近不是都有癌症宣传周吗？也是为了向大家普及癌症知识，让大家注意防癌。所以，重视是很重视的，但是牵扯到的问题，很多是属于社会层面的。比如说环境污染，是社会问题。

再一个从防治方面来讲，国家虽然重视，但是投入应该还是不够的，你得花精力动员很多事情。所以也希望今后还是能够重视这方面的防治工作，加强对防治的引导。

记者：目前您觉得在肿瘤防治的药物和手段上，我们还有哪些需要提高的地方？比如说可能西医的手段我们现在用得已经非常充分了，因为这么多年的发展，西医的技术水平不断提高，设备也越来越先进；但是中西医结合防治，其实还是我们中国特有的。那么在这方面您觉得在药物的使用、技术手段上，有哪些可以提高的空间？

郁仁存：中西医结合是我们中国治疗癌症的一个特色，中国经过这几十年的研究探讨，发现了中西医结合治疗做得比较好，完全能够比现代医学和单纯中医效果都好，而且远期的效果也好，所以值得重视。

但是遗憾的是什么？遗憾的是现在很多西医不了解中医。因为他也没学，也没懂。所以往往他在治疗的时候，会告诉病人，你别去吃中药。做化疗的时候不让吃中药、做放疗的时候不让吃中药，这我可以理解，一个是他不了解中医，不了解中西医结合的进展。

我觉得西医也要了解中医，要了解真正的中西医结合。为什么这样讲？有很多很有名的西医专家，在长期接触中医以后，不反对中医，不反对真正的中西医结合。当然你随便找一个医生，西医用化疗、放疗，中医你刚才讲的以毒攻毒，两方面都攻，就糟糕了。过去我们也碰到过这样的例子，治得好好的，结果就换了中医，你是癌症我就治癌，就以毒攻毒，一下子把他攻垮了。所以这个问题我觉得是值得重视的。

第二个问题是，过去有好多中医，本身不是肿瘤专科的，中医对现代医学肿瘤也不太了解，这样导致治疗根本就不得法。所以我提出来中西医结合治疗，一定要找专科的中医，就是说他具有肿瘤专科的知识，而且有一定的经验，这样才能真正做到中西医结合。而不是说在西医这里看，随便找一个中医—我叫它“拼盘”，拼盘不是中西医结合。

我从业几十年，是攻中西医结合的，我是国内第一批西医学习中医的毕业生。所以我觉得，我们西医学了中医以后，对所谓中国传统医学宝库，真是有所体会。我觉得要尽量有一些对中医感兴趣的西医，走中西医结合的道路，应该学一些中医、掌握一些中医知识。这样的话我觉得是比较好的。

再一个，我倒不赞成现在很多西医，你说他不懂中医，可是他做放疗、化疗的时候，照样给人家开中成药，也不辨证。我觉得这就不好，你既然不是中医，这样给人家治干什么？所以，中西医结合是我们国家医学发展的道路。最近中央特别提出来中西医并重，这非常好，对于中国文化的瑰宝，怎么继承发展，中央非常重视，我们说中医界的春天来了，为什么？因为中央非常重视。

我觉得在这种形势下，特别是在癌症治疗上，我们应该把中西医结合推广。如果我们在这方面进行治疗，中西医结合的治疗效果好，将来世界上都得承认，世界都得向我们学习。现在国外的一些病人，为什么到中国来找中医？要认真地把我们的宝贵文化遗产用好。有些中医医生，他说他能治癌，而自己又不懂肿瘤，都是现在医学的一套，这样的话反倒伤害了中医，败坏了中医的声誉。所以我觉得这一点非常重要。

所以我强调，得了肿瘤不要怕。肿瘤三分之一是可以预防的，三分之一是可以治好的，三分之一是可以改善的。所以不用怕，这是第一。第二，得了肿瘤一定要中西医综合治疗。第三,一定要找有经验的专科医生。这是我的体会。

记者：我觉得您这方面的探索实践特别多，您现在有没有带自己的学生，把自己的这一套经验理论传授下去？

郁仁存：现在从国家卫生部门到各个层次的中医机构，非常重视中医学术传承的问题。老大夫有经验、有学术，疗效又好，可是年纪大了，不可能长期带。所以现在国家非常强调要抢救这些名老中医的学术经验、学术思想。所以，国家中医药管理局有关人事部门已经开展了叫做全国名老中医的学术思想和经验传承指导的项目，我就连任三届指导老师，我这些徒弟本身已经都是副主任医师、主任医师，有的是博士，有的是硕士学了三年跟我临床，体会我的学术思想、经验、思维方法，这很好，他们有一些心得，用这些心得体会继续来做研究，做出来的论文都非常好。

所以，我觉得国家现在非常重视这方面。像我目前带了三届学生，一届两批，一批两位，共带了 6 位，另外还有研究生。我心里想，我的一些经验，我的点滴体会，他们可能能够继承下来。而且我最近还出了一本书。

记者：什么样的书？

郁仁存：《郁仁存：临床带教实录》。就是我带的这些徒弟，他们的心得体会写出来的文章，而且每篇文章都有按语。这是 2016 年院庆（注：北京中医医院建院 60 周年）的时候，科学出版社出版的。

另外一个，今年（2017 年）4 月份，我的第三批学生，实际上是我们科里的正主任医师，他本身就带研究生，跟他一批的两位徒弟又给我出了一本书，把我在临床上用药的经验总结出来，写成了一本《郁仁存常用抗肿瘤药对》(科学出版社,2017 年 4 月)，一对一对的药，把药物进行分析，也出了一本书。所以这都是继承的好形式，也是好的方法。非常高兴处在这个时代，国家重视中医药，重视传承，所以还是做了不少这方面的工作。现在我们医院里面成立了国家中医药管理局郁仁存工作室，北京市是工作站，专门来负责这块工作。

记者：现在您的药方，有没有可能制成中成药推广？因为您之前给带癌生存的患者，都是开汤药，患者自己去熬制。能不能够制成中成药，让更多人受益？

郁仁存：还是要以汤药为主。中医的特点是辨证施治，根据治疗原则、治疗方法开中药方。有的病人家属说，汤药太多了，能不能把你的药做成小丸药来吃，不是更方便了吗？我说效果不好。因为你要做成水蜜丸，要加很多的蜜，而且研成末后，我开一个礼拜的药，你可能就得吃一个月，那效果就很差。我还是主张要吃汤药，这是第一个方面。

第二个方面，要坚持吃药，吃多长时间？我们中医治疗癌症不是像治感冒一样，吃三五天、一个礼拜就好了，这是要长期吃，甚至整个西医治疗完了之后，还要长时间地吃中药来维持治疗。刚才讲的带癌生存也好、减少痛苦也好，这样的话能够长时间存活。所以，我主张一般要吃几年。西医讲究五年生存率，五年生存率能够坚持下来，可能有好处。另外，在几十年的行医过程当中，我感觉到有些时候，要找到有共性的东西。所以，我根据这几十年的经验制成一个小方，它照顾到了气、血、肝、脾、肾。这个药做了实验研究，能提高免疫力，提高抵抗力，正好符合我内虚的学说，不管预防也好，治疗也好，都要扶正，所以把

这个方子做成扶正方。这个方子已经获得国家专利，而且已经转化成药了。国家食品药品监督管理总局是批了作为“健”字号的，不是药品，是保健品，现在用得很好，吃了以后明显抵抗力增强，生活质量非常好。

记者：这个药叫什么名字？

郁仁存：明乐胶囊。我取这个名字的意思，就是让病人也好、老人也好，明天快乐。现在我们用了这么多年，反响都非常好。

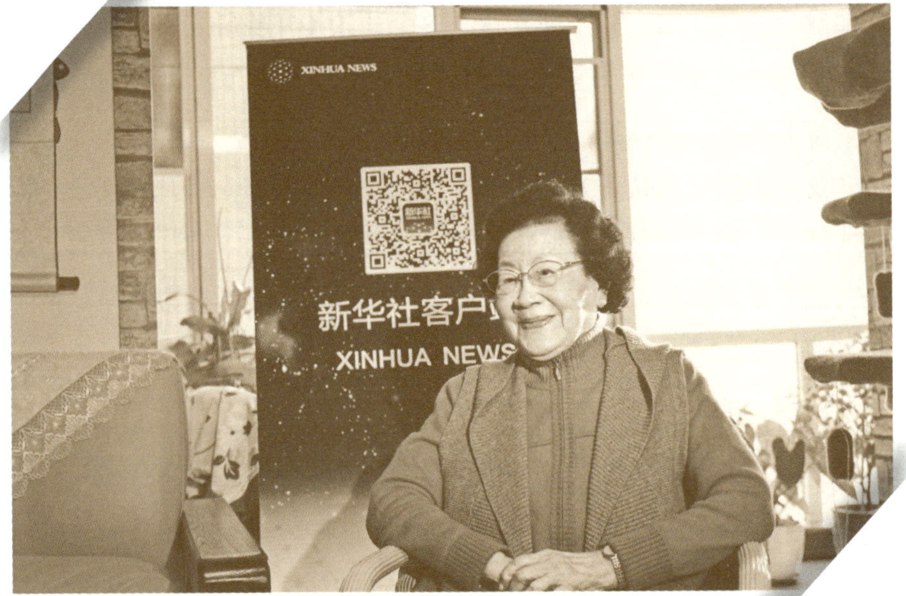

陈彤云接受新华社记者专访。　　　　　　　　　　　陶欢　摄

陈彤云：上工治未病

——新华社记者专访全国名医、国家级名中医陈彤云

记者： 陈老您好，非常高兴能够采访到您。您刚才跟我说您有97岁高龄了，但是我觉得从我这个角度近距离一看您，您也就像60多岁，很年轻，而且您的皮肤状态也特别好。我想大家都特别想知道：您的驻颜秘术是什么？

陈彤云： 这个问题我觉得我已经不知道讲过多少次了，我觉得主要问题首先是心态，心态要平和，我觉得我能永远保持平和的心态。主要是我觉得我生活愉快，对什么事情都满足，我从来不埋怨，有困难我也不埋怨，我是常常知足的人。所以我心态就特别平和，我没可生气的地方，我工作顺利、家庭幸福，回到家里我有一只可爱的猫，我就很满足了。国家一天比一天强大，现在中国已经是世界大国了，我怎么不高兴啊？我越活越高兴。所以我心态特别平和，没有气可生，这是第一点。第二点，我最要紧的就是饮食，特别有节制，好的也不多吃，坏的也吃，不分富贵荣华的东西，照样吃。棒子面我也吃，玉米、白薯我照样吃。海参我也可以吃，但是我并不喜欢。我觉得营养来源不是来自那儿，是来自自然的五谷杂粮，我相信这个。我要吃熟菜，要吃一点肉，要吃一点五谷杂粮，我就觉得很好，这是饮食的问题。但是我定量，不要吃太饱，我吃八分饱就够了。另外，按时吃饭，我除去中午门诊有时候晚一点，晚上 6 点一刻我准吃饭，这都是定时的。另外最要紧的是睡觉，我睡觉是 10 点半准躺在床上，11 点我准睡着，第二天 5 点半我准醒。按时起床、按时睡觉，按时睡得很踏实，这是要紧的。

陈彤云向记者演示自己平日的健身方法

再有一个是要运动，我可以说 97 岁了，但是我一天不能不运动，我每天下午 4 点半准时在运动。准在这儿走路，练太极，这是我必须要做的。我把这个肌肉、把这个关节，手关节、腕关节、肘关节、肩关节都要锻炼，连膝关节、胯关节我都要锻炼。我不锻炼，我走路就慢了。保持心态，饮食有节，起居有常，不能断运动，这是四个主要因素。

记者：您是从小时候学的西学，然后又通过师承还有临床实践，又当上了中医，其实您到最后又自己办学校，又学到了很多西医知识，应该说东西方文化在您身上得到了很好的交汇。所以我想问您，您觉得我们现在中西医结合的文化基础是什么？

陈彤云：我觉得这个问题我有些回答不了，我知识太浅薄了，我只能说是一个普通的中医大夫，我对中医理论有一定的认识，对西医可以说是外行。我也知道西医的长处，也知道它的短处，我也知道中医的特长，这是两个基本不同的理论。中医是从宏观来看，西医是从微观来看，这两者观点不一样。西医越看越细，看到细胞；中医是看人。

假如一个皮肤病，牛皮癣吧，西医也治牛皮癣，它有一套规律，该吃什么药，该上什么药，它普遍总结出来了。中医是特殊性，它矛盾的特殊性突出，叫“辨证论治”，辨八纲、辨四诊、辨舌诊、辨形态、辨精神等等，综合起来才能给你开这个处方。它是从人来总结，跟西医的观点不太一样，西医就从病来总结，中医是从整体来总结。

所以我们要强调整体观念，辨证论治—不能离开这个原则，不能离开八纲，不能离开四诊，这是治则。所以这两个不太一样，我没权谈西医，我只能说中医的优点，它是非常科学的医学文化，是我们的宝贝，不能丢，是人类的幸福。

记者：您觉得现在中西医结合发展的情况怎么样？

陈彤云：我没权来谈这个问题，我也不太了解中西医结合，我只知道中医长处是什么。中医的特长，像外科手术，中医做不到，你要得阑尾炎，西医马上给你切除了，就解决了，这是中医做不到的。但是中医也有中医的治疗方法，它可以用大黄牡丹汤、牡丹皮汤来治疗阑尾炎。所以这是不太一样的。西医有它的优点，它可以把心脏做支架，用 CT 来检查得很细。我觉得可以互补长短，中医的不足可以用西医来补，西医不足的地方也可以用中药。我觉得有时候西医治疗心衰没办法，用起搏器也起不来，中药的独参汤一下马上就恢复了，这就是中医的长处。中西医能这样结合我觉得很好，各取所长，互补长短，我觉得可以造福于人类的健康。

记者：我们再换一个话题，自古以来中药和中医是不分家的，您刚才也给我们介绍了一下您研制的祛斑面膜那些系列，应该说是中药外用制剂了，而且是非常受到患者欢迎的，您给我们介绍一下这些产品好吗？

陈彤云：我觉得医药分家对中药的发展更好，一点坏处没有，对中医治疗我觉得只是有利而没弊，更方便我们来开处方了，可以大胆用四诊八纲来治病，这是很好的一个改革。而且有利于人民降低药费，我觉得这对医生和老百姓都是好事。医药改革我刚学了一点，昨天刚开始学，我觉得医药改革的方向是对的。而且我们要创制某些外用药，我觉得这跟医药分家没关系，这是药监局的问题，药监局的制度，我们怎么能够符合药监局的制度才能够上市，这不是医药分家所影响的。我觉得这是有利于中医在辨证论治、整体治疗的最好的一个改革。

记者：您觉得在现在这样一个医药管理体制下，这些制剂上市还会那么容易吗？您觉得如果说中医和中药分家的话，对我们中医药文化发展有怎样的影响？

陈彤云：关于上市问题，我觉得这是要通过药监局，我们那个面膜上市也是通过做化妆品，不是药品，药品很难上市，药品的关很难过，它要对人民负责，所以做起来很难。做化妆品就容易了。

我觉得医药分家对发展有利。这是对中医发展非常有利的一个政策，可以放心大胆地应用辨证论治来治疗，不要再开麻药了，不要凑合了，还有医生的服务费提高，我觉得也可以提高医生的积极性了。医生原来待遇太低了，我觉得还不如理发的。我有时候去清华池修脚，它的挂号费都是60元，我们大夫最高14元，您看这悬殊多大？我们治疗是救人命的问题。其他的服务行业都比我们高，您说住院比住旅馆还便宜，还有护士管，还有大夫管，还给上药，才20多元钱一张床，不改革怎么能行？

记者：陈老，您再给我们谈一下有关中医药文化发展过程中的继承和创新。

陈彤云：创新是必需的，随着自然的变化，必须创新。中医最早的临床方法是叫《伤寒论》，那是在2000年前的时候写成的，《伤寒论》是一个辨证论治的治疗学。但是后来由于气温的变化、疾病的改变，才有了明代的《瘟病学》，这不就叫在原来古代的基础上再发展吗？这不就叫发展创新吗？那么我们也不能停滞不前。当初的气候是寒的，现在气候是热的。病毒改变了，我们的治疗就要创新。

我是继承赵老（赵炳南）的学术思想，赵老重视湿邪，但是现在不完全都是湿了，而是热为主的，气候变化了、吃的东西变化了，您饭桌上改变了吗？您当初吃什么东西？现在饭桌上摆的是什么东西？您当初工作做几个钟头回家了，您现在做到熬夜。您的交际，现在一天繁忙，是24个钟头您忙12个钟头，过去哪有这种事？所以整个社会变化、环境变化、气候变化、人文变化、饮食变化，我们就得不断创新发展才行。所以当前热邪、湿邪都不要紧，有湿更有热，火邪更多了。病人说我这儿破了，您看我这儿上火了。我说你吃什么了？吃辣椒了。你说这么老热天他还在吃辣椒，能不热吗？你说现在麻辣烫多少人在欢迎？不是热邪更厉害吗？当初有这种菜吗？

记者：那您平时都吃什么呢？

陈彤云：我就不吃这东西，凡是这种辣的、热的我都不吃。

记者：陈老，我知道您和您的先生曾经筹建过两所学校，一个是北京市中医药进修学校（现北京中医药大学前身），还有一个是北京中医学院，您付出了很多心血。我想问您的就是，您觉得现在中医教育在哪些方面还应该加强？

陈彤云：我觉得现在有时候还有点阴风吹，说中医不科学，还会有人对中医有看法。我觉得不是那么健康地向前走、在发展，而是常常有一股子小冷风吹过来。所以我觉得中医教育是非常要紧的，您看，外行改内行的运。根本是从教育开始，这是个根儿。我从1950年就开始办中医学校，后来又办中医药学院，一直没离开教育。一直到1966年我才转到中医药，干这个教育我觉得是发扬中医的关键。

记者：您觉得当前中医教育还存在哪些问题？

陈彤云：在城里办高等院校我是举双手赞成的，我觉得由于党对中医的重视，才有中医高等大学，以前没有。在民国哪找大学？都是师带徒，全是传承的，都是这么零零散散。只有党办了中医高等大学，所以我觉得共产党是真正提高中医的党。所以我也是热爱党、热爱中医事业的人。所以我就想把一颗红心献给党。所以我对教育也是非常热心，有时常常把中医药大学教材溜一遍，现在我桌上就有。我就觉得在教材里头应该贯彻上工治未病，不是光治病，治病是中工，中医分上、中、下工，上工治未病。什么叫治未病？就是预防为主。我觉得在教材里应该加入预防的内容，每个病都应该有预防。未病也可以预防，妇科病也可以预防，儿科病更可以预防，内科很多病都能预防。你高血压也应该预防。《内经》里头有80%都是养生，为什么不把这东西加在里头呢？我觉得教材的修改，应该把《内经》养生的东西贯彻在里头，连食疗都有，四季怎么养都有，《内经》里谈的养生是全面的。人与自然融合，阴阳结合，我觉得在《内经》里谈得最完整，为什么不把《内经》里的东西完全贯彻在教材里头？这是我要说的第一点。

第二点，我也谈到，招生要招真正热爱中医（的学生），他学习的目的可别是为发财，为发财他学别的，别来学中医，学中医不发财。他必须有一个志愿，就是为传承、发扬中医，他必须有这么一个目的。我觉得招生的时候要注意这个问题，从源头开始。

生源第一，教材第二，第三我就谈一点我自己具体的问题。教材里头教学计划当中有外科学，中医外科学，但是里面有关皮科的只有一点，太少了。现在皮科的病太多了，这五六十年来，由于现代化的发展、气候的变化、药物的发展，带来很多很多的皮肤病。您当初染头发吗？都是自己染，现在用染发水来染，又有染发皮炎，当初就没有。

现在的人就上药店随便买一点止痒药膏，买一点皮炎平擦擦，结果病人擦多了，变成激素皮炎。你说过去有这种病吗？没有嘛。所以皮肤科在发展，不能永远附属在外科里了，应该有中医外科学，也有中医皮肤病学。所以我觉得应该在课程当中再增加皮肤科。只是我肤浅的认识。

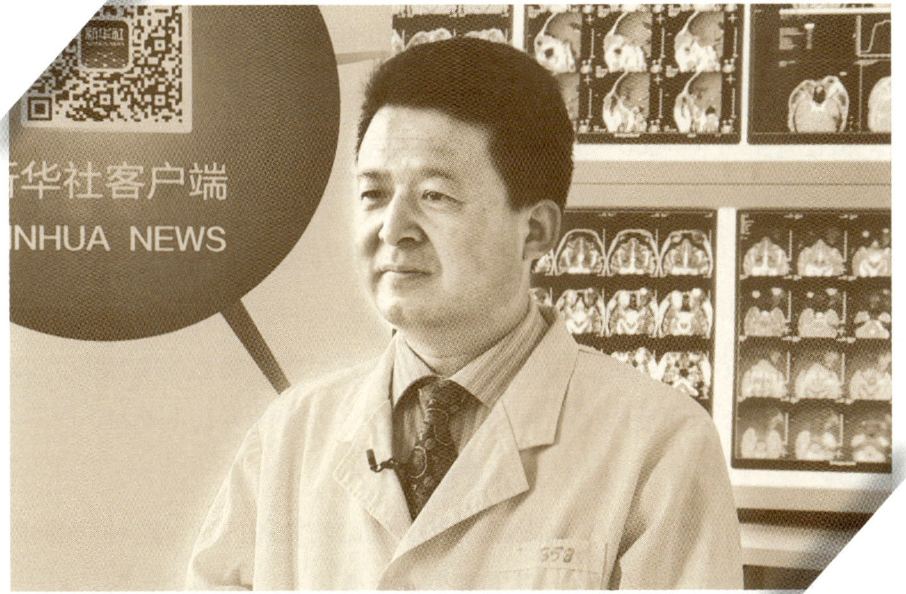

北京同仁医院眼肿瘤科主任医师马建民接受新华社记者采访。
周宁 摄

马建民：中医防治眼疾之“妙”

——新华社记者专访北京同仁医院眼肿瘤科主任医师马建民

记者：近年来，眼肿瘤和眼眶病的发病率呈现何种趋势？

马建民：我们平常说的眼肿瘤、眼眶病，不但包括良性，而且也包括一些恶性病变。对一些恶性病变的话，我们老百姓说的恶性肿瘤，就是通俗说的癌症。那么此时，它不仅可以导致我们的眼皮、眼球等眼眶内的一些组织结构受到严重破坏，最重要的是，它和肺癌、胃癌、肝癌等其他肿瘤一样，可以导致患者丧失生命。

在这两年，我们也发现了一种现象。像10年以前，我的门诊量基本上达到每年4000—5000人，而现在基本上可以说每年能近1万人。这些手术量，每年达到1000余台次。所以，从一个侧面来说，目前随着我们寿命的延长，和我们平时工作压力增大等一些因素的影响，眼肿瘤和眼眶病每年呈一种逐渐上升的趋势。尽管这方面我们缺乏一些医学资料的印证，但是从我们的临床经验、接触的临床病例来说，也从一个侧面反映了这种趋势。这是眼肿瘤的发病率问题。

记者：眼肿瘤疾病的临床表现有哪些？

马建民：眼肿瘤与其他眼病还有一些比较大的区别，这种病的表现是多种多样的。比如青光眼主要表现为眼压升高和视力下降，有时候我们看视野，视野缺失，这是青光眼比较常见的几个表现。那么，根据这几个表现，我们就可以诊断是青光眼。而对于我们所说的白内障，可能诊断更加容易一点。白内障，也就是晶状体的混浊。

马建民采访视频

眼肿瘤疾病的表现是多种多样的。例如前几天我正好会诊了一个患者，这个患者是一名42岁的中年男性，症状表现为左眼的红肿热痛，在当地被诊断为眼眶蜂窝织炎。当地大夫也给他用了一些抗生素。结果用了六天之后，效果还是非常好的，然后就出院了，想不到患者出院三天之后，炎症再次发生。并且这次再用抗生素的时候，患者的症状并没有改善。这个时候他们打电话请教我，我让他拍了核磁，结果我一看，整个眼睑、眼球的前面，确实有一些包块。我说这种情况不排除一种淋巴瘤的可能性。所以我就建议他们做了一个病理活检。结果，确实如我所料，这患者就是淋巴瘤。眼眶蜂窝织炎和淋巴瘤确实有时候间接存在一定的关系。这也从侧面说明，这个病的表现是多种多样的。

记者：早期防治对患者预后有着怎样的影响？

马建民：大家都知道，眼肿瘤的治疗跟其他的病变是一样的。早期诊断、早期治疗对一个病的预后影响极其关键。

记得七八年前，我给一位当时 75 岁的老先生做过手术。他那时得的是睑板腺癌，由于发现得比较早，我们就做个局部切除，然后再做个局部整形。术后一直到 2016 年年底，患者一直都很好。前两天，他的一个家属给我打电话，说老人去世了，我说因为什么去世了，他说突发心脏病去世的。也就是说，只要能够早期治疗，那么效果还是蛮好的。

记者：中医在治疗眼疾中有着怎样的历史渊源？

马建民：在我们日常的临床工作中，有关于中医中药，也是比较重视的。大家都知道，中医这种体系主要起源于原始社会，基本成型于春秋战国时期。此外，早在公元前 14 世纪，甲骨文中就已有了“目”和“盲”的记载。何为盲？目亡而盲。这就说明，我们的先人对视力的健康非常在意，同时也对失去视力的痛苦非常关注。

在我们 3500 多年的眼科发展过程中，可以说，早在唐朝的时候，我们的祖先已经发明并使用了一种手术方式，叫金针拨障手术。也就是说，把混浊的晶状体，剥离体内，然后帮助患者恢复健康。在唐朝的时候，这个手术应该说是非常先进的了。当然，随着时代的发展，这种手术已经被逐渐淘汰。但是想想几千年前，我们先人以这种手术治疗我们常见的白内障疾病，这在当时确实是一种创举。

为什么叫金针拨障手术呢？这种手术方式比较古老，是拿一根很细的针，借助一个比较锋利的物体，把这种混浊的晶状体剥到玻璃体内，所以叫金针拨障。如果说混浊的晶状体被剥到玻璃体之内，那么光线就可以通过瞳孔，直接进入到视网膜，从而改善了患者的视力功能，提高了患者的生活质量。

此外，在我们日常生活中，有一种眼病叫针眼，也就是我们说的麦粒肿，也是睑板腺的一种炎症。对此，我们的祖先也发明了一种治疗方式，就是耳间放血。尤其对于急性针眼来说，通过耳间放血，效果往往还是比较理想的。

记者：在眼科临床工作中常使用到哪些中药？

马建民：可以说，中药在我们眼科的日常临床工作中比较常用。针对眼肿瘤、眼眶病，我们一般采取三种方式。一种是药物，另一种是手术，第三种是局部放疗。

那么，药物更为常见。比如，结膜炎是常见的一种眼病，我们国家目前在市面上也有一些针对结膜炎的中药制剂。其中，我们常用到的一种制剂叫鱼腥草滴眼液。这是从鲜的鱼腥草里提取出的一种化学成分，然后用于我们的结膜炎、角膜炎的治疗，基本上毒副作用还是比较小的。第二个手术也是我们比较常用的一种治疗方式。通过手术，我们可以把良性肿瘤彻底切除。对于恶性肿瘤的话，手术之后，不但可以切除病变，同时也可以明确我们的诊断。待我们明确这种肿瘤是良性的或者恶性的之后，我们再进行下一步处理。那么，手术的话，我们就会有一个问题，即出血问题。手术之后如果出血的话，是非常麻烦的。怎么止血？尽管我们可以说，在我们临床工作中，有很多止血药物，包括一些西药，一些中成药。但是，在我每年所做的近千例手术中，我还是比较喜欢用一些中药制剂。例如，我们国家生产的一种叫云南白药胶囊的药品。这个药物可以说我们用了几十年，到目前为止，我还没发现它有明确的毒副作用。所以，疗效还是比较可靠的。

那么，对于一些恶性肿瘤，手术之后，我们还有另外一个问题，就是它如果是恶性的话，我们除了给患者进行一些化疗，还有可能会进行一些局部放疗。大家都知道，放疗是一把双刃剑，它不仅可以杀伤恶性肿瘤细胞，同时还可以杀伤一些良性的、我们自身的组织细胞。

包括我们眼部，假如说我们发现恶性肿瘤之后，除了手术彻底切除之外，为了巩固疗效，我们还要对局部进行放射治疗。放射治疗肯定会有一些并发症，尽管它可以抑制肿瘤的生长，抑制它的复发，但是确实会有一些并发症。并发症包括我们常说的角膜的一些病变，包括晶状体的混浊，包括我们视网膜的病变和视肌的病变。可以说，每年有这么多患者，经过我们提前预防处理，绝大多数并发症我们都可以将它抑制到萌芽状态。

例如，我们为了防止患者发生放射性的视网膜病变、发生放射性的视肌病变，我们就提前在患者接受放射治疗之前，给患者应用一些改善微循环的药物。我一般选择我们自己国家生产的叫银杏叶胶囊或者银杏叶片药品。这种制剂主要是通过改善我们眼部的血液循环，尤其是改善眼部的一些微循环，从而预防和减轻放射性视网膜病变的副作用的发生。

记者：中医在预防眼睛疾病中发挥着怎样的作用？

马建民：我们国家的中西医系统在眼科疾病的预防过程中，也发挥着重要作用。大家都知道，近视眼是最常见的眼科疾病之一。有资料显示，在我们的小学阶段，近视眼的发生率能达到50%左右。如果在大学阶段，近视眼的发生率更高。这么高的比例是非常可怕的事情。随着我们年龄增长，这种近视眼对于我们人类的损害是非常大的。

近视眼分为几种类型，一种是我们说的轴性的，一种是趋光性的，还有复合性的。对于轴性的近视眼，非常可怕，随着年龄增长，这种近视眼会逐渐加重。有资料显示，高度近视眼目前已经成为我们的主要致盲眼病之一。如何防治？我想说眼保健操可以起到非常好的作用。它通过按摩眼的局部的一些穴位，从而改善我们眼部的血液循环，进而改善我们眼部的一些代谢，最终起到减轻或预防近视眼的作用。

另外一个例子大家也都知道，我们的眼皮上、眼睑上长了许多腺体，有一种重要的腺体叫睑板腺，可以说我们的上眼有一百多条腺体，下眼有七八十条腺体。我们有些患者经常会发生睑板腺囊肿，也就是老百姓说的散粒肿。通过手术治疗后，患者的睫毛面可能会形成斑痕。这种斑痕有可能年轻的时候危害并不是很明显，但是到了老年，有的时候就会导致眼干、眼涩等症状发生。

那么，如何预防？预防非常重要，这也是我们中医所提倡的一种观点，叫治未病。我们在疾病未发生之前，就先给它进行一些处理。因为大家都知道，睑板腺的囊肿，本身就是因为睑板腺的腺口不是很畅通，那边的分泌物排出不是很通畅。如果我们通过局部按摩，可以促进分泌物排出，那么就可以起到有效防治睑板腺囊肿发生的作用。可以说，这是祖国医学在眼部疾病的预防工作中的一个重要作用。

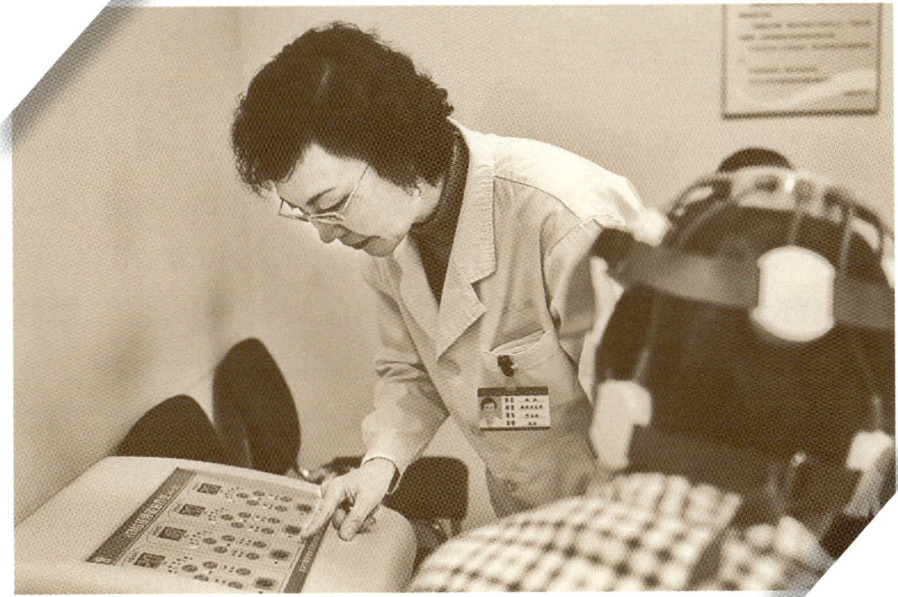

山西大医院精神卫生科主任医师杨红在为抑郁症患者做治疗。
新华社记者 曹阳 摄

心情抑郁中医药可调理

随着社会经济快速发展和人们生活节奏的加快，全球抑郁症发病率逐渐攀升，已成为影响人们健康的重要因素。如今，抑郁已经成为世界第四大健康问题，到2020年，将成为世界第二大健康负担。

生活中，我们也会接触到一些抑郁症患者，他们大多数时候沉默寡言，有时会喃喃自语，偶尔歇斯底里。健康人群中，也有不少人深受焦虑、抑郁等情绪困扰，常发出“我是不是抑郁了”的疑问。

全球抑郁症来袭，下一个会是你吗？

抑郁症是一种十分常见的疾病，任何人都有可能在一生当中的某个阶段患上抑郁。对此，世卫组织驻华代表施贺德提出，不能让抑郁症这只“黑狗”占上风，全社会要共同携手战胜这一隐藏的疾病。

当前，抑郁症在全球的患病总数正在日益增多。根据世卫组织的最新估计，目前全世界有 3 亿多人受到抑郁症困扰，在中国，近四分之一的大学生都曾经历过抑郁。为促使更多抑郁症患者寻求和获得帮助，世卫组织将 2017 年“世界卫生日”活动的主题确定为抑郁症，呼吁“一起来聊抑郁症”。“心情不好？我们聊聊吧！当面对抑郁症患者时，要倾听，不要批评；在他们心情不好时，邀他们喝喝茶、散散步，不要忽视他们；陪他们看医生，而不是默默担心。”施贺德说。

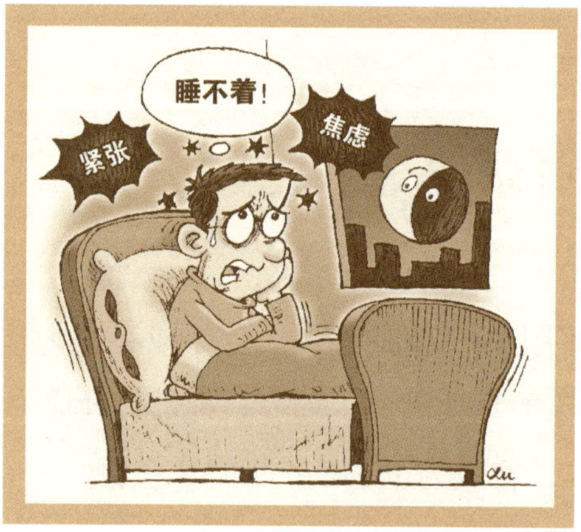

“困扰”　　新华社　徐骏　作

“每个人要做自己心理健康的第一责任人，共同营造理解、接纳、关爱精神心理疾病患者的和谐社会环境。”国家中医药管理局原局长王国强表示，近年来，党中央、国务院高度重视心理健康服务工作。2016 年底，国家卫计委等22个部门共同印发《关于加强心理健康服务的指导意见》，这也是我国第一个加强心理健康服务的宏观指导性文件，其中提出，针对不同人群需求，提供差异化、个体性、多样化的心理健康服务，铺设一张覆盖全社会的心理健康服务网络。

哪些人群是加强心理健康服务的关注重点？对此，王国强表示，一是职业人群，他们工作压力大、职业倦怠比例高，用人单位要为员工提供健康宣传、心理评估、教育培训、咨询辅导等服务。二是要高度重视儿童青少年时期的心理健康状况，加强学生心理健康教育。三是对于老年人、孕产期女性、留守儿童等易发生心理行为问题的重点人群，要提供心理辅导、情绪疏解、家庭关系调适、纠纷调解等多种形式的心理健康服务。四是对于严重精神障碍患者，要在近十余年相关工作取得显著成效的基础上，继续加强部门合作，多渠道开展患者日常发现、登记、随访、危险性评估、服药指导等服务，提高患者医疗保障水平。

在构建心理健康服务网络时，充分发挥中医药的作用、加强中医院相关科室建设和人才培养非常重要。“中医认为，很多疾病都是由于心理健康问题引起的。有句话叫做‘万病从心起’，这个‘心’指的就是人的情智、情绪、心态，这种不平衡会导致很多疾病的发生。所以，怎样调适、调理人的情绪，也是中医很重要的养生保健方法。”王国强说。

心情抑郁　中医药可调

现在，生活、工作的压力让不少人肝气郁结，“抑郁”成为职场常见病，专家建议，可以用中药进行调理。

据介绍，抑郁症的临床表现主要有抑郁心境、兴趣丧失、精力减退、自我评价低、精神运动迟滞、睡眠障碍等。抑郁症的发生是由于情志所伤，五脏气血阴阳不和，脑神不利所致。情志因素是抑郁症的致病原因，而“脏气弱”是抑郁症发病的重要内在因素。

对此，中华中医药学会在其发布的《中医内科常见病诊疗指南》

中指出，对于肝气郁结、心情不舒畅，咽喉哽噎不适，食欲不佳，口干欲饮者，可用佛手3片到5片，金柑3枚至5枚，用开水冲泡后饮用。

抑郁症患者一般需要多年坚持服用药物，但病情仍可能反复发作。有专家建议，抑郁症患者如服用西药效果不佳，可考虑接受针灸治疗。

今年28岁的小张5年前被诊断为抑郁症，多次治疗，病情时常反复，且出现停经、发胖等副作用。去年以来，小张病情加重，开始不吃饭，不睡觉，双下肢不停抖动。

家人抱着试一试的心理将其送往武汉市第三医院针灸科，医师为其进行针灸治疗。小张做第二次治疗后即能当场睡着。一个疗程后，睡眠可达5个小时。3个疗程后，西药减少到最低维持量，小张恢复了正常生活。医生介绍说，抑郁症的治疗一般采用抑郁剂和心理疗法。但西药毒副作用比较大，长期服用机体会产生依赖性和耐药性，对大脑也会有抑制作用。抑郁症从中医理论上讲是阴阳失调，形神失合引起的，属中医学“郁症”范畴。以针灸治疗为主，辅助心理疏通及中药综合治疗抑郁症，可取得较好效果。

新疆抗抑郁症中药有望打破西药“统治”格局

随着社会节奏加快，我国各地抑郁症患者呈渐多之势，在医治过程中西药几乎“一统”天下。不过，这一尴尬格局有望被新疆新研发的中药打破。

记者了解到，新研发的中药胶囊系利用新疆特有的生物资源生产，已被定为自治区科技援疆重点项目，它发扬了中医中药的传统优势，避免了西药治疗抑郁症的缺陷，为患者提供了新的治疗选择。

据投资研发方代表李成功介绍，在治疗抑郁症过程中，以西药为主的合成药大多存在抗抑郁谱窄、副作用大、药价高和易复发等缺陷，而天然药物和中药复方制剂副作用小、安全性良好，因而有着更广阔的市场前景。

截至目前，在北京、黑龙江、辽宁、吉林、内蒙古、新疆等地的多家医院共同参与下，新疆抗抑郁症中药胶囊已完成一期、二期临床试验。与西药相比，新药在治疗轻、中度抑郁症方面具有比较明显的安全性和有效性。

因特殊的地理、气候条件，新疆具有独特的生物药业资源优势，天然药材品种仅次于云南，且维吾尔医药、哈萨克医药历史悠久，在当前新疆跨越式发展的进程中，现代中药科技产业正在成为新的经济增长点。中国工程院院士李连达说，新疆的中药行业得到国家支持，且新疆自然资源丰富，可开发利用的药用植物多，药用植物所受的化学、重金属污染少，有较高的药用价值。

抑郁症是一种常见的精神疾病，目前，治疗抑郁症的药品以西药为主，天然药物只占其中很少的一部分。（袁馨晨、王茜、赵超、黎昌政、杜静等）

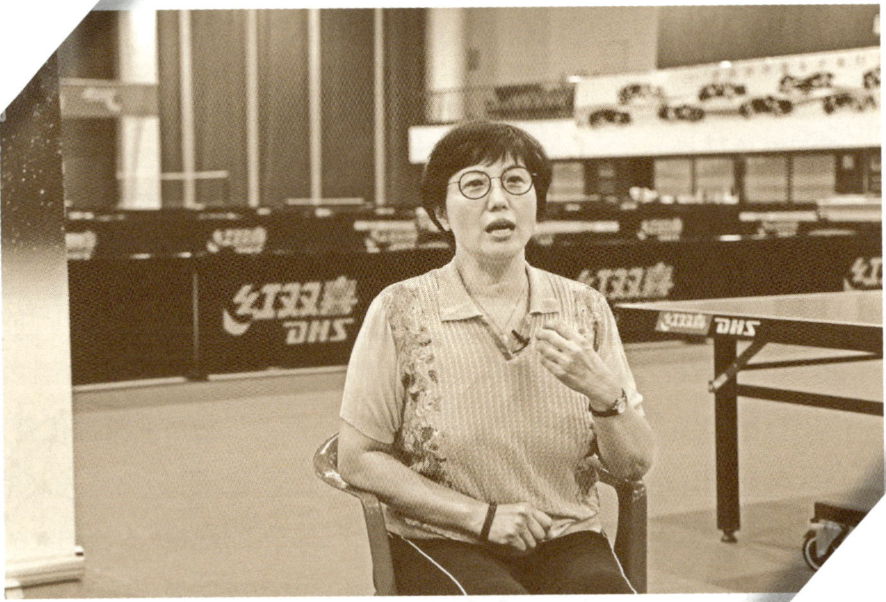

中国中医科学院广安门医院营养食疗部主任王宜接受新华社记者专访。
新华网发　张姣　摄

王宜：开启食疗营养学大门

——新华社记者专访中国中医科学院广安门医院营养食疗部主任　王宜

记者：是什么样的机缘让您来到中国乒乓球队？

王宜：当时也是没有想到就走进了国家乒乓球队，我的记忆那应该是在雅典奥运会前，国家乒乓球队集训的最后一个周期，叫我到队里去。当时觉得挺意外的，直到面对蔡振华和刘国良的时候才突然意识到这不是“假的”，所有的“任务”都是真实存在的。比如说队员们的疲劳、盗汗、失眠、体能恢复等等，都是亟待解决的问题。如何在短时间内，通过日常饮食来改善队员们的身体状态？没想到这样一项工作，我一做就是四个奥运周期，从雅典到北京到伦敦又到里约……因为我的这份职业，能和孩子们相处，其实要说这么长的一段时间能走下来，是这些孩子给了我动力和激励。大家都觉得中国乒乓球队很辉煌，所以我能走进乒乓球队是很自豪的，是队里和孩子们给了我这份自豪和荣耀。同为人母，看到那么小的孩子在训练中，为一个球能打上上万拍。当你从他身边走过的时候，当看到孩子为此付出的汗水和努力，他们小小的年纪离开父母、刻苦训练，每当看到这些的时候，我都想一定要通过自己的职业帮助孩子们做些什么。

王宜接受新华社记者专访

记者：我觉得您的工作起到的作用是非常大的。对于中医养生，包括食疗的保障和指导方面，其实对于运动员来讲是具有关键作用的，比如在饮食上，能不能给我们举一个例子？

王宜：提起我的这份职业，应该说是依靠营养学、中医学，凭借传统文化让我将它们有机地结合起来。是祖国的传统医学给我们开启了这扇大门，让我在为这些体育健儿们服务的时候、为他们做点事情的时候，能真正做出成果。要说为健儿们做营养保障这件事，点点滴滴跟我的专业，尤其是中国的传统文化要有机地结合好。它不是一个单纯的防病、治病的问题，它真的是我们老百姓和特殊运动、特殊需求人群需要的。

2004 年，我进入乒乓球队的时候，我跟同行想法是一样的，就是对队员的三餐进行热量、营养素的分配。然而当你真正走进去的时候才发现，远远不只是这样，他们更需要的是定位。比如说队员遇到咳嗽、失眠的时候，不能用药，如何通过食疗来保证队员们的正常训练和比赛才是我们需要面对的问题。祖国传统医学中"药食同源"就给了我们启发。

记者：您是说把药材加入食疗当中？

王宜：对，所谓"药食同源"讲的就是，除了我们用餐的食物以外，还有一批既是药又是食的食物，所以把它融合在我们日常所用的食物中的时候，就有了神奇的魅力了。比方说要安睡，在"药食同源"里，既是药又是食的，比方酸枣仁、柏子仁，这些都是有双重功效的。把它用在餐食中的时候，制作成汤或汁，都能起到异曲同工的作用。从营养学角度讲，我们要具体计算它的能量、蛋白质、卡路里，当我们把蛋白质和卡路里量化的标准定下来之后，恰恰是祖国医学传统的养生食疗作用就用上了。每个人的体质不一样，在我们传统的养生学里，就非常讲究的是三因—因人、因地和因时。所以当他们在不同地点比赛的时候，我们会根据气候的变化、每个人的个性差异，选择不同的食物。

记者：此外我知道您还为国家短道速滑队做一些保障工作，这些孩子从事的是冰上运动，对于他们，您的工作应该也有所不同吧。

王宜：对。也是一次偶然的机会，我们上了一节食疗营养课程。让我没想到的是，这节课我面对的是李野教练、于海燕部长、刘郝领队。他们表示队里有需求，希望能够跟队里一起合作。但是我当时真是不敢答应，原因很简单，我和你一样，我们都是在看短道速滑的比赛，看比赛时候的心态和要进队里工作的心态是不一样的。因为那时候我叫观众，如果我进入速滑队就要对这个项目有所了解。李野教练说，有什么不了解的呢？你能做得了乒乓球的事情，就能做我们的事。他告诉我，速滑项目和乒乓球项目是非常相似的。但是我心里还是不能接受，总在想一个项目是冰上的，一个是地上的，应该会有一个落差。后来李野教练说，要不然你先看看我们训练再说。当我看完训练之后，李野教练的话我就理解了，其实这两个项目是相通的。

这两项运动面对的问题不是冰面上而是地面上的问题。它们面对的问题是相通的：一是体能消耗的问题，二是大脑反应灵敏性的问题。

记者：但接下来之后您发现这两个项目，所要做的保障工作是差不多的吗，还是完全不同的？

王宜：这就是我刚才说的，面对的问题是一样的。最重要的差别是什么？是对运动员的熟悉程度。其实开展这一项工作是非常难的，在乒乓球队是从 2004 年在国家二队的时候就开始的，运动员还都是小孩。也就是说从小我们就开始了相关方面的教育、帮助、解决问题，像丁宁、李晓霞这些孩子，都是从小孩的时候直到进入国家队成了大姑娘，我跟她们交流的时候，是非常省力的，因为她们有基础了，能够理解我的一言一行。而在速滑队，要比在乒乓球队陌生得多。所以在进队之初，我面对的是一场挑战。因为，我进队跟着集训的时候距离冬奥会仅仅 33 天，如何在这么短的时间发现问题、解决问题，或者说能够给运动员们一些助力，是非常重要的。这其中最重要的就是对他们个性的了解。这不单是我的事，也是我们集体的事，是我们广安门中医院的事。我们广安门医院有这么一个特殊的团队，就是当你有需求的时候，需要哪个学科的时候，哪个科主任、哪个教授都会站出来帮你，所以我们就组织了心血管科、脾胃科、风湿科、妇科等科室的主任、专家，对所有参加训练的队员进行了一个摸底测试，而在这个摸底过程中也是专家背靠背、队员背靠背的。测试完成后，每一位队员的检测结果我都了如指掌，哪个队员是什么体质、什么状态我都能很了解了。等到我和队员们谈话的时候，他们惊讶地说：“王主任，你是我们肚子里的虫吗？”我对队员们的了解，转化为队员们对我的信任，队员们都非常配合，所以也就没有时间的概念了，消除了和队员们的陌生感。

记者：上一次和李教练沟通，他说他对您特别信任，您觉得他对您的这种信任是来自哪里？

王宜：我信任教练对队员技术上的要求和标准，而教练对我们工作的认可，也是一种信任。当我们去完成这项工作的时候，教练既是一个教官，又是一个考官。考试的结果如何，第一队员说了算，第二考官说了算。其实这么多年下来，我觉得我们的工作依仗的就是两种文化，一种文化是我们传统的中医学食疗文化，一种就是现代营养学，把两个结合好、应用好，在运动项目里，乃至日常的工作和生活中，都是拥有巨大的魅力的。

记者：其实运动员在比赛前的这一段时间是非常紧张的，在对他们调理和指导方面是不是也要特别在意他们心理状态是怎么样的？

王宜：的的确确，我们非常在意每一个孩子的感受。其实在每一届奥运会之前，孩子们承受的压力特别大。要说哪个孩子不想拿金牌，那是不可能的。因为这份金牌既是国家的荣誉，也是对他这么多年苦练的一个见证。所以孩子们都会想尽办法，在技术上、生活上都是非常在意的。好在他们一天都离不开三餐饮食，我们可以借力于这份专业，帮助我们诊断孩子们的心理，这里面传统医学给了我们很多的启发。大夫会采用画表的方式来判断队员们的心理状态。比如我要发一份关于膳食调查表的时候，他们会很痛快地告诉你，这个我不喜欢，这个我喜欢，这个我能吃多少……遇到寒的、凉的这些食物，他会琢磨一下，毕竟孩子就是孩子。但是通过这个你可以看到他们的心理变化，所以我们通过勾画食谱看到五脏，像中医学讲的“望、闻、问、切”。通过你对食物传递的信息，对于五味、五色、四性的喜好就能判断运动员目前的状态。这样就在诊断学上给了我一个特别好的方式，在饮食学上就多了一份专业，叫饮食营养学。

记者：这些孩子们好像都比较瘦，应该是在体重上有所控制？

王宜：应该说，运动员都有一个运动量在这儿。他们的体重都是有一个标准的，根据每个人运动项目的不同，决定他要想取得好的成绩，就要找到他的体重最佳点。当然，我们也会遇到超重的运动员，那么在控制体重的过程中，我们也采取了很多方法。用我的饮食学来讲，就是通过科学来改变他们的生活方式。就比如控制体重，有时候身体超重是因为不通畅的缘故，常说“通则不痛，痛则不通。”也就是说，人的身体难免有不通畅、堵塞的时候，那么我们就通过调整来使身体保持通畅的状态。

记者：所以大家也特别想知道您作为一个食疗营养学的专家，平时的一日三餐是怎样搭配的？

王宜：大家都会问，我们做营养学的吃什么？其实，中国居民的膳食指南最重要、最核心的部分就是食物的多样化。在我们传统的养生学里，也非常注重食物的多样化，要选择它的食用方式。对于我们平常饮食的平衡，我常常推荐用“数数法”，每天我们能吃多少种食物，食物的种类越丰富越好，所以大家就会说每天食物种类的丰富代表了它成分的丰富。第二个是“好好色”，就是喜欢颜色，在你的餐盘里，每一种颜色每天都能够跟你见面的话，它就会跟你是朋友，因为每个颜色都代表着一定的营养成分。所以这样说，数一数数，好一好色，其实你的餐盘就很丰富。更重要的是，我们每个人胃的空间是有限的，在食用的过程中，如果把餐桌上的每一种颜色都食用一下，把每一种蔬菜都尝一尝的话，我们有限的空间也就被占据了一部分了。当我们再说“我喜欢吃什么”的时候，你已经吃不下了。用专业的词来说，就是纠正了不良饮食习惯。

记者：看来我们祖国的食疗文化的确是博大精深啊。无论是史料记载，还是现在一些影视作品当中都有很多有关中医药的知识在里面，您对此怎么看？

王宜：说实话，好多电视剧我都没有时间去看。要说让我印象最深刻的就是韩国的一部电视剧《大长今》。《大长今》在讲酿造的时候，其实就是在讲有关微生物的知识。它讲的松脂、松柏其实都是我们中国传统文化中所寄予的，在发酵学中都有着不朽的记忆。这个和我所学的专业有联系，所以我就特别感兴趣。其实在这里面我接触过郑和下西洋的饮食文化知识，当时日本在做一个郑和下西洋的纪念节目，追寻郑和下西洋对于航海业的影响，这也给了我一次学习的机会。我发现当时中国的饮食文化也是郑和下西洋能够环行回来的一个最重要的保障，那就是中国的大豆。说到大豆，大家都不以为然。在我们的养生学里，就会讲它的各项功能。在那种特殊的环境、潮湿的状态下，大豆发芽了，而这个芽就给带来了丰富的维生素 C。维生素 C 在我们的专业上叫抗坏血酸，实际上败血病就是因为缺少维 C，所以也就是发芽的大豆—中国的豆芽，补充了在航海业中的维 C 不足。

记者：最后我还想跟您聊一下中医的教育。据了解，目前北京市有近 9 万中小学生都在选学中医药文化课。您本人其实也积极参与了中医药文化进校园、进课堂、进社区等活动，您给我们简单谈一谈我们中医教育的现状，宣讲活动给您留下了怎样的回忆？

王宜：我是国家中医药管理局中医传统文化巡讲团的团员，做这项工作已经很多年了。我认为这个送教的工作是必要的。很遗憾的就是我上学的时候没有赶上这样的机会，其实通过对中医文化的学习，会对我们的国家有更深的了解，对自己的生活也有帮助。我有一次印象特别深刻。那次我们送教到内蒙古，当时讲课的环境特别恶劣，当我要上课的时候，教室里鸦雀无声。要下课的时候，他们都站起来说不能停课，还要继续讲下去。这节课我记得特别清楚，我一直讲到了下午两点半，后来才知道他们为什么不让下课。是整个内蒙古范围的牧医来到讲堂，有的人是走了两天两夜才到的，而且又是他们农忙的时候抽空来上课。牧民们的高血压、饮食等问题亟待解决，因为牧民生活方式的特殊性，所以这样的课程他们觉得特别重要。

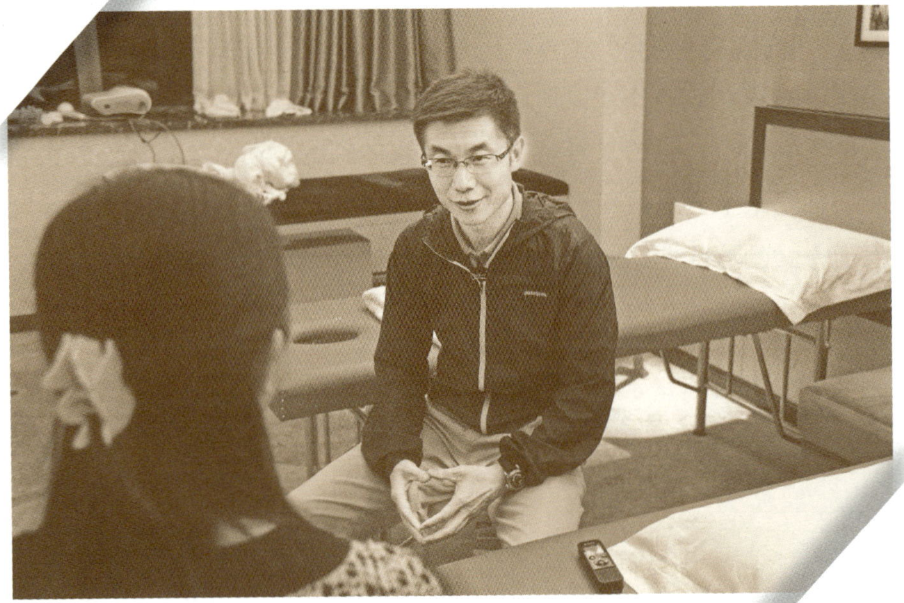

中国乒乓球队医务组组长尚学东接受新华社记者采访。
张姣 摄

尚学东：中西医结合治疗运动损伤

——新华社记者专访中国乒乓球队医务组组长 尚学东

记者：尚医生您既学过中医骨科，也学过西医，您认为哪种方法治疗运动员的伤病更有效？

尚学东：中医和西医它首先对运动损伤来说，包括我们现在从事的这个领域都是有很好的作用的，因为中医治骨伤实际是传统的很多方式，并不代表这个传统西医就不借鉴，实际上西医也借鉴了我们很多，同时我们也借鉴了西医的一些东西。我觉得两个东西融合在一起去治疗一种疾病是最有效的。

尚学东接受新华社记者采访

我给你举一个例子，实际上我们运动员里面经常遇到的可能是肌肉的一些劳损，肌腱的一些损伤，关节的一些问题。遇到这些问题的时候，比如说脚崴了，这个时候国外的方法是用一些冰敷，用一些加压的方式，但实际上我们配合一些中药，通过中药的外敷消肿非常快。另外，比如一些肌肉的损伤，那我们通过一些针灸，通过一些中医的手法它缓解得非常快，所以这是中医的独到之处。比如西医可能我们更多地对解剖熟悉一些，对功能性的训练更多一些，这叫康复训练，可能结合得会更多一些。这样的话相当于让运动员在局部疼痛减轻的情况下，我们通过一些功能性的恢复和锻炼，让他更能承受强度很大的一些技术训练，这时候他这种伤病的发生率可能会降低很多。

记者：那么对于运动员来说，他们对于针灸、推拿等中医特色治疗方法的接受程度如何？

尚学东：只要有效果，真有疼痛，那他一定会去接受。但的确，针灸对很多的运动员尤其女运动员而言，她们可能有一些害怕和恐惧，但实际上很多人都只是晕针，她还没扎就害怕，并不是说真正扎进去疼，实际上蚊子叮一下比扎针还难受。扎好了就是有点胀胀的感觉，这个都是一种心理因素，但是我们通过让运动员感觉到这种效果的体现以后，他们对这个接受程度还是很高的。我们运动队对针灸是很能接受的，同时我们再配合一些手法，对于这些运动损伤的恢复是很见效的。

记者：那么，如果在大赛的过程当中，运动员的肌肉非常疲劳，或者筋膜有一些损害，您会采取什么样的方法给他们缓解压力？

尚学东：首先，大赛中出现这个问题是我们肯定不想看到的，实际上我们国乒队，你来了感觉到我们这儿整个的训练氛围、治疗氛围、康复氛围都非常好，我们很少有运动员在大赛前还不行的。我们会尽量把这些问题扼杀在摇篮里面。但是，一旦到了大赛前有突发的情况，那我们的选择是如果这个问题在我们可控范围内，会尽量通过一些注射方法或者自己的一些治疗方法，综合在一起。同时秉持一个原则，就是大赛前因为运动员的心理是很关键的，我们很多时候都秉持着大事化小、小事化了的这个原则，让运动员首先放松下来。

从某个层面上说，在大赛前遇到队员的一些问题，我们变成一个心理师，不是说一个简单的治疗师，这个时候我们的心理调适也要跟上，因为谁在大赛前都会有焦虑，尤其这些运动员也一样，到大赛前很焦虑。所以，有一些疼痛，或者有一些可控的疼痛，我们会尽量消除他大脑里这个过度的紧张、过度的焦虑。

记者：您之前讲中西医两者有很多共通之处，比如说在治疗骨伤等方面。那么在中西医融合方面，您这边具体是怎么做的？

尚学东：无论中医还是西医，我们队医追求的目标只有一个—疗效好。例如非手术治疗的运动损伤，传统的针灸就是手持针直接去扎，实际现在我们很多时候用的是套管针，用很细的一个小套管，把针放到里边。我们发现这个操作运动员反而更能接受，那我们就直接用套管来扎。套管针灸是中医针灸"走出"国门后的产物，如今我们又拿来为己所用。

又例如，国外现在做得很多的筋膜松解。我们原来传统的手法是隔着一层单子然后用手去做一些肌肉的放松、关节的活动度的一些治疗等等。但我们现在结合西方的一些方法，会用一些介质直接和皮肤接触，这个时候他对软组织的触诊、手体的感觉和敏感度会提高很多。这时候从治疗上我们把握性会更强，定位会更准确，从而做松动的时候也会更彻底。

此外，可能一个人通过一些传统治疗之后就回家休息去了，我们现在反而把西方的功能性训练加过来，给他练核心力量，练关节的稳定性，练他的本体感觉、控制能力、肌肉平衡等。打乒乓球的人手持拍子一侧的肩很大、很粗，肩膀会发生一些相应的改变，脊柱也会发生侧弯。这个时候通过治疗以后，我们要加上训练，让他找到一个平衡。所以这些都是将中医和西医的方法融合到一起，治疗、练习、最终康复的一个流程。

这里每个环节，中医和西医都是非常紧密地结合在一起的。实际上，我们搞运动医学把中医真正引进来，中医在这儿是最基本的，然后我们把西方的东西再融会过来，我们在这个领域里做的应该是比较超前的。现在，很多医院的医疗实际也是在逐渐往这方面改，例如很多医院的康复科、针推科也加入了一些西方功能性的恢复方法。

记者：中医这些年的发展，您觉得还有什么不足之处吗？有哪些因素阻碍了中医的发展？如何改变现状，您有什么样的建议？

尚学东：中医能存活这么多年一定是它有历史，它的这些操作方法都是很精粹的东西。我本身学中医出身，就我个人的想法来说，我认为现在传统的中医略显得单调了。因为随着医学的快速发展，我们中医的很多更新，尤其是运动损伤这方面的更新，应该再加快一点，和西方相融合应该再做得更好一些。我有一点这方面的建议。

记者：那么，在中医和现代科技、现代医疗理念结合方面，您有什么样的好的建议？在这个高科技时代之下，中医该如何体现其优势？

尚学东：我只能站在我的领域，从中医骨伤或者运动医学、运动康复来说。我是习惯多做一些基础的研究和应用性的研究，那么，我们在运动员这块儿做过很多方面的研究。比如，通过研究运动员们肩的整个旋转肌群的力量比来得出一些数据，即旋转肌群的比值下降到何种程度，肩峰就会发生撞击。或者我们通过做一些躯干的旋转力量的测试，来得出一个结论，在怎样的情况下，他可能腰就会疼痛。另外，和解剖怎么更好地密切结合在一起，我们怎么在功能解剖上去下一些功夫等等。这是我们搞运动医学、运动康复比较喜欢看到的应用成果，就是能服务于我们整个的治疗与康复。

传统的中医在运动损伤这方面，我觉得还是过于单调，目前还是多集中于针灸、中药、按摩等传统方式，对基础研究和应用研究的投入不够。如果能加强这方面的研究，可能会使我们整个中医在运动康复、运动损伤方面再多做一些贡献。

记者：中医诊断中是否会掺杂医生的主观因素在里面？

尚学东：从我的观点上来说，一个好的医生，肯定他的触诊是不一样的，每个人肯定会有一些略微的区别，所以这个要求人的水平是很关键的。但是这个又很难去验证，只能通过效果通过疗效去验证。

并且在运动队，针对运动员健康的各个方面，我们有多项量化指标，需要多科室相互配合，绝非仅由一次号脉来决定。例如膳食营养，队医不仅会从中医的"望、闻、问、切"的角度去衡量，也会看运动员们一日三餐能量的摄入，同时结合抽血指标、生化检测结果等来制定具体的方案，去做哪些方面的调理，然后我们还有一些营养品的补给等等。最终我们是为了一个结果，它是根据整体的一个综合评价。

这个单靠中医或者单靠西医可能都会跑偏，都不一定有那么好的效果。所以也可以说，在我们这儿，中西医的结合是非常充分的。很多人都说医院里有中西医结合，实际上我们运动队是最直接体现这种结合的一个团队。

记者：既然效果这么好，但是据我们了解，很多运动队还做不到中西医结合，尤其是中医的应用在运动医学方面的系统性和深入性可能还有所欠缺，为什么？

尚学东：这个首先是资源，因为你今天来的是国乒，这个队伍无论是从技术还是战术等多个方面都是领先于世界的，他们所追求的也是最新的、最好的，也敢于去尝试。所以这个队伍首先有这么一个精神在这儿。我在国乒工作了 14 年，以国乒的角度来说，它的确是每一步都走在其他运动队的前面。从 2004 年开始，我们就开始与广安门中医院合作，将中医应用于运动队的医疗保障工作中，至今已经合作了 13 年。所以说，在中医的融入方面，我们在国家级运动队里是首屈一指的，我们都是走在前面的。而别的运动队，都是后继的，他们还需要磨合，还需要各方面的补充。当然，这与国家乒乓球队对于科研和后勤保障工作的大力支持也是分不开的。

第五篇

中医·求索

"仙草""秘方"今何在？

——看影视作品里的中医药

• 新华社记者　陈知春、姜子炜、卢国强

《甄嬛传》《芈月传》《琅琊榜》《女医明妃传》，宫斗、传情、疗伤、救命，各路红极一时的热播剧中，中医和中药"默默地"成为越来越重要的"神器"。剧中的"救命神药"是否靠谱？"女神们"常用的美容秘方是否管用？我们一起来看一看。

谁令她"貌美如花"？

白芷、白蔹、白术、白茯苓、白芨、白蒺藜和白僵蚕制成"七白膏"，这是《女医明妃传》中的美白药膳方，引得剧中后宫三千佳丽争相追捧。

真有那么神奇？记者咨询专业医生了解到，七白膏中含有七味中药，均有养颜的作用。七白膏在宋代的《太平圣惠方》及元代的《御药院方》中均有记载，具有祛除黑斑、润肤防皱之功效。

《"仙草""秘方"今何在？——看影视作品里的中医药》

而电视剧《甄嬛传》中，甄嬛被猫抓伤后安陵容送来含有桃花、珍珠粉、鱼骨胶、蜂蜜、玉屑、琥珀、白獭髓的舒痕胶。

甄嬛用后，果然疤痕慢慢痊愈。专家表示，据《本草纲目》记载，桃花和珍珠粉令人“好颜色”，鱼骨胶和蜂蜜使皮肤光滑，玉屑和琥珀愈合疤痕。舒痕胶有养颜美容的效果，但是否能做到“疤痕尽消”还有待考证。

据悉，《甄嬛传》原著作者流潋紫的丈夫是一名中医，在医药方面为该剧提供了很多指导，虽然流潋紫表示剧中某些桥段只是借鉴前人再加上自己的想象，未经过专家验证，不过这足以激起观众的兴趣，并吸引医学界的注意。某专业中医网站的专家们干脆将剧中涉及的各种中医药知识扒出鉴定，结论是有的靠谱，有的“太神奇”。

网友“大蓝鲸爱上小馄饨”表示：“之前老妈学着电视剧里的配方配了药给我敷面膜，效果也是‘杠杠的’。如果都是良心电视剧，里面的细节都核实过，不仅看得欢乐，也能学到不少变美小妙招。”

北京同仁堂菲律宾医馆中医医师刘国表示，文艺作品、影视作品中的中医药元素，就像其作品本身一样，源于生活而高于生活，只能用文艺的眼光来看待，但它们对于中医药的传播起到了很好的推动作用。艺术化的中医和正规的中医有差别，这是很自然的。

“救命仙草”为啥现在没效果？

电影电视剧中经常出现剧中人或伤或病、命在旦夕的情节，往往有“神医”指点“神药”，服之药到病除。如果真有那么神奇，为什么现在鲜有人用来救急救难？记者又找到了专家。

《女医明妃传》中，女主角谭允贤称铁皮石斛为“救命仙草”。专家表示，虽然铁皮石斛的确有许多良好的功效，但能救命的说法有些夸张了，剧中院子里长出石斛的情节也不太靠谱。阴虚体弱者服用铁皮石斛效果明显，阳虚的人要是服了，就可能会引起腹泻等不适症状。

同时，一些电视剧中的救命方法，放在现在来看可能有些“过时”。例如，一些电视剧中提及“十宣放血能治中风”。记者采访了解到，中医的确有这样的说法，主要用于中医急救。但专家同时表示，在急救技术和设备不够发达的古代，使用这种方法是符合时代背景的，但放到现代不适用。普通人很难根据症状来辨症，没经验的人来处理急症患者风险非常大，遇上这样的病人，最好第一时间送到医院。

真假难辨，到底该信谁？

这样看来，一些影视作品中的“神医神术”并不一定真实。但又有网友发现，一些剧中的病症和药材看似“不真实”，却是有迹可循的。比如《琅琊榜》中的火毒之症，知乎上有网友在千般研究之后，发现“火毒之症”与历史上记载的吸血鬼症十分相似，并将其归结为卟啉症的变种；而一些奇幻剧中的“神芝草”等“灵药”，实际也同灵芝无异。

真真假假，假假真真，电视剧到底要怎么看才能既“涨姿势”又不影响健康和安全？

清华大学健康传播研究所副所长苏婧认为，一些电视剧中出现的中医药内容未必是有意传播，可能只是在呈现电视剧的过程当中融入了中医药的内容。但如果这样能够客观地促进大家对中医药的了解与喜爱，同时可以起到预防或治疗疾病的作用，那么这个效果值得认可。

如果剧中有一些失实的内容，被一些社交媒体上活跃的中医专家指出来，这也是从另一个方面传播了正确的中医药知识，这也是应该被认可的。

苏婧表示，从文艺创作的社会责任角度看，任何一部作品，如果涉及中医药等内容，都应该找专家来进行核实和精敲细磨，这样才能做出良心剧。

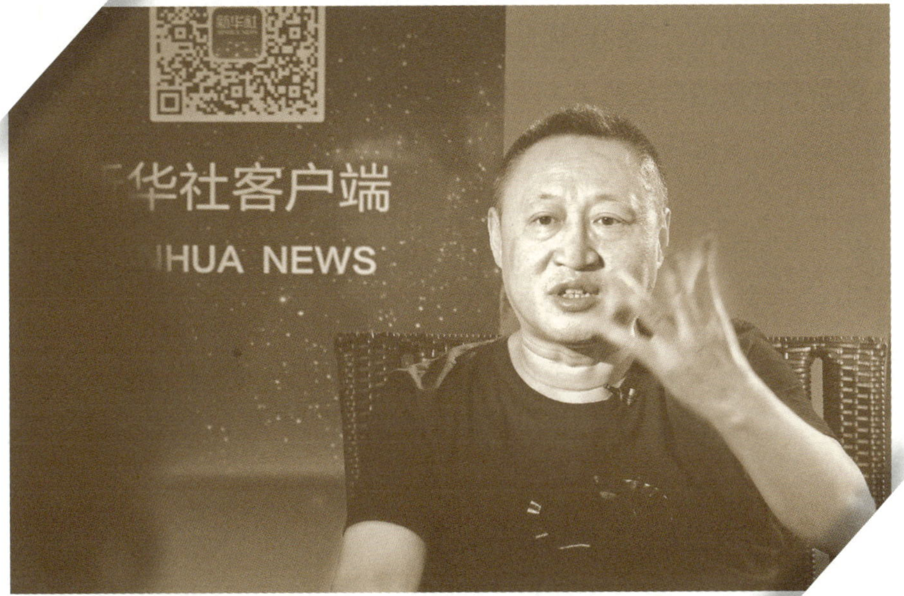

导演毛卫宁接受新华社记者专访。　　　　　　　孟菁　摄

毛卫宁：中医与人道

记者： 你认为怎样才算好的演员？

毛卫宁： 好的演员会看很多书，高老师写《老中医》，他看了很多跟医学有关的书。演员接近一个人物需要很多种方式。我们到常州来，就是为了了解中医、学习问诊，也是便于演员来体验生活。

那么说到演员接近人物的方式，我举个例子：《平凡的世界》的演员王雷，我们帮他找到了接近人物的方式一学方言，陕北方言。王雷是大连人，在拍摄《平凡的世界》时我跟他说，可以通过学陕北方言来进入孙少安这个人物，这对于他来说非常重要。实际上在他没有开始学陕北方言之前我们已经拍了一部分，但后来我们又推翻重拍了，因为后来他开始用方言表演，其实是有难度的，但突然有一天王雷就找到了这个人物的感觉，怎么演都对，陕西语言的特色和陕北男人的特色就被他掌握住了，所以他演得很好。那么由此，我就在王雷身上找到了通过语言进入人物的一种表演方式。

我们和高老师（高满堂）合作的《爱情的边疆》的时候，也采取了这个方式，但这次更难，这一次王雷要演一个上海人，上海话比陕北话难学很多，所以我们要求大部分时候说普通话，回到上海说上海话。因为我太太是上海人，他们上海人回家以后就只说上海话。

毛卫宁接受新华社记者专访

王雷为此自费请了一个老师，这个老师跟他 5 个月，专门教他上海话怎么说。你若问我什么是好演员，这就是好演员的标准。最后在上海拍的时候，曹可凡老师饰演王雷的父亲，曹老师听到他说上海话时很吃惊，他没想到王雷的上海话可以说得这么地道，这就是下功夫了。我想说的是，他选择用学语言的方式进入一个人物，这样他找到了身为一个上海人的特质，那么必然他的表现方式和处理方式就和北方男孩子不一样。所以我认为体验生活对于演员塑造人物是非常重要的。包括我们现在要拍的这个《老中医》，技术性很强，行业特点很强，演员就必须得去实地观察、了解和体会。

记者：您说中医这个题材有没有比较玄虚的色彩在内，您觉得这个题材好驾驭吗？

毛卫宁：你说得非常对，这个问题很重要。恰恰就是中医存在着特别多的玄虚的问题，高老师（高满堂）也谈到这个问题，中医里面有很多的玄虚，也有很多的庸医，也有很多糟粕，这是毫无疑问的。

那么在《老中医》这个片子当中，我们恰恰要对这个现象给予展示，并不是片面地只展现中医的好，我希望在这个片子中能更加客观展现中医文化。中医对中国人很重要，甚至有人认为中医是跟五行说密切相关的。有人认为那是技术，但中医所衍生出来的世界观，对中国人的文化贡献很大，甚至可以说中医亡而中国文化亡。但是并不意味着中医是神一般的存在，我们决不能把中医神化。所以在我们的片子中，表现得更充分、更彻底的是医道带来的人道，比如说“老中医”这三个字，高老师也谈过老派传承、中西贯通，都会体现在这个戏里面。

记者：您觉得这部电视剧怎么拍更合适？

毛卫宁：从我的角度出发是：拍什么题材不重要，重要的是怎么拍，有没有更多的东西可以表现出来。像中医这个题材能够通过这样的一个篇幅来展现，我觉得是很有意义的一件事情。

记者：对于《大长今》这部韩剧您怎么看的？作为一个影视专家，您觉得以我们的实力拍一个中国版的《大长今》是一件很难的事吗？

毛卫宁：我觉得不难，中国从电视剧的制作来讲，这些年，我个人认为应该是不逊色于任何一个国家的水平，例如我拍摄的《爱情的边疆》，在中俄两国拍的。我们在中国部分拍了以后，剪了一些片花，做了一些成片拿到俄罗斯，莫斯科电影制片厂的工作人员看了我们的片子后非常震惊，他们说没想到中国电视剧已经拍得这么好了。当然并不是所有的电视剧都是这个水平，但是有这样的作品出来，就是代表了中国的拍摄水准，代表了中国的电视剧的制作水准。

其实我对俄罗斯的电影和电视剧，都是非常敬仰的。因为他们的传统比我们深厚，我也看到了我们国家的电视剧作品不比任何一个国家的制作水准差。作为导演，我所关注的是电视剧的制作水平，我看很多国家的电视剧，美剧、英剧、德剧、俄罗斯剧，我与他们进行对比，在技术水准上我们是可以和这些国家相提并论的。例如我拍摄的《十送红军》的戏，这部戏最后卖给了韩国 KBS 电视台，韩国电视台的人看了这部剧首先问我们，这个战争场面是韩国导演拍的吗？有韩国的团队吗？他看过后认为已经达到了他们所要求的水准，而这个水准都是中国的团队呈现的。但实事求是地说，和其他国家相比，我们题材的宽度没有那么广。

记者：最后一个问题，《老中医》您可能也筹备了很长时间，您觉得从这里面看到了中国人的哪些智慧？

毛卫宁：这个话题很大，题材专业性很强，所以你说的这个问题我还在思考，因为我刚刚接触剧本，我把这个阶段叫作探索阶段，实际上我创作的很多作品都有这样的一个阶段。我需要一些时间去广泛地探索和积累。关键的问题我们会在片子里面来解答。

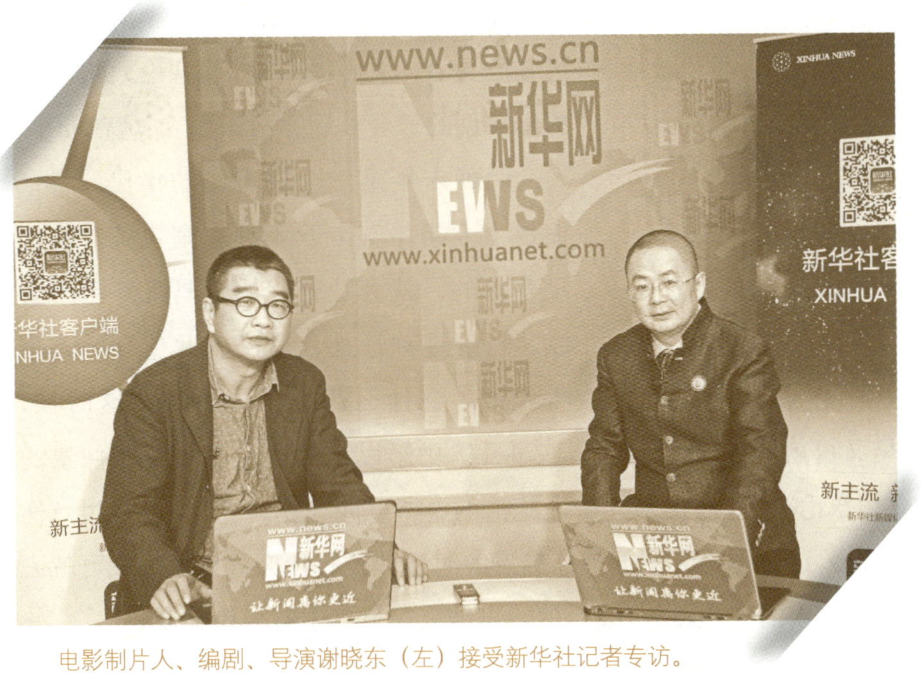

电影制片人、编剧、导演谢晓东（左）接受新华社记者专访。
刘品彤　摄

谢晓东：诠释医圣传奇

记者： 您在《大明劫》这部电影中，担任制片人和编剧。为什么会选择一个中医题材的故事做电影？

谢晓东：《大明劫》拍摄于 2012 年，讲的是明朝末年出现的一个人物—吴又可，这是历史上真实存在的人物。他是苏州吴县人，现在吴又可仅留的实证，就是在他的老家有一块碑。明朝崇祯十五年，全国瘟疫横行，十户九死。全国笼罩在瘟疫的恐怖阴影下。同时，明朝江山内忧外患，外有李自成攻打开封，内有全国瘟疫横行。瘟疫让身强力壮的士兵纷纷病倒，几天就不治身亡。军营里面的运尸车一趟一

看谢晓东接受新华社记者专访

趟地把将士们的尸体运走。江湖游医吴又可临危受命，大胆提出对《伤寒论》的质疑，提出自创的一套祛病方法，创立《瘟疫论》。

明朝末年是一个很奇怪的年代，崇祯在位十七年，有十五年都在闹饥荒。百姓没有吃的，就会迁徙。兵荒马乱、沿路要饭。随着这种迁徙，瘟疫就此传开。人不断死掉，吃什么药都不太管用。这时候，吴又可就开始思考、琢磨这事儿。中医以前的理论基础是张仲景的《伤寒论》，针对伤寒症辨证施治的，所以叫《伤寒论》。但是用《伤寒论》这套理论方法去治疗瘟疫的时候，没有什么效果。吴又可就去研究其中的“奥秘”，最后他给出结论—空气中有传染物质。

记者：通过空气传染？

谢晓东：对，通过空气传染。吴又可亲眼目睹当时一些传染病流行地区一巷百余家、无一家，一门数十口、无一口幸存者的惨景。刻苦钻研医学道理，不顾自己安危，深入传染病流行区，进行医疗实践，通过对当时流行的传染病详细研究，结合他自己丰富的治疗经验，并进行分析、总结，终于在崇祯十五年写成了《瘟疫论》。他说这种病叫“温”病，就是针对“寒”而言，所以叫《瘟疫论》（也称《温疫论》）。

《明史》里面有一句话叫“传庭死，明朝亡”，讲的是另一位大将孙传庭，这句话说的就是孙传庭这个人没了，就等于明朝的最后一根救命稻草就消失了，栋梁就塌了。《大明劫》的故事梗概，是很明显的两个主角、两条线。开篇战火纷飞，开封告急。

随后，乱世纷扰中，两位主角相继登场。一个是临危受命、统领明朝最后一批精锐之师的督师孙传庭，一个是倦怠于太医院弄权乱象而辞官的游医吴又可。孙传庭欲救国，故操练士兵，整饬吏治，然吏治积弊已久，又兼乡绅豪强横行。吴又可求医道，故判别疫情，寻找瘟疫传播机理，却不为恩师所理解。当瘟疫愈演愈烈，并夺走了吴又可恩师的生命时，孙传庭请吴又可出任军医，两位主角相遇，救国与医道两条线在此交汇。大明江山的腐朽已到了不可医治的程度，即使有再好的将领、再医术高明的医生也无法挽回大明朝的颓势。

记者：您是怎么想到以这么专业的题材去拍电影的呢？

谢晓东：这事说起来挺有意思，我本人是学化学的，其实中医的思维模式跟我所学的东西有很大的反差，我们国家的中医真是瑰宝。中医是一个模糊哲学、模糊逻辑，它的内在是像水一样互相渗透的关系，不是非黑即白的关系。这是很多人难以想象的，他们其实是没有完全理解到中医药的魅力所在，这两种思维方式其实都各有千秋，但是中医文化更难理解。所以《大明劫》中的主人公吴又可花了很多工夫，与其他医生沟通、借鉴，看了很多书，去研究，把治疗瘟疫的方子研究出来，最终创立《瘟疫论》。

去构思这样一个人物，首先要研究我们的中医，看书、研究方子。电影在放映前，我们把北京好多名老中医请来，看片子。座谈的时候，一位院长就说，我们来，不关注电影，就想看看哪个不知天高地厚的小子敢写一部中医的片子。看完以后发现，还是很专业的，没挑出错来。他说，看得出还是下了大功夫。为什么呢？因为我对我们国家的中医药是真爱啊，它真是令人敬仰。

记者：您最初是怎么想到拿中医来当题材的呢？

谢晓东：我当时野心挺大的，我其实想拍一系列关于唐朝、宋朝、明朝的片子。但是后来发现这有点过于理想，找不到投资。但是这个片子第一个要找人物，找什么样的典型人物？就找到中医了，就是这么来的。

记者：他具有什么样的典型性？

谢晓东：颠覆性的，因为《伤寒论》从东汉时期产生，这么多年，是一个经典的教科书，谁敢对它质疑？明朝是离家十五里还是三十里就要有通行证，没有通行证是出不去的。吴又可颠沛流离，在全国找瘟疫从哪里来的。从江苏一直到处走，行程万里之遥，就找这病是从哪来的。在一个战乱年代，从江苏、陕西再到山西，难度极大。他就为找到这个东西，这就让人不得不尊重。所以我觉得作为中国人，这是你的前辈，你之所以是中国人，是因为前辈的血液渗透到土地上，感染给你，才让你是一个中国人。所以吴又可树立起来以后，我充满了激动。读《瘟疫论》的时候，可以看到他的行文之中有不屑和不服，你能感受到他在当时受到的待遇是什么。中国人一般写东西是不会说别人的，中国人是很内敛的。但是他的行文可不一样，他说很多病人不是死于疾病，而是死于庸医之手。所以你可以看到他肯定不被别人相信，病人拉肚子都拉成那样了，他给你下大黄，大黄是非常寒的，而且下量很大，吃下去以后，本来就拉得快死了，他把你从濒死上拉回来。这个凶险之处绝对是一般人做不到的。

记者：刚才说现代人碰到很多问题，生活的压力、城市的紧张度、空气问题等等，导致人类新的疾病在不断发生，您觉得中医在现代人生活当中扮演什么样的角色？

谢晓东：中医的难是难在它的感觉，因为它是大思维，不是非黑即白的思维。这种思维和感觉很难通过教科书传授，它不像西医是一个简单式的思维。举个例子，你发烧了，通过化验发现是因为你有细菌了，以前细菌是 100，现在 200。所以把 100 消掉你不就好了吗？所以大家能很容易地理解。

中医是有文化底蕴的，中国人因此有很强的文化自豪感。但是中医怎么能够在现代信息发达的体系下呈现出自己的特质？唐代要求上

“医学院”的学生，必须有直系亲属从医，也就是你父辈、祖辈是干这行的，你才能上。中医是需要传承的，比如把脉是需要你从小就去感受的，这脉是张，是弦？怎么传递这种感觉？中医思维其实是大而化之的思维，所以它需要很多人性上的了解，对人、对社会的了解。

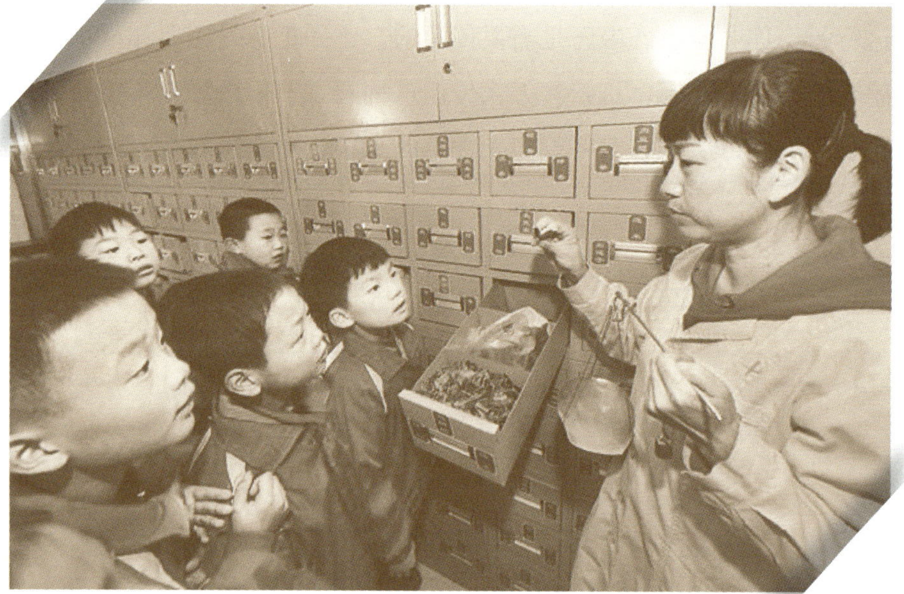

2018 年 10 月 21 日，湖北省保康县中医院医务人员为学生们讲解中草药的不同功效。当日是世界传统医药日，各地纷纷举行与中医药相关的活动，让人们体验中医文化，感受中医魅力。

新华社发　杨韬摄　摄

"中医中药校园行"

——各地中小学尝试开设中医课程

2016 年 2 月，《中医药发展战略规划纲要（2016—2030 年）》明确提出要"推动中医药进校园、进社区、进乡村、进家庭，将中医药基础知识纳入中小学传统文化、生理卫生课程"后，各种旨在推动中医药进校园的活动逐步展开，北京、浙江是先行者，其他省份也纷纷响应。

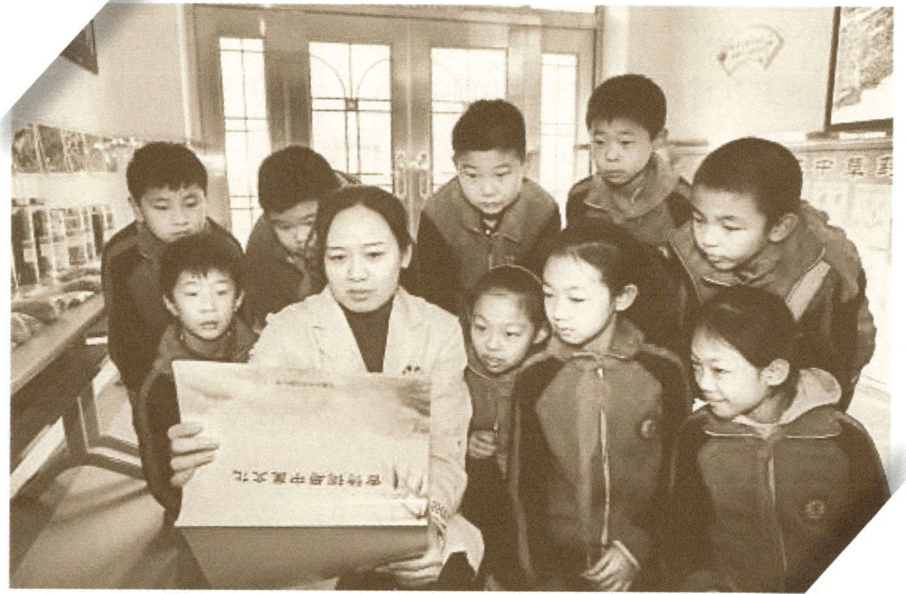

2018 年 11 月 23 日，在河北省石家庄市市庄路小学，石家庄中医院的医生为学生讲解中医文化。当日，石家庄市中医院志愿服务队走进石家庄市市庄路小学，通过开设中医药讲堂、辩识常用中草药等方式，让学生们近距离感受中医药文化的独特魅力。

新华社发　双鹏飞　摄

战略规划纲要指出，推动中医药进校园、进社区、进乡村、进家庭，将中医药基础知识纳入中小学传统文化、生理卫生课程，同时充分发挥社会组织作用，形成全社会“信中医、爱中医、用中医”的浓厚氛围和共同发展中医药的良好格局。

弘扬中医药文化不仅仅在于营造氛围，更重要的是要通过多种形式深入浅出地传播，让民众真正理解和认同。据了解，北京有 4 个区县的 35 所中小学教授中医药文化知识。2011 年，北京中医药大学在北京东城宏志中学选择对中医药感兴趣的学生，设立“高中杏林试验班”，从高中开展中医药文化教育。2014 年杏林试验班 28 人本科率达到 90%，共有 3 人考入了北京中医药大学。

中国中医科学院广安门医院副院长仝小林认为，中医药文化进校园的形式非常好。中国传统文化弱化，逐步失去了中医药存在的文化环境。应该让百姓更多地感受中国传统文化，这样中医药才有传承和发扬的根基。

中医药文化进校园促学生养成好习惯

“好多孩子不吃早饭，容易得胆囊炎”“女孩子青春期，喜欢吃冷饮、爱穿低腰裤，也易对身体造成伤害。”在中医文化进校园校长研讨会上，专家学者认为，中医药文化进校园有助于学生们形成健康的生活习惯。

由创新人才教育研究会、中国妇幼保健协会主办的中医文化进校园校长研讨会 14 日在中国人民大学附属中学举行，来自全国各地的大中小学校长、幼儿园园长、教师和专家学者近 1200 人参加了研讨会。

“现在一些女孩子不能怀孕，从中医的角度看，原因或与她们在青春期喜欢吃冷饮、爱穿露肚脐的低腰裤等习惯有关。”国家卫生计生委副主任、国家中医药管理局局长王国强说，这些不良习惯，久而久之，从中医的角度而言，容易造成手脚冰冷、子宫宫寒，易导致其婚后不容易怀孕。而中医药文化进校园除了可以增强学生的文化自信和民族自信外，还可以帮助学生养成健康的行为方式和生活习惯，提高身体素质。

解放军总医院（301 医院）中医院院长杨明会教授谈到了中医保健知识对学生成长的作用。“现在小孩子得胆囊炎的很多，这跟一些孩子爱睡懒觉不吃早饭的习惯有关。如果吃了早饭，分泌的胆汁就排掉了。”而如果不吃早饭，时间长了，就容易得胆囊炎。中医药文化进校园将给孩子们带来更多简单的健康保健知识，让孩子们明白不吃早饭对身体的影响。

在研讨会上，与会代表认为，中医药文化进校园，不仅能普及中医药知识，助力青少年健康成长，而且使中华传统文化在青少年中发扬光大，增强文化自信。中医药文化进校园应根据中小学生的身心特点，在教学内容的遴选、教学方式的实施上，采取学生喜闻乐见的方式，注重科学性、实用性、通俗性和体验性。

“中医＋体育”完美结合，“中医药寻宝运动进校园”

中医药进校园，体育进校园，两者可以完美结合！15日，“中医药寻宝运动进校园”系列活动首站走进了北京市海淀区东北旺中心小学，孩子们体会到了“快乐学习、健康运动”的乐趣。

以“中医中药＋体育”为主题，北京体育大学老师李少玥在现场讲授八段锦，并为孩子们组织了“银针探穴”和“越碍寻药”的活动，前者要求参与者快速完成三次折返，并在穴位模型上准确找到相应穴位，旨在锻炼参与者灵敏素质的同时学习中医基本的12个保健穴位；后者要求三人或多人一组进行障碍跑，寻找并收集药材的拼图，旨在锻炼参与者速度的同时学习中草药的基本知识，培养参与者对中医药文化的兴趣。“不必说碧绿的菜畦”，课文《从百草园到三味书屋》中的开头两段就有皂荚、斑蝥、何首乌等中草药，但是如何辨认这些药材？它们都有什么功效？三年级的何思懿找到了答案。她在参加“越碍寻药”项目后，骄傲地展示：“这是我第一次接触白术，它是磐五味之首，可以治疗脾虚腹胀，回家后我要推荐给姥爷！”

北京市目前有近9万中小学生选修中医课。专家指出，中医药文化进校园如果可以进行形式上的创新，贴近孩子们的生活与学习，用生动鲜活的案例激发孩子们的兴趣，就有希望担负起弘扬传统文化的使命。

“体育与中医药是健康的两大法宝，青少年是传承中国传统文化的希望。我们学校开设了中医药课题班，这次活动寓教于乐，用体育游戏的形式吸引学生，我们以后要多加借鉴，培养孩子们中医药调养与体育运动锻炼结合的健康生活习惯。”东北旺中心小学老师李春松说。

“中医药寻宝运动进校园”是结合原创品牌赛事“中国·磐安中药寻宝越野公开赛”的延伸活动，已连续两年举办，后续各站活动将在浙江磐安的中小学进行，实现北京、磐安两地校园中医药文化和体育运动的普及。

中医、中文及工商管理成为香港学生报考内地高校最多的专业

据中国教育留学交流（香港）中心消息，2015 年香港参加内地部分高校免试招收香港学生计划（“免试招生”计划）的学生人数为 2988 人。

今年共有 78 所内地高校、涵盖 242 个专业参与“免试招生”计划，其中，香港学生报考最多的专业为中医药学、中国语言文学及工商管理等。

中国教育留学交流（香港）中心经理巩万接受采访时表示，本届“免试生”的录取人数为 1444 人，录取率达 48.33%。他表示，由于今年香港的高中毕业生整体人数下降，所以“免试招生”的报名人数下降属正常。

香港各大学联合招生当日放榜，数据显示，2015 年香港参加中

学文凭考试的学生人数约为 59000 人，同比下降约 8%。其中，近 30% 参加联招的学生获学士学位取录，约 17000 人，较去年多 10%，录取人数及比例均是香港文凭试举行以来的新高。此次应届文凭考试的 11 名状元都获香港大学录取，其中 7 人报读医科。

中医"污名化"何时休?

近几年，经常有网民污蔑中医的言论出现，如"中医理论很原始、很落后、很低级、很幼稚、不科学""中药的疗效不确定、毒副作用不明""中草药没有说明书，不要说患者无法了解某种中药的功效和毒副作用，甚至中医师也不可能真正清楚某种中药的功效和毒副作用"等等，甚至出现了"告别中医"的谬论。

国之瑰宝中医何以屡受质疑

据新华网北京2014年11月23日电中医药在西方国家治疗疑难杂症屡见奇效，"走出去"成效渐显。然而，国内对中医药的质疑之声不绝于耳。这种"墙内开花墙外香"现象值得关注。

要保护、传承优秀民族文化的瑰宝，就必须对症下药。近年来，中医药发展遭受"排挤"，甚至有人提出废除中医。"病根"到底在哪儿呢?

"病因"一：真中医太少。很多患者表示，"现在的中医不像中医，有的医生

甚至都不望闻问切"，更有种种"神医"打着中医的旗号招摇撞骗，这些都会引起患者对中医的不信任和质疑。

在北京中日友好医院近日举行的"而立论坛"上，北京中医药大学校长徐安龙说，我国中医药人才培养有很大成绩，但中医人才的培养面临很大问题。我国有很多中医药大学，但培养出来的真正用中医治病的人才越来越少。"现在别看中医学硕士博士很多，但是真正能

用中医思维看病的人估计不足2万人，这是很乐观的估计。”

“病因”二：大型中医院被“西化”。患者进了中医院，也要做检查，做化验。在中医院看病有如此遭遇，难免让人对中医技术产生怀疑。那么中医院为什么也愿意给患者做检查呢？除了医生中医药素养不够需要依赖检查判断病情以外，还有政策问题。大家都知道，简便易廉是中医药优势，但正是这一

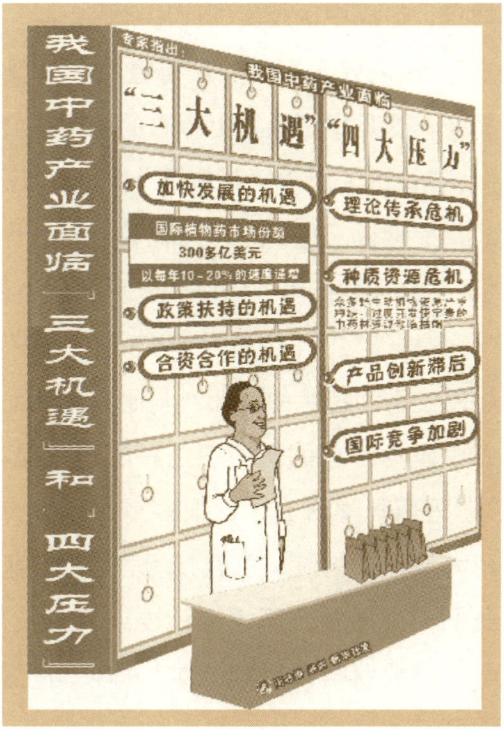

我国中药产业面临“三大机遇”和“四大压力”

新华社发

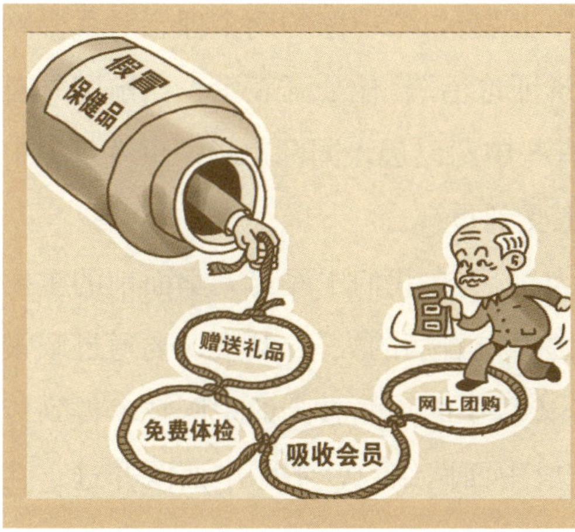

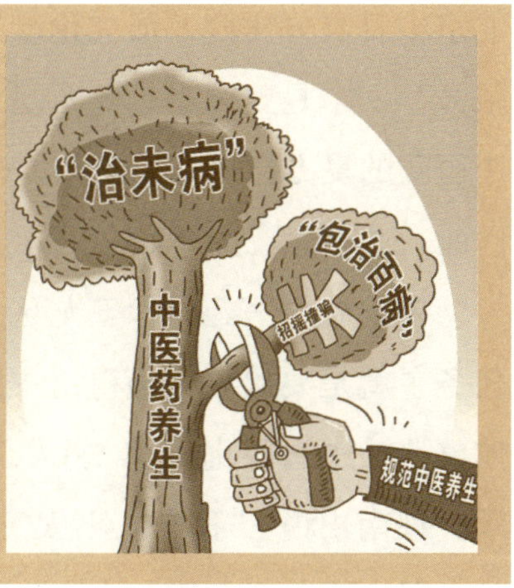

扶正祛邪

新华社发　朱慧卿　作

连环套

新华社发　朱慧卿　作

特点，造成中医技术的应用障碍。

“医院要生存，要获得收入，用现代医学的诊断取代中医的简便易廉，这是中医政策上存在的问题。”徐安龙说。

“骨折了用中医传统的小夹板才几千元，如果采用西医手术的方式，上钢板、打钢钉，动辄数万元。你说医院愿意动手术还是上小夹板?”北京某三甲中医院院长反问记者。

“病因”三：中医药研究受“排挤”。中医药要发展进步，就要开展以中医为特色的医药科学研究。然而，多位中医药专家表示，当前以中医为特色的医药卫生科学研究是在“夹缝中生存”。徐安龙说：“在医药科学研究中，很多重大研究专项没有中医专项。”北京中医药大学针灸学院一位教授坦言，“当前是用西医思维理论管理中医”，我们申报课题到国家卫计委或者科技部，审批的专家大部分是西医学者，要获得课题难上难。即使自己筹资研究出成果，也很难获得认可。

虽然当前有些西医名家对中医“不屑一顾”，甚至不断质疑中医药，但中国工程院院士、广州呼吸疾病研究所名誉所长钟南山近日在北京中日友好医院“而立论坛”上表示，“中医的两个理念对我影响很大，一个是整体观，一个是辨证论治”。他公开表示，当前国外对中医药的复方已经开始认可，有些中药已进入国际市场，也就是说中医的一些理念已经开始在国际上受到重视。

要发展中医药，徐安龙认为，“摆在我们中医药大学面前的重要任务，就是要出培养懂得用中医思维看病的人”。其次，要通过政策调整，让中医院真正姓“中”，让真正的治病救人的中医技术得到传承。钟南山说：“我本人不太赞成中西医结合，主张中西医并进、互补，因为两者都有各自的特色。”

政协委员解析我国中医药面临的困局

“要大力扶持中医药和民族医药发展，充分发挥祖国传统医药在防病治病中的重要作用。”政府工作报告中的这句话让许多全国政协委员深受鼓舞。

2006年，“中医是伪科学”“废除中医”的观点一度引起激烈争议。近日，多位政协委员从不同角度为中医药正名，但他们也承认，当前我国中医药事业面临危局，许多深层矛盾亟待破解。

“5000年实践证实，中医药是治病救人的科学”

全国政协委员、北京化工大学学术委员会主任金日光举出大量实验数据，对传统中医药学的“精气神”“阴阳”“五行”“经络”等学说进行了分析。这位化学物理专家试图说明，现代科技已经证实了中医药理论的科学性，但由于中医药术语体系不同于现代科学语言，一般人只看字面意思，不了解其真谛。

中国工程院院士李连达委员则采取了历史和实证的角度。他说，中医是否科学，有各种各样的判断标准，但最根本的一条是能否治病救人。5000年来大量实践充分证实，中医药是治病救人的科学。

他提出，历史上一系列重大中医药学术成就，推动了人类医学的发展。《伤寒论》是2000年前人类最早的传染病学，《神农本草经》是最早的药物治疗学，《洗冤录》是最早的法医学，而“痘衣法”预防天花则是人类最早的免疫学。

李连达委员说，中医过去主要是靠个案分析、经验积累。但新中国成立以来，特别是近30年来，中医广泛采用了国际公认的诊断标

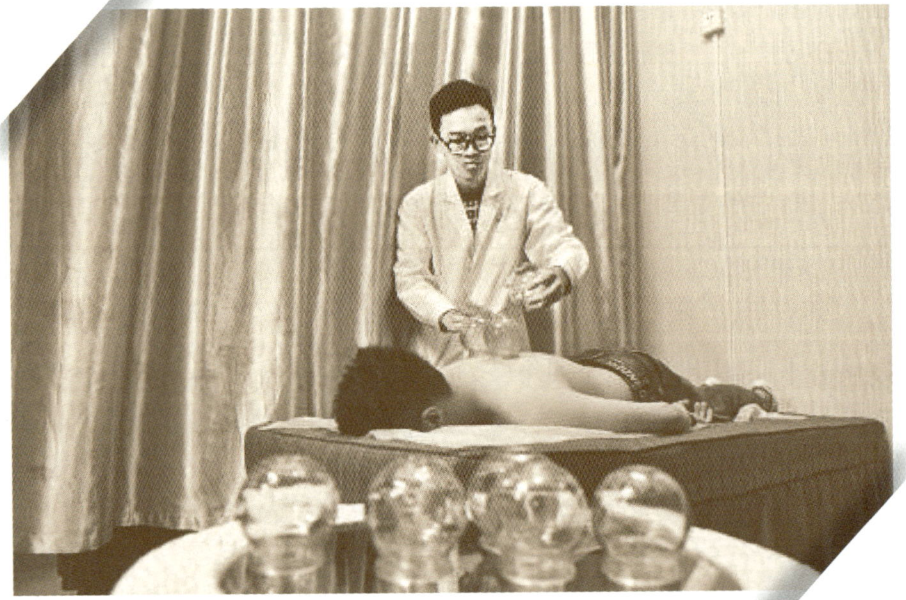

2017 年 4 月 13 日，在福建中医药大学“杏术芯灸”推拿养生馆，赖宇阳为患者拔罐。

1995 年出生于马来西亚新山市的赖宇阳是马籍第四代华人，现为福建中医药大学中医学院中医专业大三学生。赖宇阳从小深受在马华人圈中流行的中医影响，统考（相当于国内的高考）的前一天还在家人的帮助下，用刮痧治好了重感冒。因此，在父母的鼓励下，他立志到中国接受中医教育，并最终实现了愿望。在学校中，赖宇阳尤其对中医传统理疗感兴趣。在学校的支持下，2016 年，他和另外三名来自台湾、香港等地的同学合作，在校内的省级大学生创新创业园开设“杏术芯灸”推拿养生馆，积累创业经验。不到一年的时间，他们的创业团队已发展到 22 人，每天课余 3 个小时的营业时间虽然不长，但让他积累了宝贵的临床和管理经验。“在中国学习中医的机会非常宝贵，在学校创业更是难得的经历。今后回到马来西亚，希望开设一家中医馆，在马来西亚传播中医文化。”赖宇阳说。

新华社记者　宋为伟　摄

准、疗效评价标准，大大提高了科学性与可靠性。

他表达了这样一个观点：中医药在推进人类与疾病斗争的过程中，所起的伟大作用是不能抹杀的。

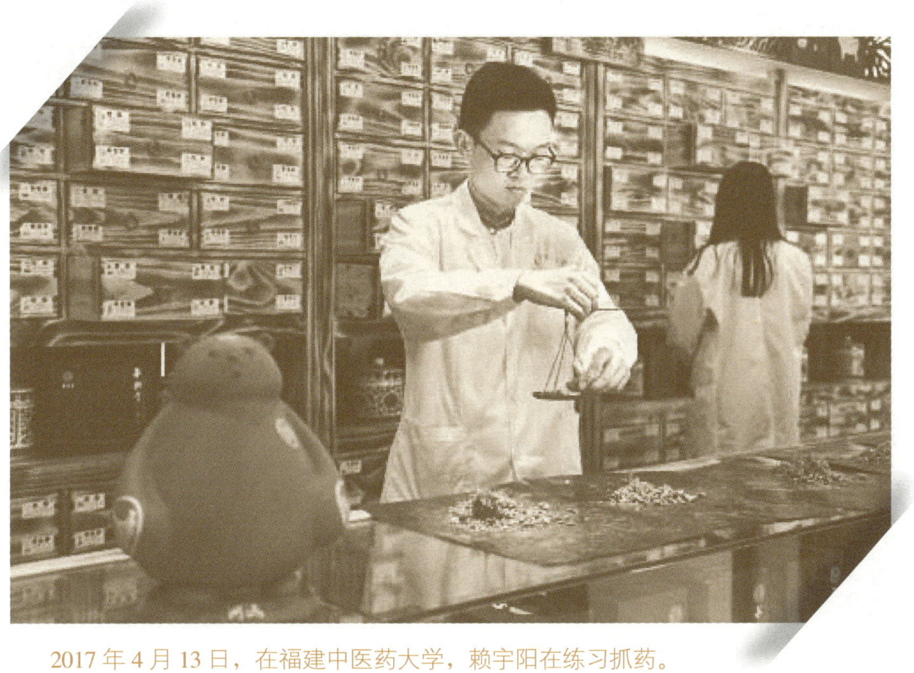

2017年4月13日，在福建中医药大学，赖宇阳在练习抓药。

墙里开花墙外香　我国中医药事业陷入困境

2006年是近年来我国中医药事业发展的低谷。先是鱼腥草注射液因不良反应一度被全面停用，中药的安全性受到广泛质疑。接着，互联网上有人征集取消中医的签名，要求中医在五年内全部退出国家医疗体制。对于反中医药观点，尽管金日光委员以“武断”二字予以回应，但他也认为，当前我国中医药事业面临着“危难局面”。

全国政协委员、中医药专家司富春指出，这些年“中西医并重”的方针政策并没有得到很好地贯彻落实，中医药发展投入长期不足，中医阵地严重萎缩。

目前我国中医从业人数不足50万人，其中真正能够用中医思路看病的不过3万人，且几乎都是50岁以上的老医师。一些中医院挂

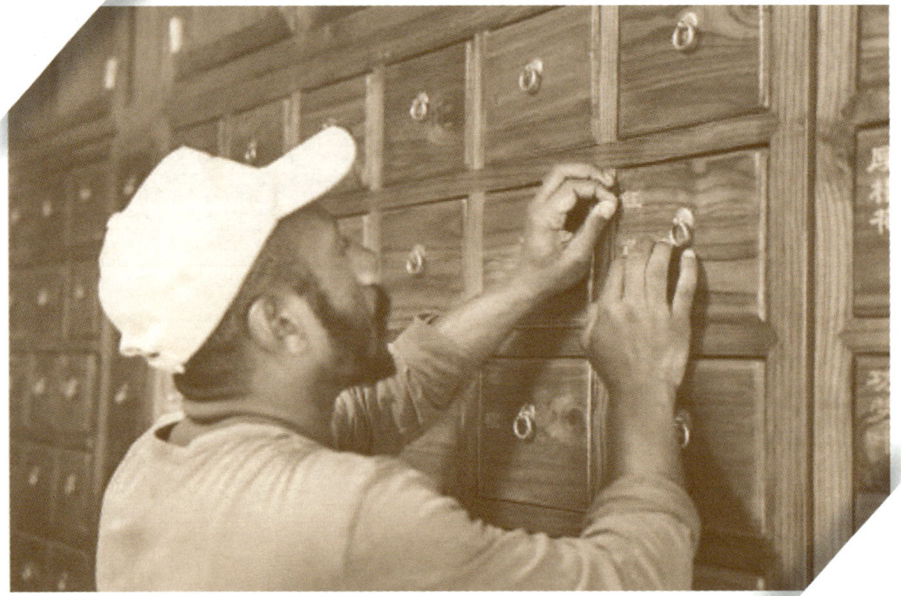

2018 年 11 月 10 日，在巴布亚新几内亚莫尔兹比港中国（广东）-巴新疟疾防治中心，一位工作人员为防治中心的中药房药箱安装中文说明。世界卫生组织数据显示，巴新是亚太地区疟疾风险最高的国家之一。中国 10 年前就开始派遣医疗队协助巴新防治疟疾，并举办卫生官员、医院管理及医药研究人员培训班。2017 年，中国广东新南方集团和广州中医药大学组成的抗疟团队与巴新政府开始合作，首先选定人口 4 万多的米尔恩湾省基里维纳群岛作为抗疟试验区。新华社记者白雪飞摄

新华社记者 宋为伟 摄

名中医，却行中西医结合或西医之实，已经沦为"二流的西医院"。

与此形成鲜明对比的是，国外中医药事业正发展得如火如荼，可谓"墙里开花墙外香"。中医已被 74 个国家承认，来我国学习的外国留学生中有 70%至 80%是学习中医及相关学科的。在韩国，由中国传入的中医已被改名"韩医"，并申报了世界文化遗产。

2003 年我国中药出口突破 7 亿美元大关，但这个出口额还不及日本"救心丹"一个品种。韩国仅"高丽参"一项出口就相当于我国全部中药材出口额的 50%，且其价格比我国人参高出 10 倍左右。

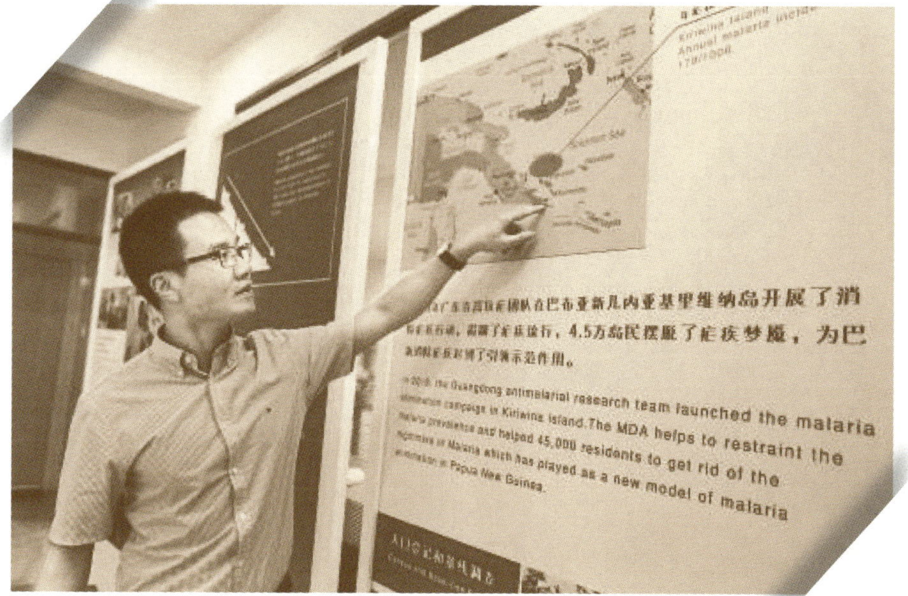

2018 年 11 月 10 日，在巴布亚新几内亚莫尔兹比港中国（广东）-巴新疟疾防治中心，一位市民观看巴新基里维纳群岛抗疟试验区的展板。

“我国作为中药资源大国，却不是中药产业大国。”司富春委员告诉记者，国外一些企业从我国低价购入原料药，精炼提取制剂后以高价返销“抢滩”中国，“洋中药”对我国市场的冲击越来越大。

寻找新出路　中医药发展需要国家支持

数十位全国政协委员给中医药发展指明了一条出路：在社区卫生服务和新型农村合作医疗中发挥作用。

全国政协委员、原卫生部副部长朱庆生说，在“看病贵”的背景下，中医药具有简、验、便、廉的特点，契合了社区和农村卫生服务的需求。致公党的一份发言材料指出：中医药卫生服务投入少、成本

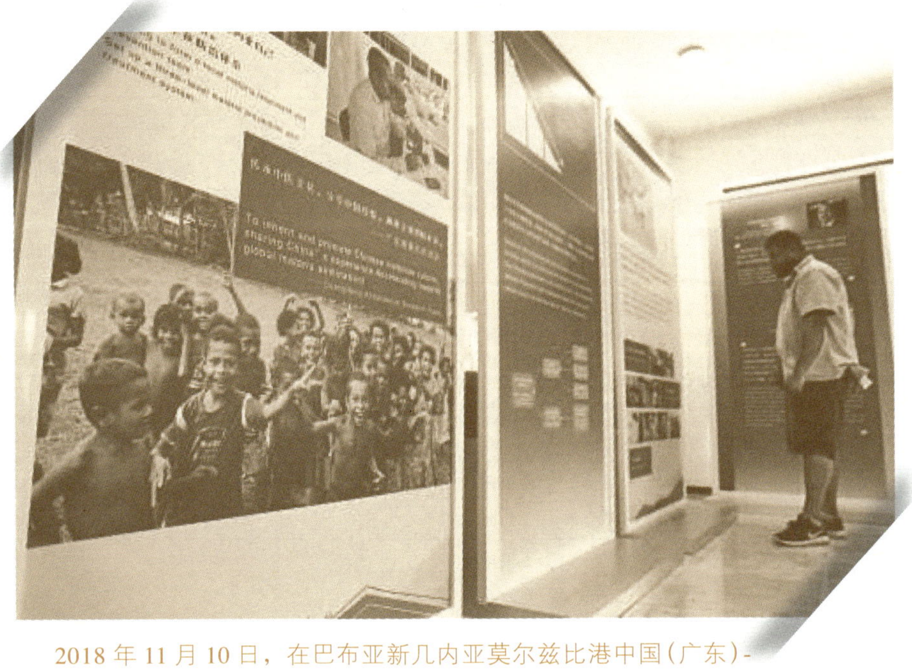

2018年11月10日，在巴布亚新几内亚莫尔兹比港中国（广东）-巴新疟疾防治中心，抗疟团队成员、广州中医药大学邓长生博士介绍抗疟试验区的概况。

低、疗效好，对控制医药费用的顺利实施有积极作用。中医药在非重大传染病、慢性病防治，老年人、妇幼和亚健康人群的保健，以及建立重大疾病的康复体系和卫生经济学意义上，都具有显著优势。

在全国政协委员、中医药专家哈孝贤看来，当前中医药参与基层医疗卫生服务的最大难点在于人才缺失。他建议改变职业医师资格考试的内容，让服务基层的中医医生能够及时、公平地拿到资格执照；鼓励中医院校毕业生下基层，政府以财政投入在生活方面给予照顾。

"洋中药"之所以得到国内外的认可，主要原因是其疗效稳定，质量可控，特别是在中药有效成分提纯方面的科研创新和技术水平高。而我国的中医药依旧是"郎中抓药"：一把一把地抓，一碗一碗地喝，即使是制成丹、丸、散、片，也部分地存在着标准不一，质量不稳的问题。为此，农工民主党在一份发言材料中建议，将中医药科研纳入国家科技发展规划，围绕中医临床和中药现代化重大关键性技术，以及中药先进制造技术、具有重大疗效的新药开发，组织开展科技攻关，力争短期内取得突破性成果，实现产业化。

农工民主党还建议，加快中医药立法进程，积极推进《中华人民共和国中医药法》的立法工作，建立符合中医药自身规律和特点的管理制度体系。(李亚红、李柯勇、张晓松、赵博等)

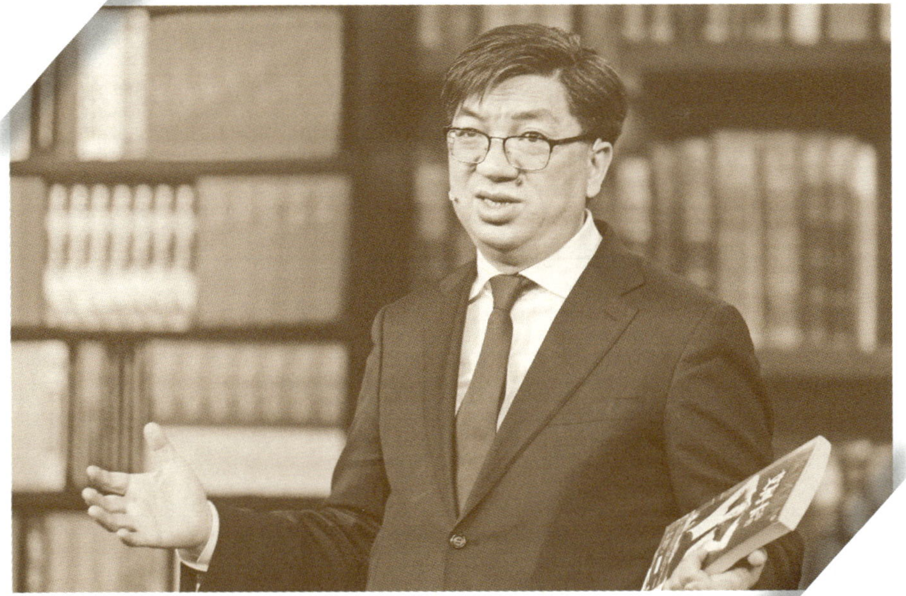

西安东盛集团董事长、广誉远掌门人郭家学演讲现场照片。

郭家学：发挥中医药独特优势 为人类健康贡献中国智慧

文化是一个国家、一个民族、一个社会世代传承、演化与延续的生命基因，是价值认同、思维习性、生活方式、精神愉悦的集中体现。近年来，中国文化在海外的传播取得了长足的进步，与此同时，从国家、公益组织以及知名企业等不同层面，推动文化项目海外落地，为世界贡献中国智慧，还大有可为。

中医药文化作为中国文化的一部分，它的核心价值是中华民族深邃的哲学思想、高尚的道德情操和卓越的文明智慧。它不仅为中国文化的形成和发展作出了卓越贡献，为中华民族认识和改造世界提供了有益启迪，也可以为人类健康贡献中国智慧。

习近平总书记指出，中医药是“祖先留给我们的宝贵财富”，是“中华民族的瑰宝”，是“打开中华文明宝库的钥匙”，“凝聚着深邃的哲学智慧和中华民族几千年的健康养生理念及其实践经验”，“中医药是中华文化伟大复兴的先行者”。这些重要论述，凸显了中医药学在中华优秀传统文化中不可替代的重要地位。从“促进中西医结合及中医药在海外发展”到探索中医药走向世界的合作模式，再到中医药成为中国外交名片，习近平总书记通过自己的外交足迹，已经让中医药成为中国与世界各国开展人文交流、促进东西方文明交流互鉴的重要内容。

中医药学在理论层面强调“天人合一”“阴阳五行”，体现了中华文化道法自然、和合致中的哲学智慧；提倡“三因制宜”“辨证论治”，体现了中华民族因时而变、立象尽意的特有思维方式；倡导“大医精诚”“仁心仁术”，体现了中华民族生命至重、厚德载物的人文精神。中医药学为中华优秀传统文化的形成和发展作出了卓越贡献。

中医药学在理论层面与中华文化的同构性及其在实践层面体现的群众性，使其成为我国独特而优秀的文化资源。从这个意义上讲，，发展中医药就是传承和弘扬中华优秀传统文化，传承和弘扬中华优秀传统文化必须发展中医药。推动中医药健康养生文化的创造性转化、创新性发展，重在重塑中国人民对中医药文化的自信。

实现中医药的复兴，解决国内中医药监管过程中面临的实际问题是关键。首先需要加快推进分级诊疗，充分发挥中医药在基层社区医疗方面的独特作用。其次，建立中西医结合的慢病常见病管理服务标准，发挥中医养生生活方式在慢病管理常见病治疗方面的独特优势(合理膳食适度运动身心修炼节气养生)。第三，充分发挥互联网医疗特别是中医互联网医疗服务在慢病常见病管理方面的优势。第四，坚决贯彻落实党的十九大提出的“坚持中西医并重，传承发展中医药事业”的理念，从制度上形成规范和保障。第五，尽快解决名企名药优质优价问题，纠正招标政策标准失当导致中成药质量严重下降问题。第六，加大对中医药产业发展的国家投入，重点解决珍稀贵细原料可持续获取的问题。加强中医药经典名方利用现代技术方法的二次开发的财政支持力度；加强人工智能在中医药方面应用特别是基于人工智能的中医重大医疗装备研究；加强创新中医药研究。

只有切实解决了国内中医药监管过程中出现的实际问题，让中国人民了解中医药、享受中医药健康养生生活，并从而受惠于中医药健康养生，进而真正推动中医中药实现全球化，更好的向世界讲述中医药故事。

目前，中医药已传播到 183 个国家和地区，中国已同外国政府、地区主管机构和国际组织签署了 86 个中医药合作协议。屠呦呦研究员因发现青蒿素获得 2015 年诺贝尔生理学或医学奖，表明中医药为人类健康做出卓越贡献。中医针灸被联合国教科文组织列入“人类非物质文化遗产代表作名录”，《本草纲目》和《黄帝内经》被列入“世界记忆名录”。国际标准化组织（ISO）成立中医药技术委员会（ISO/TC249），并陆续制定颁布 10 余项中医药国际标准。以中医药为代表的传统医学首次纳入世界卫生组织国际疾病分类代码（ICD-11），中医药作为国际医学体系的重要组成部分，正为促进人类健康发挥积极作用。

但中医药海外发展还面临着诸多困难和挑战。由于文化背景和理论体系的差异，世界多数国家卫生管理模式大部分建立在现代医学体系上，中医药面临政策和技术等方面的壁垒。中医药一直没有真正走出去，很大程度上由于国外对于中医药的限制。在绝大多数国家，中医药还处于被忽视处境，既没有合法地位，也没有当地法律的保障，发展环境不容乐观。因而，中医药想要真正走出国门，如何让中医师在国外行医合法化的课题亟待解决。

近些年，国家加大了中医药国际合作专项。据统计，国家中医药管理局共设立了 32 个“一带一路”中医药海外中心，国内中医院校与外国高校合作成立了多家中医孔子学院，同时也制定了一批中医药国际标准，促进了中医药文化海外传播，推动匈牙利、捷克等国中医药立法。虽然有些只是学校间合作或其他形式合作，缺乏政府大力支持，但依然为中医药在海外更好地发展奠定一定基础。目前，中医药在“一带一路”国家发展较好，因为“一带一路”沿线国家多为发展中国家，医药卫生事业发展相对滞后，中医药适合当地的经济发展现状；另外，这些国家和我国邻近，双方历史文化、生活习惯和疾病谱较为接近，对中国和对中医药都有一定的认识和了解，容易接受。

没有传承就没有发展，没有创新就没有活力，更何谈文化软实力。古法炮制是中医药的精髓，传承创新亦是中医药历久弥新的命脉所在。作为中医药文化传承创新的缩影，以无断代传承至今的“中华老字号”企业广誉远为例，在近 500 年的发展中，广誉远已拥有 2 项国家级保密产品，3 项国家级非物质文化遗产产品。

悠悠岁月，沧桑巨变，追溯过往，中华民族虽有数千年的炮制历史，祖国医学却在千百年的发展中，做到了使其味更浓，其名更盛，其性更佳。而这最简单的道理，恰恰是中医药人最深刻的使命，也是中医药文化的巨大价值。

健康是人类共同的追求，中医药能够真正拉近我们与其他国家民众的距离，增进了解、理解与尊重。

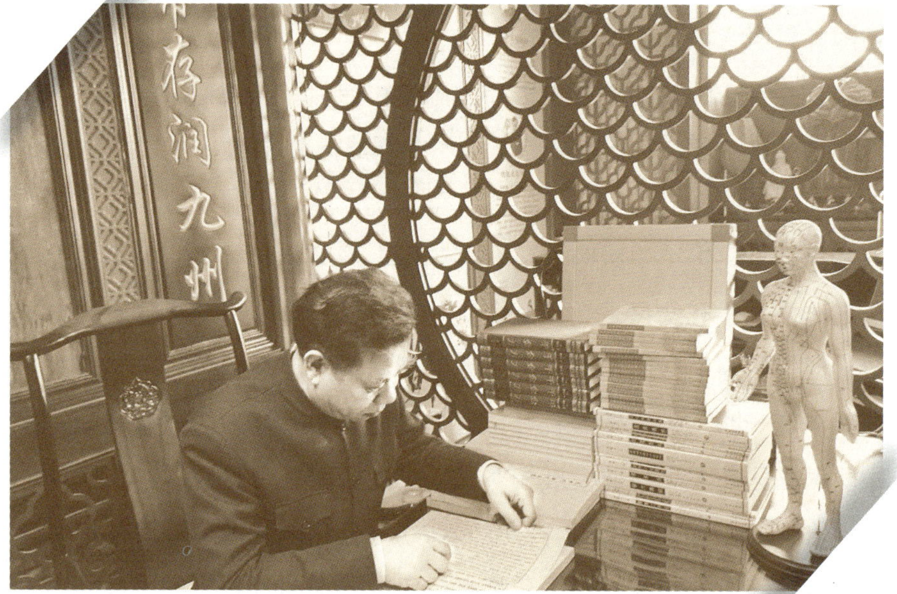

彭城堂中医专家刘国轩工作照。

刘国轩：岐黄千载　传承复兴

岐黄文化发源于我国上古时期，相传，仓颉以问答形式记载了黄帝与天师岐伯揭示中医理论精髓的对话，汇编成祖述蓝本《内经》，至西汉时期以岐伯之《内经》《素问》《灵枢》为骨架，编成《黄帝内经》巨著。自西汉成书以来，岐黄文化之所以能延续至今数千载，其真正的魅力在于政治、军事、经济、天文、地理、术数、人事等无所不包，自然科学、人类社会科学无所不容，上至大道、下至技术，大到宇宙运动、小到人体生命维系，阐述天道、地道、人道（含医道，即生命之大道为内容），涉及多种学科知识。其医学理论是建立在我国古代哲学理论的基础之上，反映了我国古代朴素的唯物主义和辨证法思想，是中国传统文化的精髓，是一部传统文化的“百科全书”。

纵观全书，岐伯与黄帝问答之《黄帝内经》所阐发的精明要义，是后人研习中医药产生和发展以及岐黄文化精神实质和内涵的基石。岐黄文化根植于甘肃，播扬于神州大地，驰名于海内外，是黄河地域文化的特征之一。岐黄之术在理论上建立了阴阳五行学说、五运六气学说、脉象学说、藏象学说、经络学说、病因病机学说、诊法论治、针法腧穴学及养生学等等。其言冥奥，其义弘深，其法宏大。细究其旨，乾坤之德昭显，医哲之理明章，厥功至伟，岐黄千载，流芳百世，无不推崇。

一、岐黄之术的重大作用

黄帝问曰：“人以天地之气生，四时之法成。”岐伯曰：“夫人生于地，悬命于天；天地合气，命之曰人。人能应四时者，天地为之父母；知万物者，谓之天子。天有阴阳，人有十二节；天有寒暑，人有虚实。能经天地阴阳之化者，不失四时；知十二节之理者，圣智不能欺也；能存八动之变者，五胜更立；能达虚实之数者，独出独入，呿吟至微，秋毫在目。”天地万物，人是最宝贵的，与天地之气共融相应，以自然之气而生，以四季法则而长，故人为小宇宙。人的本质不外乎两大属性，一是自然属性，包括生物、物质、精神意识等方面；二是社会属性，包括文化、政治、经济、伦理等方面。岐黄之术应用天地人三才之道充分诠释了人与自然的科学关系。（见下表）

人体（小宇宙）	大自然（大宇宙）	人体（小宇宙）	大自然（大宇宙）
头	天	腹	地
血脉	河流	四肢	四时
五脏六腑	五运六气	十二经络	十二月
二十四椎	二十四节气	三百六十五骨节	三百六十五日

《黄帝内经》曰：“病非人体，素有之物，能得亦能除，言不治者，未得其术也。”宇宙万物之中，人是大自然中最高等的动物，但并不是人类才会被疾病困扰，万事万物皆受自然孕育，必然会受到疾病的侵袭。大自然鬼斧神工，以生克制化，相互制约的规律，周而复始地孕育着天地万物，而古人在生活实践中充分运用自然界中的动植物药材和矿物质药材来防病治病，经归纳总结形成了专门研究人体生理、病理、防病治病的医学体系，极具自然科学的特色。几千年来，岐黄之术以“天人相应”的医学思维模式，借助“形神合一”的观点，建立了中医整体观和辨证观。由此，历朝历代医家将其归纳总结后，撰写成岐黄医学论著，以飨后世，如《伤寒杂病论》《金匮要略》等四大经典巨著，流传至今，造福人类。

《素问·上古天真论》言：“上古之人，其知道者，法于阴阳，和于术数，食饮有节，起居有常，不妄作劳，故能形与神俱，而尽终其天年，度百岁乃去。”又曰：“夫上古圣人之教下也，皆谓之虚邪贼风，避之有时，恬 虚无，真气从之，精神内守，病安从来。”《黄帝内经》“不治已病治未病，不治已乱治未乱。”可见古人把养生放在首要位置，强调防重于治，其理论和实践都充分表明岐黄之术的重大作用。我们只有努力挖掘岐黄文化的精髓，充分发扬中医特色，才能为世界医学的发展以及人类健康事业发挥更大的作用。

综上所述，岐伯开拓了人类医学的先河，其功绩在于揭开了人类走向健康的序幕，他以科学的态度，呵护人类健康；以对立统一观揭示了人体生命活动以及病理变化与自然界的关系；以运动观认识和分析生命的产生和发展过程；以唯物论引导人们逐步走出了巫文化的荒诞怪圈；以生理和物质的科学性启发人们，认识并摆脱了唯心史观的束缚。岐黄之术的发展是人类与洪荒的撕搏，谋取生存，追求健康，达到人与自然和谐共融的科学理念。其广博深邃的文化内涵、科学的思辨力、唯物思想的洞察力以及健康的思维方式等，都使后人受益无穷。

二、医门法律承载岐黄之术

医之为道大矣，医之为任重矣。大医精诚，医者仁术，仁人君子，必笃于情，是中上医者的修为准则。作为一名医者，要牢记大医精诚之古训，遵循医门法律，承载岐黄之术，不但要精通病因病理，还要具备四诊精要，娴熟理法方药，才能临证发挥游刃有余，免得害人害己。然而，没有万能的医师，只有万能的知识，若遇疑难疾患，心有余而力不足时，严明其苦，直言相告，以免延误病情，方为上工之医。

当今社会存在诸多伪医者，凭借阅读一些典籍，满口之乎者也，貌似大家风范，实则方难凭、脉难凭、师传难凭，心之不明，术之不明，习为格套，牢笼病者，而以人之身命为尝试。就伤寒感冒而言，也未得其术，况乎疑难杂病矣？伪医者治病时更不明病患所便，不得其情，草草诊过，用药无据，多所伤残，视为医之过也；诊脉不求明师传授，徒遵往法，图一弋获，以病试手，医之过也；治病不明脏腑经络，开口动手便错。医者不学无术，急于求售，医之过也。甚有文过饰非，欺人欺天，甘与下鬼同趣者，此宵人之尤，不足罪也。诸多行为，未遵循医门法律，何以承载岐黄之术？如此之举，反而误导社会对中医的正确认识，无形之中影响了中医声誉，阻碍了中医自身发展，导致中医在医界地位不显。因此，我们呼吁社会要充分认识到中医的科学性和实用性，自我识别伪中医的不良行经，积极打击伪中医非法行医，保障社会卫生事业健康有序发展。

基层名老中医积数十年的临床经验，通过中医“望闻问切”的辨证论治，其中医价值只能体现在一张中药处方上，完全体现不了医师的价值和地位，但是他们依然坚守阵地，守护百姓健康。再说针灸等传统中医项目，其收费更是低廉，甚至连成本也无法弥补。在这样的条件下，很多中医从业者辛苦一生，却家徒四壁。就我的弟子而言，几乎都在基层从业，开设个体中医门诊，看似门庭若市，人满为患，实则却因中医地位不显，收费低廉，收支不平衡，无从营生。但是他们还是坚守在基层卫生战线的前沿，积极发挥自己专长，起早贪黑地守护一方百姓健康，解决看病难、看病贵的问题。因此，我们要积极呼吁社会关注基层中医从业人员的执着和奉献。

三、如何挖掘岐黄之术

古人有言：“师古而不泥古”。中医人既要学习前人的知识技能和学术理念，也不要被其约束，结合自己的临床经验去伪存真，创新而不弃本。例如小儿感冒发烧，伴咳嗽气喘，高烧持续不退，西医大多诊断为肺炎；中医诊断为邪壅于表，热遏于里。肺气壅遏，肺与大肠相表里，为何不从大肠疏通一下，以达表里双解呢？一方面宣肺气以解表，另一方面通腑气，使邪气速有出路。我们可以选用麻杏石甘汤加大黄，一般1—3剂即可痊愈。但是张仲景却从没讲过“麻杏石甘汤加大黄”治疗小儿感冒发烧并发咳喘。师古泥古，圆机活法，这是我们中医人必备的思维理念。若不懂辨证论治，或不懂遣方用药，该病能否用针刺疗法治疗呢？当然可以，我们可以取大杼穴疏风解表；取曲池通腑清热，取鱼际止咳定喘，同样疗效显著。如此，我不得不说一个敏感的话题，不是所有医者技术都能达到炉火纯青、药到病除的境界，药而无效处处皆有，中药饮片浪费无处不在，同时我国中药饮片还要出口东南亚诸多国家，可见饮片资源更是捉襟见肘。为了减少中药饮片资源的浪费，应大力推广岐黄之术之针刺疗法，该疗法适应于内、外、妇、儿等多科的功能障碍性疾病。

再谈一下现代针灸的医疗现状。当你走进医院针灸科室，随处可见患者身上扎针数枚或数十枚，每次至少留针 15—30 分钟，旁边还有一盏灯照着，甚至还用脉冲加强刺激，疗效却不尽人意，这就值得我们中医人反思了。大凡针灸医师披阅历代针灸经典古籍者，均知古人施针效如桴鼓，如晋汉·皇普谧《针灸甲乙经》云：“刺之要， 至而效，效之信，若风吹云，昭然于天，凡刺之道毕矣。”那么为什么如今针灸达不到古圣贤施针的疗效呢？穷究经典，发现古圣贤施针的精髓秘要被弃，是什么秘要呢？

《黄帝内经·本神第八篇》云：“针灸者，必本于神”，而 是“神”之所化，阳之纲目，是推动经脉气血运行的主帅。

唐·药王祖师孙真人，施针之时特别强调术者运 调神驭针，言：“夫为针者，不离乎心，口如衔索，目欲内视，消息气血，不得妄行。”

明·杨继洲之《针灸大成》云：“凡用针之时，先行运气治法，若觉针下气满，或阴或阳，便卧其针，通经接气，驱而运之，向外至疼痛，立起其针，不与内气回也。”

清末民初·黄石屏《针灸诠释》云：“持针之士，必修练内功，立眉目，生杀气，以炁为针，练炁为针，将全身精、气、神运于两指之间，炁与针相融，施于患处，炁至病所，疗疾霍然。”

由此可知，历代针灸大家都是武功内家高手，施针与内功相当，讲究持针之士需要练炁调神，才能达到效如桴鼓之妙。例如：女性乳腺疾病之增生、纤维瘤可取丰垿穴施针，有立竿见影之功。再举个例子，男性前列腺疾病或性功能障碍，在隐曲穴施针疗效显著，这和现代常规针法就有了鲜明的对照。这充分说明现代针灸学因时代更迭，舍本逐末，以讹传讹，偏离了古圣贤针刺的学术思想，疗效因此大打折扣。对于提升针刺疗效，本人以 道学说抛砖引玉，愿与杏林同道深入挖掘和研究。

四、医者天天面临考试

作为一名中医前沿工作者，应当深刻地知道医生是高危职业，况且岐黄之术永远达不到医学巅峰，为了呵护百姓健康，不忘初心，一生都在研习古人的经方，挖掘古人的智慧，学无止境啊。当你看到一位名医、明医有所成就时，他们背后的心酸又有谁知？因为他们以患为师，以毕生所学天天应对老师的考试，将每一道考题一一记录在案，反复斟酌、揣摩和研究，对与错自有老师评判、社会评判。这样年复一年的知识沉淀，一生累积了几十万甚至上百万的医案，再进行归纳总结得出临床经验，最后才能成功的、合格的成为守护百姓健康的白衣使者——岐黄之术的传承者。简而言之，明医也好，名医也罢，都是患者铸就出来的。我常常教导我的弟子，为医之德，师古泥古，精进敬畏。为医之法，

师古而不泥古，以患为师。中医是苦行僧，既然选择了中医，就要潜心投入学习和研究岐黄之术当中去，打铁须得自身硬，只有这样才能将身心奉献于社会，不辱使命地服务于社会。为了更好地将我毕生所学传授给弟子，在天气暖和的季节里，几乎每个月都带着他们深入基层做义诊活动，每次面对不限病种的考试，以接诊患者现场施教有利于弟子快速增长临证技术水平。

五、岐黄传承中医复兴

岐黄医道绵延千载，传承的不仅是学术，更是对百姓和国家的那份关切与执着。仅此，彭城堂在中华民族伟大复兴的征途上，践行岐黄传承，为中医复兴积极培养中医全科人才。古人云“师不必贤于弟子，弟子亦未必不如师”，但是，老师首先必须是“贤于弟子”的楷模才行。由于社会形态和生活方式的改变，目前师承作为中医绵延发展的形式而备受关注。所谓师承，就是传承老师的学术思想和医道精神。师承不仅需要国家政策扶持，传承人还要具备一定的文化素养和中医思维，既要懂得传统文化和中医临床，甚至要具备文学、哲学、理学的系统知识和基础理论，才能在传承路上更好地提升自我，为中医复兴打下坚实基础。

岐黄传承之路，困难重重，“道阻且长”，但是我将不忘初心，不忘本心，在这伟大的中医复兴时代，在国家对中医前所未有的大力扶持下，中医迎来了春天般的朝阳，我将踏踏实实传承岐黄之术，弘扬中医文化，为伟大的中医复兴之梦贡献自己的微薄之力。

王琦：中医如何被认可？疗效是硬道理

追求健康，未病先防，随着中医的不断发展，中医养生受到越来越多的关注。"万里云天万里路，一重山水一重天"，国医大师、北京中医药大学博士生导师王琦带领自己的团队，克服艰难，一起研究起中医体质学，最终使中医体质学受到了大家的认可。

体质辨识让自己掌握健康的主动权

"中医体质学，有这个学科吗？研究这个方面，可不能掉以轻心，标书写完后要去答辩，我们知道国家自然基金的录取率大约在15%到20%，但我也要坚持做。"王琦说。

由此，王琦带领自己的团队，编制了评价中医体质类型的测试工具——中医体质量表，通过这个量表列出的个人健康量化标准，帮助人们更加准确地了解自己的体质，以及这种体质可能导致的疾病。

据了解，他们以2万多例的流行病调查数据为依据，把人的体质分为9种类型，平和质、气虚质、阳虚质、阴虚质、痰湿质、湿热质、血瘀质、气郁质及特禀质。根据不同体质的差异，进行个体化的诊疗和医学干预。"体质辨识不仅能帮助医生治病，更能帮助普通人防病，进行自我健康管理。"王琦说，每种体质都有各自不同的特征。体质的好与坏不仅决定我们生不生病，还决定我们的身体容易生什么病。通过了解自身体质，根据自己的体质类型，选择怎样吃、怎样起居、怎样养生，从而掌握自己健康的主动权，实现"未病先防、既病防变、愈后防复"的健康生活方式。

行医，是看病的人，还是看人的病？

中医如何被认可？王琦说，首先得讲疗效。“如果病都治不好，那人家肯定会说中医不行。疗效就是硬道理、疗效就是话语权、疗效就是贡献度。”

“人与人之间是不同的，你爱哭、他爱笑，你怕冷、他怕热，你长痘、他肥胖……每个人都不一样，这种不一样的情况就给我们医学带来问题了。”王琦说。“我们行医，是看病的人，还是看人的病？现在可能更多的是看人的病，丢掉了病背后的人，这是不行的。”

王琦从人体的综合视角入手，致力于改变中医的思维方式，采用辨体、辨病、辨证相结合的诊疗模式进行治疗。“病有林林总总，但是它的背后一定有容易产生这一类病的土壤，比如痰湿体质的人，血脂、血糖容易有问题，容易得脂肪肝、高尿酸（血症），女人容易得多囊卵巢。”王琦说。

王琦介绍，有一个病人，他告诉我每天要吃50克生姜，他怕冷，冷到什么程度呢，他说寒风透骨，骨子里面冷。我先告诉他，其实他是痰湿体质，容易得什么病，我再给他一个干预方法，对他的生活习惯、饮食结构进行指导。“我们所做的这些事情，就是让每一个人不是把健康交给医生，而是把健康交给自己。”

“看病这事，不是因为你是大师就什么病都能治得好。很多时候我都得反思，得查文献，得看看是不是还有人比我开的方子更好。”王琦说，“如果治不好病人，我会很惭愧。”

中医要走出去，得有充分的解释力

中医体质学2009年，已被列入国家基本公共卫生服务规范。在"城乡居民健康档案管理服务规范"中，中医体质辨识是一项中医体检内容，充分发挥了中医药预防保健的特色优势。

中医的理论怎样才能被国外接受？"中医要走出去，得有充分的解释力。"王琦说，为了完善学说的理论体系，王琦积极接触现代医学，与基因学专家合作，寻找基因与体质之间的互通桥梁。

"体质之间有什么差异？咱就得从基因说差异，这样西医就能接受。我们治病跟他们不同在哪？他们从病的基因入手，我们从人的基因入手。"王琦说。

"中医这门医学，有着传统文化积淀，加上拥有亲和力，一直以来都得到民众信任。"王琦表示，如今医学不断进步，门类变多，医学需求有了变化。人们选择也随之变化。但现在还是有很多人把中医看作重要选择。"中西医有各自的优劣势，所以看病时还是要根据自身疾病，来选择看中医好，还是看西医好。"

王琦表示，"中医人一定要有自信，我们必须要有原创的东西服务于社会，服务于这个世界，这样才能够体现我们的价值。"

王琦一直努力推广中医医学，以便让更多的国内和国外民众接受中医。（彭嘉靖）

第六篇

中医·传承：中国送给世界的礼物

中医药文化如何薪火相传？

• 新华社记者 梁相斌、毛伟豪、孟菁

随着中医药法正式实施，中医药文化复兴迎来难得的历史机遇。但同时，传承发展什么、怎样传承发展、如何发扬光大这三个问题也摆在继承者面前。新华社记者对话唐祖宣等国医大师，走进中医诊室和中医高等院校，探问继承者们的答案。

传承发展什么？大医精诚

医德是中医文化的灵魂，是中医传承之本。唐代孙思邈提出的“大医精诚”，被誉为“东方的希波克拉底誓言”，它高度概括了作为中医医生，不但要有“至精至微”的医疗技术，还要有“普救含灵之苦”的良好医德。时至今日，许多国医名师都秉承着“大医精诚”之心。

“当医生不是为了钱，这话是我师父教的。”50多年来，国医大师唐祖宣一直“扎根”在邓州市中医院这家县级医院为乡村百姓诊病。找他看病，最大的特点是“不用挂号、不收诊费”。

邓州市中医院普通医师挂号费1元、主任医师挂号费4元，这些年百姓受惠有多少？75岁的唐祖宣哈哈一笑：“哪能记得住数啊！”他只知道，经他诊治的患者几乎遍及全国。

大徒弟许保华43年前拜唐祖宣为师。他说：“师父对钱财看得很淡，把患者看得很重，对医术要求很精。我们这些弟子会一直传承下去。”

“若无名师指路，必如夜行无灯。”重拾中医师承教育，无疑使传承中医之魂的基础更加坚实。起源于清代中叶的“臣字门”，是首都中医儿科界有名的学术流派。这一天，该流派的第六代传人徐荣谦举办了52位弟子的集体拜师仪式。

印尼中医儿科医生林春豪是众弟子中的一员。学成归国后，他开的诊所在当地备受欢迎，此次专程来京参加集体拜师仪式。“老师常跟我讲，要好好给百姓看病。我铭记在心，从医出诊遵从教导。”林春豪说。

“授弟子林春豪，医名林世臣。”在接受了林春豪的三鞠躬礼后，徐荣谦说：“望我的弟子青出于蓝而胜于蓝。”

怎样传承发展？革故鼎新

革故鼎新是中医药生生不息的源泉。五千年来，中医继承者们承上启下，从不故步自封。在现代医学快速发展的当下，他们以古典中医为基石，努力将中医理论与现代科技创造性地结合起来。

在北京青蒿素研究中心，屠呦呦带领团队，搜集整理中医药典籍、走访名老中医，汇集640余种治疗疟疾的中药“单秘验方”。正是这些方药指引了团队后来的中草药的提取分离研究。“在青蒿提取物实验药效不稳定的困境中，东晋葛洪《肘后备急方》有关青蒿截疟的记载启迪了我们的研究思路，我们改进了提取工艺，富集了青蒿的抗疟成分，并最终于1972年发现了青蒿素。”屠呦呦在致新华社记者的信中首次透露了诺贝尔奖背后的“中医密码”。

在北京中医医院、北京电力医院等医疗机构，中医医术与现代工业技术的完美结合，已开始在为群众“治未病”的健康服务领域发挥着巨大作用。记者在北京电力医院亲身体验了一把中医“黑科技”：

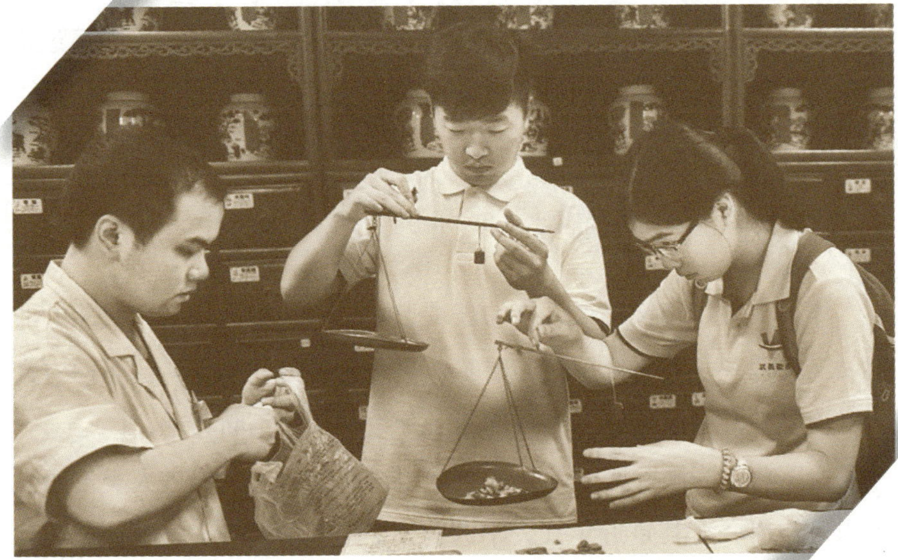

2018年8月9日，来自香港大学、香港中文大学的医学大学生来到浙江武义一中医馆，在老中医的指导下学习把脉、针灸、推拿等中医疗法，了解中医药知识，感受传统中医药的魅力。
张建成　摄

通过舌像仪、脉络仪及远红外全身“照相”等中医设备检测，一张张报告准确解读出记者属于九种体质中的哪一种，在经络、气血等方面存在哪些问题，再综合CT等检测结果，就可以给出一套个性化的中西医结合健康管理服务方案。

“这套健康管理方案基于40万人次的检测大数据，可以说是中医‘治未病’理念在健康服务方面的一次实践。”北京电力医院董事长张刚说。

“中医的‘望闻问切’和西医的‘望触扣听’，其实是异曲同工的。传承中医必须把中西医很好地结合起来。”武汉协和医院院长王国斌说，西医的“望触叩听”有了现代科技的帮助，但实际这并非西医的“专利”，中医同样要利用好各类仪器设备。“中医有几句话，叫作‘痛则不通，通则不痛'，这是对于肠梗阻的辨证论治。但肠梗阻的原因是什么，古人搞不清楚。我们现在利用现代化检查的办法，如通过磁共振、B超或是内镜，就可以诊断清楚。"王国斌说。

如何弘扬文化？面向世界

作为中国传统文化最直接的表现形式之一，中医是中华民族的非物质文化瑰宝，既是全民族的财富，更是全世界的财富。自东西方文化碰撞以来，中医始终以自身的显著疗效与西医不断共融。

中医药作为国际医学体系的重要组成部分，正为促进人类健康发挥积极作用。尤其是近年来，中医药不断完善标准化：中医针灸被列入联合国教科文组织"人类非物质文化遗产代表作名录"，《本草纲目》和《黄帝内经》被列入"世界记忆名录"；国际标准化组织（ISO）成立中医药技术委员会（ISO/TC249），并陆续制定颁布十余项中医药国际标准；以中医药为代表的传统医学首次纳入世界卫生组织国际疾病分类代码（ICD-11）……中医文化走向世界之路已经越铺越宽。

薪火已在"洋中医"手中传继。

来自泰国的温仕德，在北京中医药大学针灸专业本科毕业后，继

漂洋过海来拜师

中医药文化如何薪火相传大型网络专题

中医、西医，在一起？

大医精诚

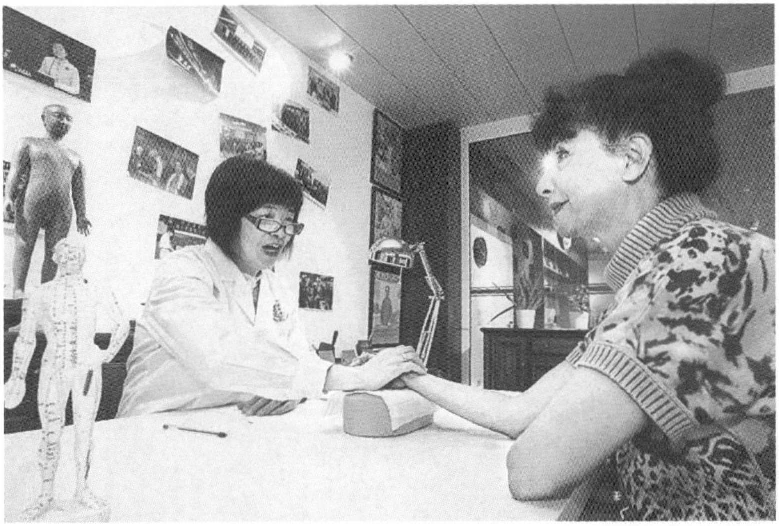

2018 年 10 月 19 日，在瑞士日内瓦，北京同仁堂的医师为就诊患者号脉。位于日内瓦的北京同仁堂瑞士中医门店于 2017 年 12 月开业后，受到了瑞士华人华侨和当地民众的欢迎。 新华社记者徐金泉 摄

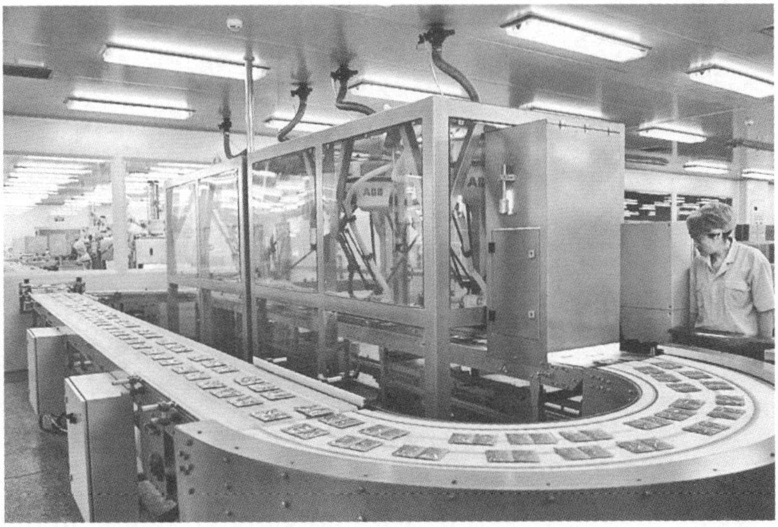

2018 年 10 月 24 日，在北京同仁堂的制药车间，一名工作人员在自动化包装生产线上工作。 新华社记者张晨霖 摄

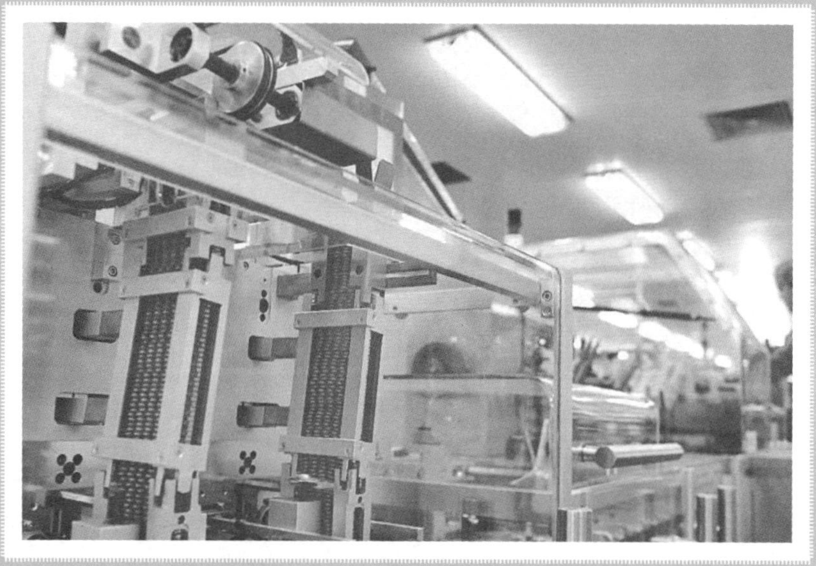

2018 年 10 月 24 日，工作人员在北京同仁堂制药车间内观察工业机器人分拣线的运行情况。

新华社记者张晨霖　摄

2018 年 10 月 24 日，在北京同仁堂的制药车间里工作人员在操作薄膜包衣机。

新华社记者张晨霖　摄

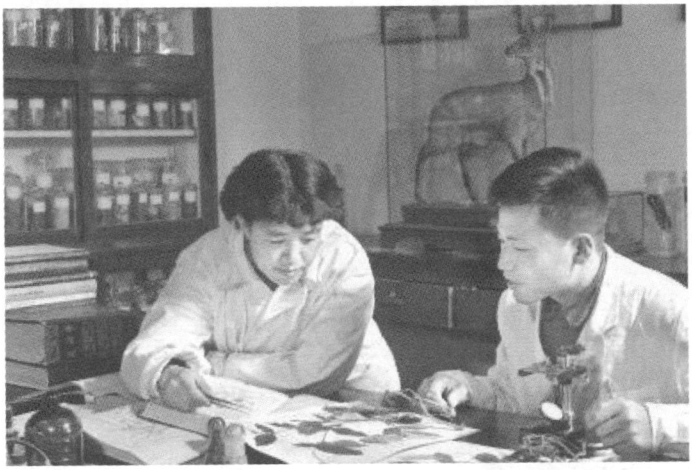

1964年，北京中药研究所研究人员研究生药材。新中国成立以后，中药研究所等机构对中药进行了系统的整理和科学研究。

顾松年　摄

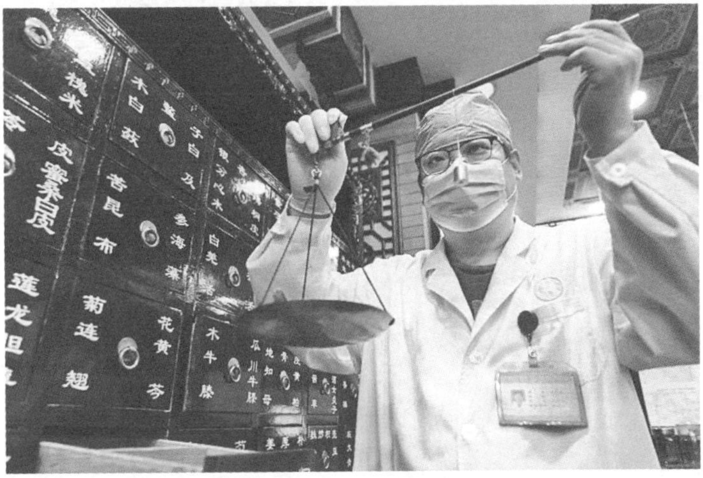

2018年10月25日，工作人员在位于北京大栅栏的同仁堂抓药。

新华社记者张晨霖　摄

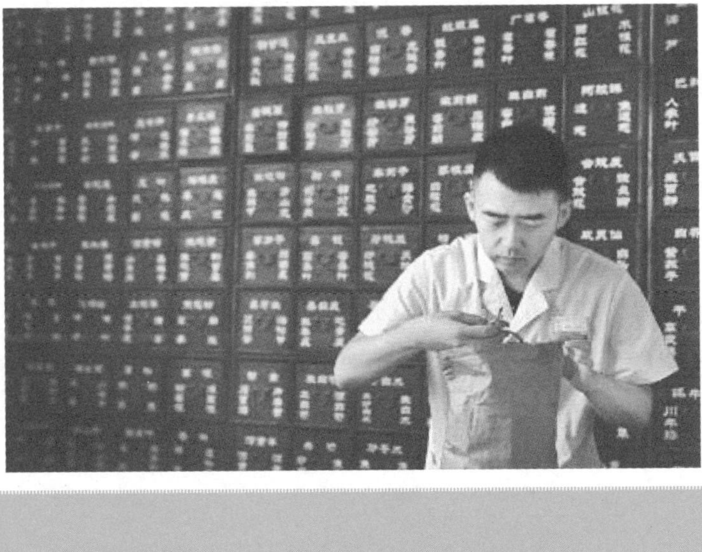

2016年8月11日，“80后”北京人刘钊在诊所检查药商送来的中药材。刘钊于2004年从北京中医药大学毕业，在一家三甲医院工作3年后，于2007年跳槽去北京同仁堂王府井中医院任职医生。在“大众创业、万众创新”热潮感召下，刘钊在大学毕业后的第11个年头创办了北京健泽中医诊所。

新华社记者　尹栋逊　摄

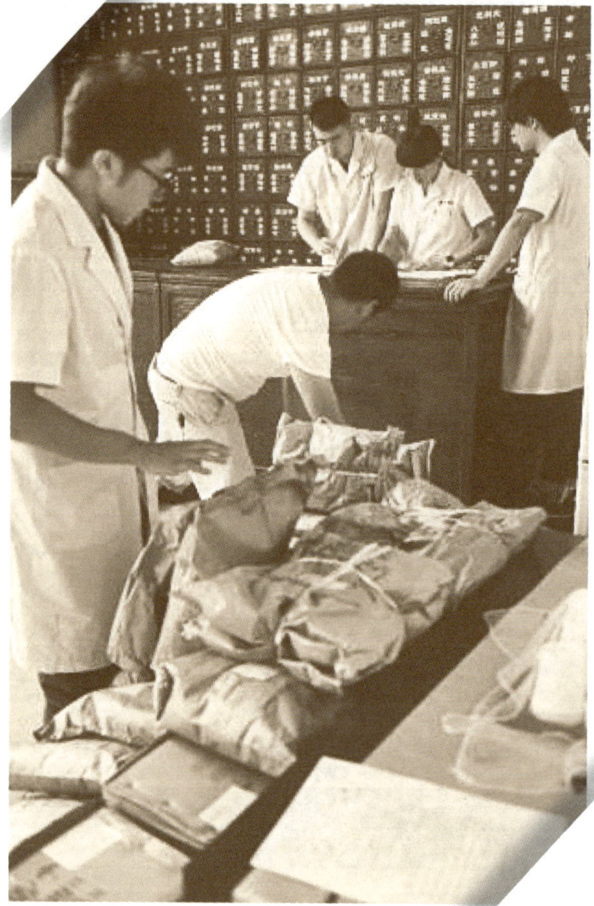

2016年8月11日，刘钊（后排右三）和同事在诊所一起验收供药商送来的中药材。
尹栋逊　摄

续攻读妇科研究生。他说，针灸在泰国被纳入医保，很多医院都开设了针灸科。“人们认识到中西医各有所长，身边学中医的人越来越多，疗效就是最好的推广。”温仕德已获得了泰国的行医资格，准备学成后回国展业。

尼泊尔留学生埃迪在学习中医之前，曾在哈尔滨医科大学学过六年西医。他想通过中西医结合，更好地为病人施治。他说，过去尼泊尔中医很少，近几年回家，发现中医诊所越来越多了。

良医妙药为媒，中医药正快速开枝散叶，造福人类。

国务院新闻办公室2016年12月发表的《中国的中医药》白皮书显示，中医药已传播到183个国家和地区。20世纪90年代就曾去英国拓展业务的同仁堂员工刘丹说："国家不断加大支持中医药走出去的力度，让我们更加坚定了对这份事业的信念。"如今的北京同仁堂集团，已在全球26个国家和地区开办了130多家终端门店。

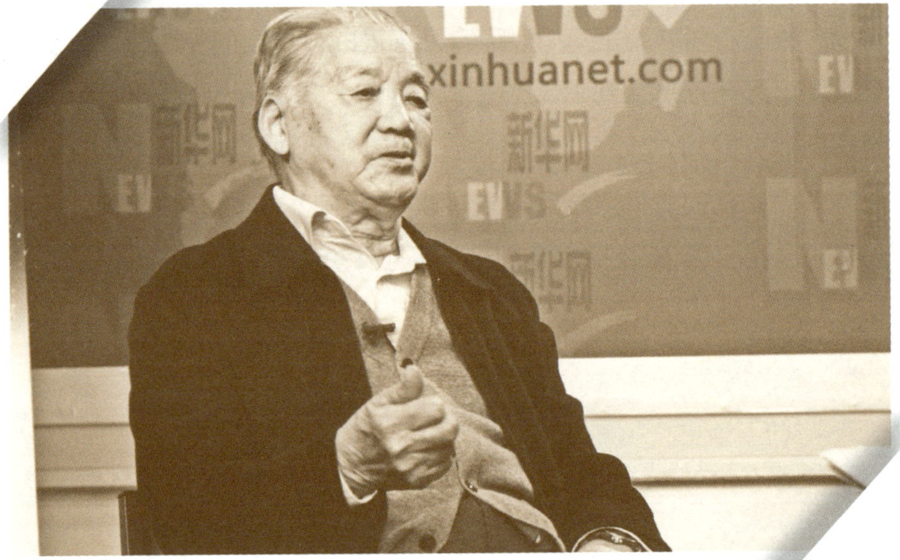

国医大师、国家级非物质文化遗产传统医药项目代表性传承人路志正接受新华社记者专访。 孟菁 摄

路志正：辨证论治显优势

记者：您编写了一部书叫作《中医内科急诊》，这本书应该说是积累了您在教学过程当中的一些经验，包括一些总结，请您介绍一下。

路志正：都说中医治慢病，其实这些年中医在急诊方面也做了很多工作。特别是新中国成立初期，20 世纪 50 年代，河北省石家庄地区乙脑流行，一位叫郭可明的老大夫采用中医药治疗，效果很好。我们通过实地考察，认为郭可明的白虎汤确实对症，其中主药石膏的解热、退烧作用对该病的治疗起了关键作用。后来该方法在全国推广应用，乙脑疫情很快得到控制。随后，北京也出现了乙脑疫情，有关部门开始了以中医药为主的抗击行动。当时卫生部还专门请了蒲辅周和赵心波等很多名老中医参与。大家根据北京7、8月份热中带湿的特点，在白虎汤中加了苍术，病人的病情很快得以控制。

1960年，在包钢工作的工人孙某被铁水灼伤，面积达63%，三度烧伤35.7%，由于烧伤面积太大，造成金黄色球菌感染，加上体内毒气排不出来，导致高烧不下，我用安宫牛黄、牛黄清心等中药，一天三方连续用药。10天之后，感染和高烧竟奇迹般地被控制住，虽然经历了皮肤烧伤、内脏发炎、腹泻不止等连续好几个生命的关口，但是通过辨证论治，通过中医治疗大面积烧伤还是取得了很好的疗效。这就是我们的中医在急诊方面具备的强大优势。

记者：您之前也提到了中西医结合。我们常常认为，中医治慢病，西医才能治急症，您觉得大家的这种想法是正确的吗？如何去打破这样的一个思维？

路志正“新华访谈”视频

路志正：中西医学是两种不同的理论体系，各有所长。在临床中参考现代医学检查数据是必要的，但治疗时，仍要根据中医理论进行辨证论治，不要被西医病名束缚了自己的思路。药不在多而在精，量不在大而在切中病机，要抓主证。现在有的人开方子开得太大，有的方子一开30多味药，医生一看方子都觉得惊人，人吃饭又能吃多少呢，何况是药？这就造成了药物浪费。现在我提出要用药“轻灵”，所谓“轻灵”，即药量不宜过大，药味不可过多过杂。因为量大会导致药杂、味厚、气雄，难以运化，脾胃不伤于病而伤于药。我一直都没有脱离临床，就喜欢当医生，给病人解决痛苦。广安门医院是当时全国最有名的中医院，专家云集。我与赵金铎先生一道创办了中医内科教研室，在中医病历书写、查房、会诊、病历讨论及收治急性病、疑难病等方面突出了中医诊疗特色，做到能中不西，针药并施，汤丸结合，灵活多变。

记者：据了解，您在广安门医院创立的中医内科教研室推动了国家成立中医药管理局，您觉得中医药管理的体制和机制成效如何？

路志正：1981年11月，由中华全国中医药学会副会长任应秋教授主持，召开了在京的部分中医教授座谈会。我们建议中央应该检查中医药工作，总结经验教训，把中医药管理工作从卫生部分离出来，成立"中医药总局"，直接隶属国务院领导，各个省市也相应成立专管中医药的机构。这个座谈会的《纪要》上报中央，发挥了较大的影响力。1986年，国务院决定成立直属的国家中医药管理局。

2003年"非典"暴发，当中医药发挥不了应有作用的时候，我们心急如焚。5月8日，时任国务院副总理吴仪主持召开"在京中医专家座谈会"，我就坐在她的身边，呼吁让中医介入临床治疗。吴仪采纳了我们的意见，中医进入北京抗击"非典"的主战场，小汤山医院的患者也喝上了中药。中医治疗急症有几千年的历史，但抗击"非典"中出现的中医理论与实践脱节的现象，说明中医教育改革刻不容缓。

记者：您培养了很多学生，去年的拜师会上，七名弟子拜您为师。您觉得师承能发挥怎样的一个作用？跟过去的师承相比有什么样的不同呢？

路志正：人才培养不是短期的，得慢慢培养。北京有一个金世元，从小带人采药，有些人根本就没学过（采药），得抓紧培养。关于师承教育的问题，有学术、有发展的青年中医，学习和研究的书籍中，中医古典书籍相对较少，都是看现代的医学教材。

热性病有三宝——安宫牛黄、局方至宝、牛黄清心……那就是咱

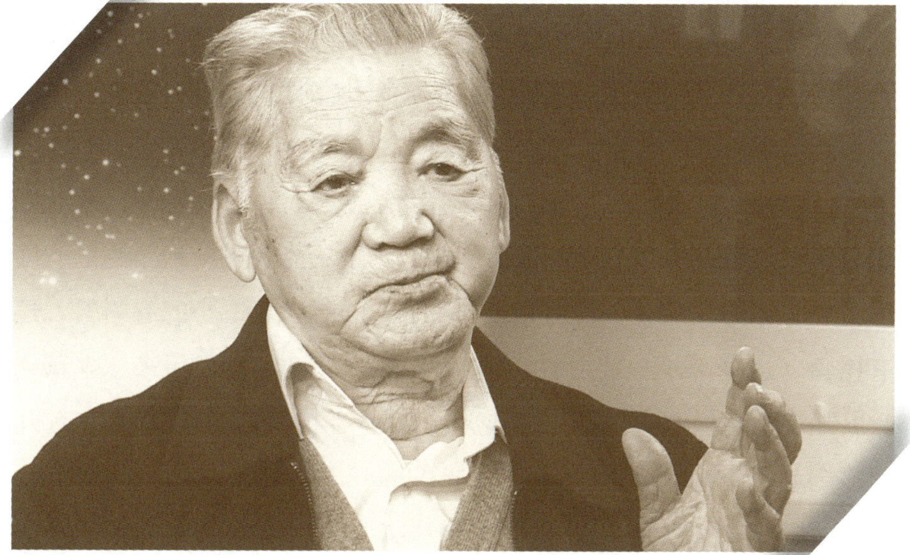

国医大师、国家级非物质文化遗产传统医药项目代表性传承人路志正。 孟菁 摄

们提出来的，中药为什么能够流传这么长时间，它经过几百年无数医家对这个病的重复研究，提出很多临床经验，在几百年后的今天依然可以发挥药效。

日本20世纪80年代调柴胡汤治疗肝硬变，他们来找我们取经，让我们发表意见，他们认为中医已经不适应现代病症了。然而实际情况是，张仲景的方子到现在都可以用在临床上，可以批量生产。学中医得先学中医理论，因为方子不是固定不变的，古今有差异，得把中医的理论学透。

目前不少中医学院毕业出来的学生不会用中医看病，中医院的很多医师首先考虑的是用西药，然后再配合中药。为什么呢？据了解，学生在中医学院学5年，中医和西医课程的比例是7∶3，但学生用在西医上的时间不少于50%。除去一年的临床实习和寒暑假，真正用在中医上的工夫不到2年。我们建议，相关部门加速构建按中医自身发展规律制定的学术评估体系，卫生、教育部门要鼓励我们的中医院校的学生和在职中医师在古汉语和中医历代经典著作上下功夫，才能在临床上充分发挥中医的优势和特色，成为中医的后继人才。

记者：中医药发展究竟难在哪儿？

路志正：中医药问题最大的难题就是中药，中药从种植、收获到储藏整个过程都有很多学问。因为中药涉及天上飞的、地下跑的、河里游的、海里生的……这些东西都有；大的有大象，小的有蝌蚪，还有树鱼，这些都是中药。《神农本草经》载药365种，后来《本草纲目》是1892种，《中医药大辞典》在2015年的载药为5767种。前几年胡启明同志编的《中华本草》收录了8982种。因此这个《本草纲目》是不是需要重新编写？是不是需要这类人才？这都是我们需要考虑的。保持药源是我们需要考虑的问题，因为中医用药太多了。国内用中药、国外也用中药，像日本没有药源，都靠中国、东南亚运过去。

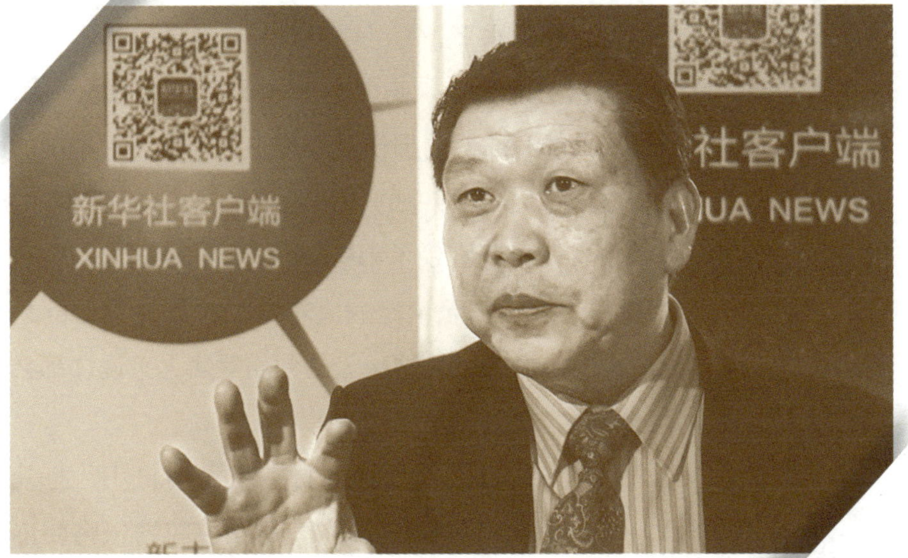

华中科技大学同济医学院附属协和医院院长王国斌接受新华社记者专访。 孟菁 摄

王国斌："微创"技术辨中西

记者：您作为把微创技术引入中国的第一人，在微创这个领域您有什么想说的？

王国斌：微创外科技术是相对于传统的开放手术而言的，这个技术是从20世纪90年代末发展起来的，到了21世纪在我们国家取得突飞猛进的发展。可以说微创外科技术在很多方面也处理了一些传统的手术，这当然主要是指的外科领域，包括腹部外科、胸腔外科、泌尿外科、心脏外科、脑外科，还有耳鼻喉科、骨科等。包括我们一些传统的内科消化系统的疾病，以及妇产科85%的疾病都可以通过现代微创和微创技术来解决。可以这么说，微创外科技术在整个外科领域已经发生了革命性的变革，而且中国人在这方面还起着引领作用，这些技术在世界上都处于领先水平。

微创技术针对这些疾病的治疗，确确实实体现了人性化这一点，对于病人来说，一个很大的开放性的损伤对心理上的创伤、对精神的创伤是非常大的。比如我们过去所说的“开肠破肚”，一个胃手术，或者一个胆道手术，或者一个肝脏手术都有 20 厘米、30 厘米甚至更长的对腹部的切口损伤。那么，无论是病人本身的损伤，切口的外观，还是手术本身造成的出血感染，这么大的创伤对病人来说，都会在心理上造成一定的障碍。

王国斌“新华访谈”网络视频

而微创外科的特点就是伤口小，打几个洞也可以完成传统的在腹腔内、胸腔内甚至脑外做的大手术的操作技术，也能达到和开放手术同样的效果。它有几个特点：出血少、创伤小、恢复快，病人大多容易接受这样一种治疗办法，而且通过这些手术，包括治肿瘤性疾病的效果都是非常好的。所以这一技术还在我们国家得到不断的发展和进步，为此我感到非常欣慰，作为一个微创外科的专家，可以说在我们医院，大部分手术的技术都取缔了传统的开放手术，我也希望发展得更好。

记者：武汉协和医院有没有中西医的结合科或者中医科？

王国斌：有，协和医院是一个有历史的老医院，现在有整整 150 年历史，所有的科室都是比较齐全的，“内外妇儿”“眼耳鼻”“神传风”这些科室都是有的。特别是中医科，我们一直都实行中西结合两条腿走路，在 20 世纪七八十年代发展得非常好。那么现在这个科室通过中西医结合，又走出了一条独特的道路，应该说发展得也是非常健康的，包括传统的中医治疗的办法，汤药、制剂、敷贴，还有一些合成用药，还包括针灸、理疗、热疗这些都是非常健全的。所以中西医结合在武汉协和医院是有它自己特点的，发展还是正常健康的。

记者：与微创外科手术相比，中医是不是可以称为无创？

王国斌：其实，微创这个概念不是外国人提出来的，实际上在中国3000多年以前就有微创这个概念。有一个疾病的英文缩写叫HD，它是先天性巨结肠或者叫肛门闭锁这样一种疾病，这种疾病过去就是通过微创办法来处理的——在我们的《黄帝内经》一书中就有相关记载。说的是一个小孩生下来的时候没有肛门，那么这个小孩肯定活不下去，大便没地方排，于是用小刀把它割开，也就是微创，而不是把它整个切掉，然后再敷一副中药，这个孩子很快就愈合了。这就是典型的微创外科手术，通过中西医结合的治疗办法来诊治这个小孩。

所以说我们国家传统的医学对世界医学是有贡献的，换句话说，对现代医学也是有贡献的。现代医学发展不到300年，我们祖国医学确实可以传承、挖掘出很多新的东西。包括针灸，现在好多病都是可以通过针灸直接治疗的，比方说头部或者腹部产生的疼痛。有这么两句话：一个是"肚敷三里穴"，就是肚子疼痛的时候，在三里穴也就是膝下两厘米到三厘米的一个穴位扎个针灸，就能马上见效不痛了；还有一个是"头疼先活骨"，把这个活骨扎一个针灸，疼痛也可以缓解，因此这个效果是比较好的。当然还有很多很多疾病都是可以通过中医治疗的。

记得我在20世纪70年代当医生时，那个时候开颈部的手术都是用针刺麻醉，遗憾的是这几年我们的针刺麻醉做得不多，但是我到国外，去了东欧几个国家，他们对此非常感兴趣，而且希望我们和他们合作，把这个技术传给他们。国外人也在研究我们的针灸，他们也相应地开展了很多技术。所以传统医学可以说是我国医学的宝库，我们把它称作瑰宝，这是几千年来祖宗给我们留下的宝贵遗产，应该值得发扬和传承。

记者：没想到您能把《黄帝内经》记得这么熟。

王国斌：其实我也不太熟，我是个典型的外科医生，因为只有把中西医很好地结合起来，才可以发扬传承祖国医学里的这些概念，比如中医里面提到的“望、闻、问、切”，那么西医提到“视、触、扣、听”，它是一脉相承的，从西方传来的医学跟我们的中医其实并不矛盾。

一个病人来了以后，按中医的诊断，就是六淫七情，风、寒、暑、湿、燥、火，喜、怒、忧、思、悲、恐、惊。然后再判断他的疾病：望是通过眼睛看；问是通过问诊知晓他的情况；触是通过触摸可以发现问题，例如肚子对不对称，有没有肿块；听是用耳朵听一下，过去传统的中医还有竹筒子可以用来听，当然现在有听诊器，还有其他一些现代化的设备可以帮助解决这个问题。

这样的话，病人不用开口医生便能知其病情根源，实际上在此之前都可以把它弄清楚，病人也用不着做那么多检查和治疗。打个简单的比方，比如阑尾炎病人来了以后，我通过“视、触、扣、听”，先按着肚子疼痛处问他的情况，是不是右下腹部疼痛，看病人有没有恶心的症状。我再摸一摸相应位置有没有压痛、有没有反跳痛，再查一个简单的血象，阑尾炎这个病我就能把它判定下来了，用不着做磁共振、CT，这样可以降低病人的费用。这是从我们中医传承过来的，所以中西医两者之间进行有机的结合，这是非常重要的。

另外，有些疾病实在诊断不清楚，要借用现代外科技术，通过这一系列的技术，我们才能摸清楚病症。比如说肠梗阻，中医有几句话，叫作“通则不痛，痛则不通，不通则痛”，那么这是一个很典型的对于肠梗阻的辨证论治。但肠梗阻的原因到底是什么，还是不清楚，这个时候我们就要结合西医一些现代化的检查办法，凭医生的常规经验，做磁共振、B 超，或者通过内镜就可以诊断清楚，甚至发现这个肿瘤是什么类型的、长在什么地方、有多大，这个肿瘤是一个实体性的还是一个溃疡性的，然后对它进行活体组织检查。这些是中医没有办法做到的，那就有必要采用西医的这些检查办法，帮助我们来诊断。

治疗上也是如此，中医治疗有很多传统的好办法，比如大黄、芒硝、黄连、黄芩，可以通便或者是帮助解决这个肠的梗阻，病人可能就好了。但是有些疾病还是无法解决的，如果是实体肿瘤，病人无论吃多少大黄、芒硝也解决不了这个问题，所以有些疾病中药是可以帮助治疗的。因此，我认为中医和西医它们并不矛盾，在某种意义上讲，中医理论通过辨证论治来帮助我们解决一些问题，可以拓宽我们的思路，帮助我们将其与现代化科技很好地结合起来，成为一体化的发展，这是至关重要的。

记者：中医科现在有没有引进这样一些现代化的诊疗设备？

王国斌：因为我们是个大型综合医院，这些设备在我们医院是资源共享的，核磁共振、B 超就不需要去专门配一套，但是有些设备是必需的，比如说内镜。当然现在 B 超也很简单，也能帮助医生更进一步来确诊，证明辨证论治的思维提出的那些因素是否存在。如果是客观存在的话，医生就可以采用药物来加强调理，提高病人免疫力，针对这些疾病的治疗作用就更强一些，那么病人就恢复得更快一些。

记者：有人认为中医不行了，要不然为什么要用现代西医的仪器呢？您觉得这两者之间这种结合到底该怎么理解？

王国斌：不能这样看，中医有中医的优势，西医有西医的优势，特别是有些疾病通过西医的治疗办法，它是没有办法好转的。比如说屠呦呦发现的青蒿素，它治疗疟疾效果非常好，西医的办法当然也可以，但是没有青蒿素的疗效好，这就是中医体现出的优势。还有些疾病，比如说女性的月经不调，通过中医调理很快能够让月经恢复正常情况和正常水平，但是用西医就比较困难。

还有治疗一些慢性疾病，例如腰腿痛这些疾病，西医的办法就是开刀，中医的办法是通过药物治疗可以缓解甚至好转。包括肿瘤，特别是晚期肿瘤，若没有好的办法治疗，结果通过中医进行调理，通过辨证论治、通过阴阳五行这样一些学说来治疗的话，确实有些病人的病情能够缓解或者稳定下来，能够延长病人的生命，甚至可以改变生活质量。这就是优势互补，所以中西医之间不矛盾。

所以在我们医院，中西医结合用在很多疾病的治疗之后，特别是康复的病人都在中医科进行一些治疗，而且中医医生指导病人怎样用药，无论是服用汤剂还是药丸，或者采用其他一些方式，效果都还是比较好的。

记者：就现代医学的管理体制来说，中医也分科了，内科、外科甚至妇科；也有人质疑说中医是不分科的，中医是全科的，应该恢复到以前传统的管理模式。您觉得到底哪种模式对于中医的发展来说更有利？

王国斌：理论上说，在大医院里，一般都分科比较细，而像我们医院就是专科化了。医院专科化，专科医院化，这是一种新的管理模式，那么中医科也成为一个独立的科室。尽管有些疾病我们会讨论是中医治疗还是西医治疗，这里面有一个竞争关系。但不管怎么说，作为医院的管理者，很重要的一点就是在一个疾病的诊疗和治疗过程中，要组建一个团队，通过这种办法把内科、外科、中医科和相关的科室组合到一起，针对这个疾病，看看在哪个阶段采取哪种有效、科学、合理的办法来解决这样的问题。所以它也不矛盾。

记者：您在协和医院引进了国际化的人才，进行了国际化医疗的合作，对于中医这块您觉得未来该怎样加强国际化的合作？

王国斌：我认为要并驾齐驱，两边共同发展。正如我刚才讲到的，要把中医传承下去，这是我们应尽的职责，同时确实可以给病人带来很好的治疗效果，所以不可偏颇。要让西医有机地和中医结合得更好一些，我们作为管理者就需要把它们统筹起来，让它们能够并驾齐驱地更好发展，让现代医学和中医医学进行良好的互动和结合。

记者：现在外籍人士到咱们医院看病，选择西医的多还是选择中西医结合的多？或是选择中医？如果很少的外籍人士会去选择中医或者中西医结合的科室，你觉得我们更应该加强宣传还是该怎么做？

王国斌：外国人到中国来看病，来协和医院的还不少。我们有一个国际门诊部，看病的大部分是外籍人士，有领事馆的、企业的，包括学校的学生，生病以后大部分都到这儿就诊。但是他们对中医的认识很少，所以基本是采用西医的办法。而且他们都有保险医疗，或者国外的保险医疗，如果他们的病是可以等待治疗的，大部分人会回到自己的国家去治疗。但是不需要等待的或者急诊的病人还是在我们医院做手术，主要是手术科室的病人相对多一些，一般内科性疾病、保守治疗的疾病相对少一些。

所以这样就存在一个问题，我们需要走出国门，宣传我们的中医，告诉大家中医是可以治病的，是能治好病的，有些疾病治疗还是西医没办法解决的。简单地说，比如针灸治疗，甚至拔火罐。有一个很有名的游泳健将菲尔普斯，他就是用拔火罐的办法来治疗，效果是其他办法无法比的，所以拔火罐是个很好的治疗手段。

我们要大力宣传我们祖国的传统医学，让它深深扎根在世界人民的心中，而且它对世界医学的贡献还是很大的，好的东西还是起源于我们的医学，所以这块儿我们还要加大力度。我感到非常欣慰的是，许多国家都非常希望我们在中医方面能够和他们进行一些合作，或者把我们研究方面的工作带去和他们一起完成。

记者：现在有越来越多的外国人到中国来生活工作，但是如果想在中国引导他们看中医，恐怕还要在您提到的商业保险等各方面去完善这些工作，因为现在他们的保险都不在这块儿。

王国斌：是的，他们的保险不对接这块儿，这是一个问题，需要今后更进一步把它解决好、协调好。

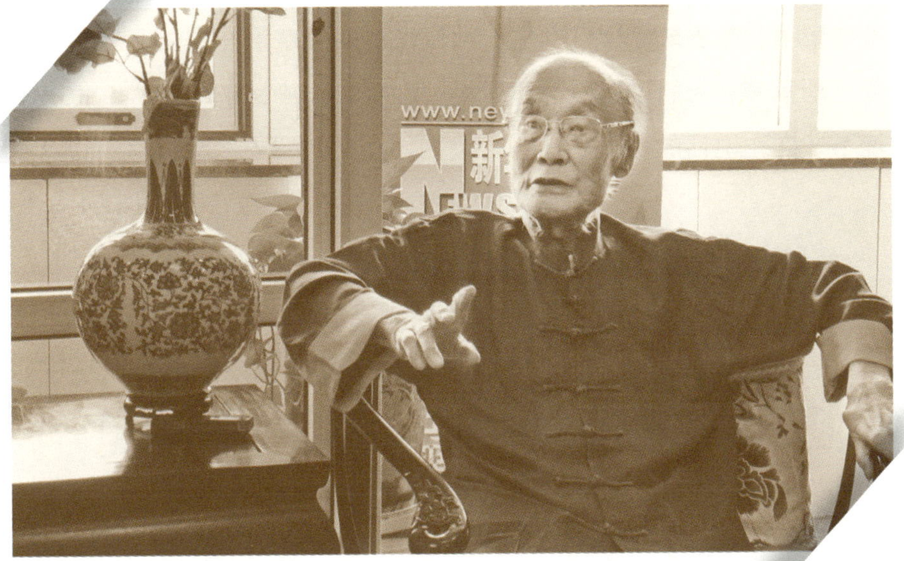

老中医刘孝威接受新华社记者采访。 彭嘉靖 摄

刘孝威：学中医从学“礼”开始

记者：您自幼拜四大名医之一的孔伯华先生为师，深得其真传，对传统中医的诊疗及文化有集大成的继承和发扬。大家都说您切脉如掌上有瘾，开方如笔下有神，这“瘾”和“神”分别指的是什么？

刘孝威：比如说今天一进门您这性格就能看出来了，性格是什么，是人与人之间的感觉，那么感觉是什么，就是一个气场。说说中医的号脉，脉搏的“脉”不是指完全一二三四五，论到中医学的方面，谁也离不开中国传统文化。

学一辈子，干一辈子，最后糊涂一辈子。人与人之间，为什么往这儿一坐我就知道你什么性格，你说这叫看病吗？这不是看病，这也不是相面。人的本性，人与人之间的感觉，坐下后大夫心里已经有数了。

记者：您怎么看待现代中医对传统中医的继承？

刘孝威：咱们可以说师傅带徒弟，现在学中医的年轻人，家庭环境不一样，说话的语气不一样，比如同样一句骂人的话，这边说这是骂人的，那边说是表扬的。所以真正学中医的，学的是什么，就是一个字——"礼"，它不仅仅体现在鞠躬。所以中医文化，不是单从"中医"两字去理解。所以学中医也好，看中医也好，真的去掉这个"骄"字很不容易。

刘孝威访谈视频

没有几个人真正明白什么叫"传承"。比如什么叫"师傅"，看起来挺简单，实际上许多人不知道。站直了，老师您先走……这是"礼貌"，现在有多少人能做到？中国的传统还比较看重这些。

记者：现在的医患关系好像跟以前有一些变化。您觉得问题出在哪里？

刘孝威：不是小变化，变化很大。比如说您上我这儿来，您现在坐在我这儿说话，跟刚才一进门不一样。刚才一进门特别客气，现在坐这儿跟我聊两句，所以就是俩字"感觉"，这个感觉可厉害极了。为达到对每个病人有这个感觉，那你应该做到什么程度，只有当大夫的能理解，不当大夫不理解。

中医一直强调"医者仁心"，对于患者，不是要怎么去对付他，而是首先让他心安，来医院的患者并不见得真有病。你得琢磨患者一进门的感觉，如果大夫不理人家，患者就会理解为大夫瞧不起我了，许多时候我看病前先跟患者聊会儿天。很简单，首先病人一进门，我会问是哪里人，接下来我将根据各地区的语言特色，来回答他们的问题，这样不易产生矛盾。

这种交流后的感觉是说不出来的。比如有时候我们骂病人，病人还高兴，为什么？他理解这不是骂我。

记者：我觉得您说的里面体现了一个医生的职业道德。

刘孝威：什么叫道德，我对得起你，对得起你的难受，我得让你不难受，最后我的职责是怎么让你不难受，最后给你吃的药能治好病，这就是我的职责，应当做好的。

人和“道”是分不开的，中医讲究是什么，一个字：“道。”因为这个“道”本身是什么？是道德。

最后我想说的是：“学无止境。”中国的文化没有句号，中医也是如此。希望越来越多的人关注中医药的传承与发展，让它造福更多的人。

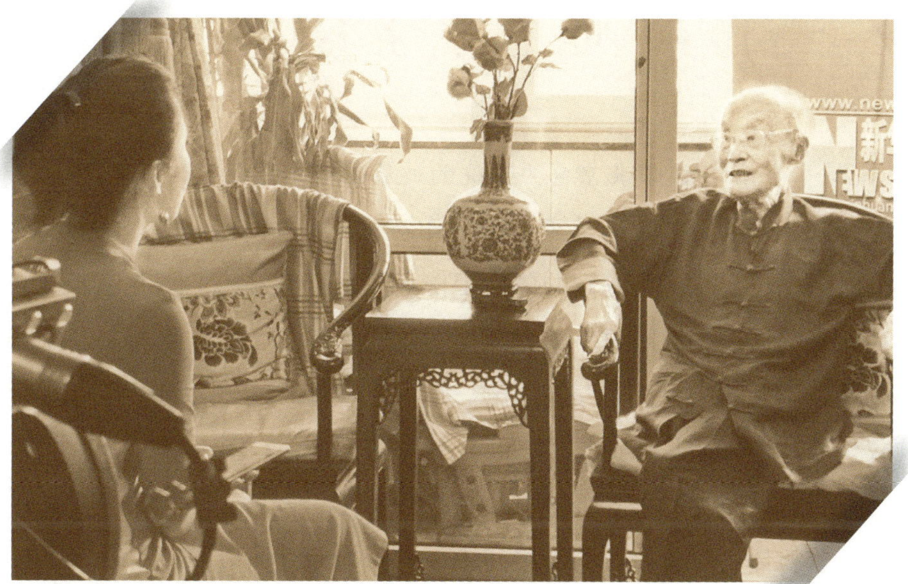

老中医刘孝威接受新华社记者采访。 新华网发 彭嘉靖 摄

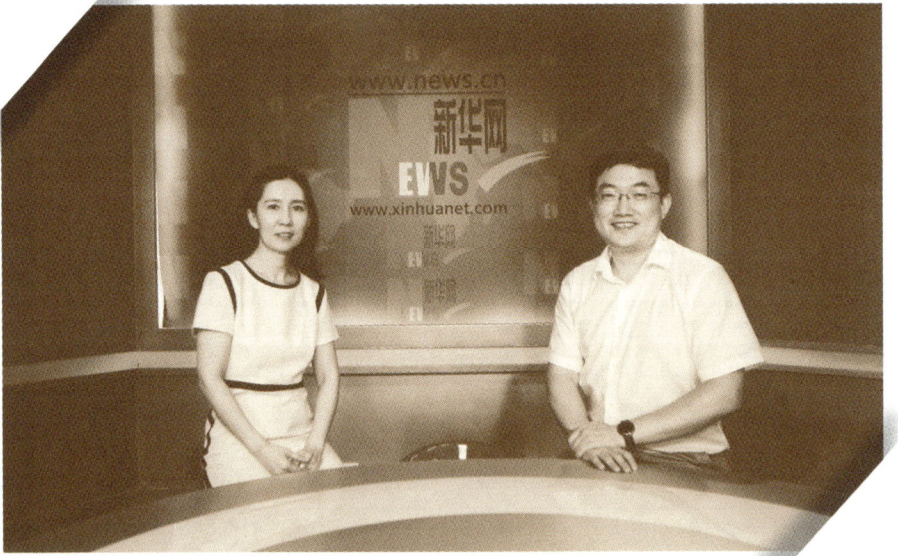

北京电力医院健康管理中心主任闫焱（左）接受新华社记者专访。 刘品彤 摄

闫焱：中西结合说“养生”

记者：请您谈谈北京电力医院的健康管理工作是如何开展的。

闫焱：电力医院的健康管理工作应该说在 10 年前起步，最开始的时候，也只是一个基础的体检工作，但是后来发现，体检起不到预防疾病的作用。大家每年都会体检，体检完了之后，没有人去追踪与管理，不好的指标仍然存在。第二年再体检的时候，可能那些问题不仅仍然存在，而且还加重了。

所以我们是从检后服务开始起步的，就是从体检的结果报告开始，分析体检对象存在的健康问题，给予他后续的咨询和指导。在起步之后，尤其是近几年来，我们结合西方功能医学中的一些功能检测和评估手段，加上中医的检测评估，再加上中医的调理手段，又融合了一些心理上的检测评估和心理调适，于是形成了目前这种身心一体化的健康管理模式。

身心一体化，就是人的生理健康和心理健康同等重要。我们在实际工作中发现，心理的健康对于身体健康的影响作用非常大，所以两者缺一不可，而且一定要并重。因此，我们摸索了10年时间，现在才形成了一套比较成熟的理念和模式，那就是身心并管。

我们目前的这种理念和模式包含有两点：一点是中西并举，就是中医和西医两种手段和方法要一起来使用；另一点是身心并重，也就是身体和心理两个方面的健康同等重要。

记者：健康管理肯定是离不开这种大数据的积累，你们在这方面做了10年，有什么样的数据量？大数据在健康管理中怎样发挥作用？

闫焱：我们从2006年发展到现在，最初开始时有体检的信息系统，那个是我们的基础，现在有一个大的健康数据平台。在这个数据平台上，我们累计有4500万条数据，有40多万人次的数据量。这些数据量应该说是我们健康管理中心最大的一笔财富，而且我们最大的优势是，我们的人群是相对稳定的，而不是流动的，因此这笔数据就更具有价值。

我们可以通过对这些数据的分析来评估，看这些人群的健康指标，他们主要的问题发生在什么地方，然后做分析。而且因为积累了10年，从数据的变化趋势上能得到一些结果。所以，对于我们后续的健康管理应该抓什么、重点放在哪里，这些数据作用非常重要。

记者：通过这些数据是不是就能找出我们的检查指标发生的异常，未来可能就会产生什么疾病？这中间的关联性是怎样的？

闫焱：对，有这个关联性。还有一个就是这个指标的异常与其他指标之间的一些关联性。这些年，我们也在不断地挖掘这些数据，然后做相关的研究来指导我们未来健康管理中的一些实践工作。

记者：您刚才也提到这种管理方式，叫中西并举、身心并重，这实际上是一个整体，我觉得跟中医是非常相通的。

闫焱：完全吻合。

记者：中医的理念在健康管理中有哪些作用？

闫焱：实际上，我觉得西方的健康管理理念如果追根溯源的话，还得追溯到中医理念。其实中医文化的历史要更久远一些，我们的中医养生文化、中医的整体观，还有中医未病先知、未病先防的思想理念，历史都要更久远。

在我们现实的健康管理工作当中，现代西医对于疾病的诊断、治疗、路径和手段方法都很成熟，也很成体系。中医这方面，以往的感觉是中医很神秘，缺少抓手，实际上我们在后续的工作中也在思索，如何能够让中医也做到可量化、可视化，怎么样让它也可规范化、有可重复性。这样的话，其实更利于中医文化在健康管理工作当中的应用。

我以前经常跟我们的工作人员说，拿知名老中医举例，他们的经验、方法和能力都可遇不可求，感觉不可复制。即便是师带徒，也要靠徒弟的悟性去继承他的一些东西。

因为我是学习西医的，所以从我的角度来看这个问题，我觉得其实它限制了中医的一些传播，不便于我们把中医的这种手段和方法大面积用于人群的健康管理工作中。所以我们跟国家中医药管理局有一些这方面的学术探讨，包括与北京中医药大学的探讨。

我们是利用中医现代化的理念，就是中医对于经络、人的体质和脏腑的诊治情况，也有一些现代化的设备可以来进行检测和评估，去实现以往中医的那种不可量化、不可视化的问题。比如说红外成像的检测，就是让中医达到了可视化、可量化。可视化脏腑经络的情况，它用不同的温度偏离的颜色直观地展示出来；可量化是有温度的数据，已经数据化了。这样的话，就让中医具有了规范性和可重复性，也就是说，我们培养了不同的中医研究生或中医博士，他们采用同样的检测手段、同样的评估手段，掌握了同样的经验与技术之后，得到的结论应该是基本一致的。

这样就有点类似于西医的检测方式，它可量化、可标准化。这样得出来的结论，再对人的健康状况进行分析，我们的针对性就更强了。因为问题都摆在那儿，后面就是调理。而我觉得中医的调理，恰恰在亚健康这方面，应该说比西医有更多的手段和方法。

中医有很多老百姓喜闻乐见的传统方式，很安全又很有效，也便于操作。比如拔罐、刮痧、经络按摩、艾灸、针灸，而且确实在我们的实际工作当中会发现，这些手段看似很简单、很传统，但是对于人体质的调整非常有效。而且调整完了之后，不仅仅是被调理的对象从主观上去感受好与不好，我们还会给他进行重复检测，客观地反映他的脏腑经络的情况。整个的改善情况，前后是可对照的，而且这个对照是我们医生和被调理的对象双方都能看到的。

所以从工作的角度来看，我们的手段有没有效果，大家对于效果的评价，是有客观的依据的。而对于被调理的对象来说，他的主观感受与他客观见到的调理后的改善相吻合，便增加了他进一步去调理改善的信心，他的依从性会更好。我们这样不断地检测评估，然后再进行调理，很多人的一些现代亚健康问题都能得到改善。比如失眠、胃肠道功能异常、颈腰椎的问题等都特别普遍，还有很多女性由于宫寒导致不孕的情况，我们的调理达到了特别好的效果，我们也觉得挺欣慰。

记者：健康管理还能解决不孕不育？

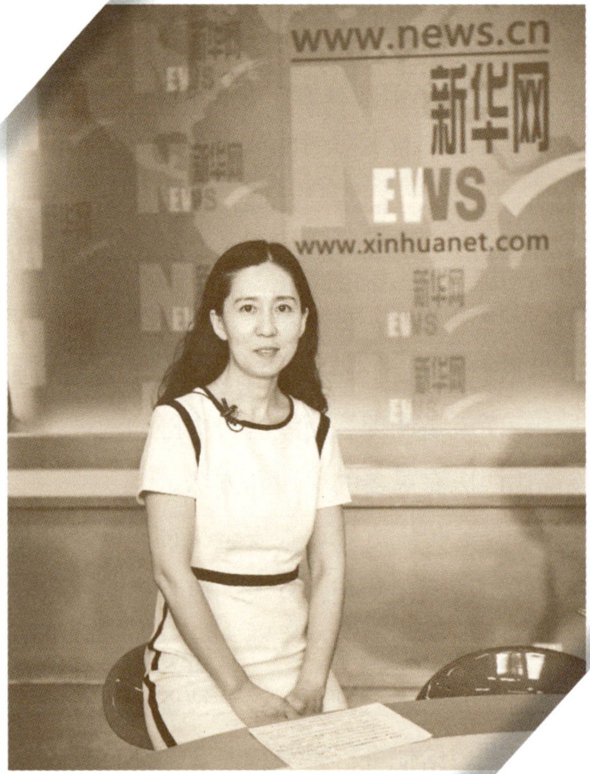

北京电力医院健康管理中心主任闫焱接受新华社记者专访。
刘品彤　摄

闫焱：对，有一个特别有意思的例子。一个女孩到我们这儿来做检测，说是因为自己不怀孕，然后从我们的红外成像检测里反映出了她最主要的问题，就是宫寒。于是我们给她用传统的艾灸治疗，前段时间她已经给我们报喜讯了，所以我们觉得还挺有成就感，挺开心的。

记者：在防治未病中，中西医结合在哪些疾病预防和治疗上已经开始发挥作用？

闫焱：非常多，如果从西医对于疾病的分类来说，就是慢性、非传染性疾病，也就是现在特别常见的一些病，比如三高——高血脂、高血压、高血糖，颈肩关节等问题，以及一些内分泌失调的问题，都取得了非常好的效果。

但是如果从中医的角度来看，你的体质有偏颇，未必能够归纳到西医的哪种病的门类里面。但只要是体质上的偏颇，通过中医都能够帮助人调理整个身体的状态。我们有很多这方面的调理对象，他之前红外成像的图和调理三个月、半年之后的热图情况是不一样的。两张图放在一起，他自己都会觉得这是两个人，而且他自身的感受也是不一样的。

记者：未来这种中西医结合的健康管理会不会也走入社区，甚至走入到我们百姓家里去，它的这种检测设备有没有可能小型化？或者说我们不用再去医院做检测了？

闫焱：未来我觉得应该是有可能的。或者哪怕说它不会小型化到进入每一个家庭，但是现在正好在强调医疗的重心下移，那么它可能下移到社区这一级的机构，我觉得是完全行得通的。就是把中医和西医的检测手段融合起来，也是可行的，而且我们在实际工作当中也在做中医和西医这两者的融合。

记者：怎么融合？

闫焱：比如说我们的身心一体化的这种健康管理模式，我们西医的检测评估和中医的检测评估，两者是同时进行的，分别用各自的检测设备和检测手段来反映各自的问题，把这些问题都反映出来之后，我们最终干预的时候，也是用中医和西医两种手段融合进行的。西医方面，我们现在是用医学营养评价和医学营养干预的手段，实际上从西医的角度来说，它是属于现代功能医学的范畴，中医是对脏腑脾胃的调理，我们现在就是这两种手段融合进行。

举个例子，西医的营养师给你制定了一些营养的干预方案，要有一些替代食物、一些要补充的营养素，即便你选择自然饮食，还要给你制定食物的种类和量。但如果你的脾胃很虚弱，消化吸收功能差的话，那么我们给你的营养处方、给你吃进去的这些营养素，你能吸收多少就要画问号了。可能你不能吸收，或吸收能力很差，或者是即便把这个量吸收进去了，也会感觉很难受。

这个时候，我们就要先用中医的手段，调理你的脾胃，待脾胃功能恢复上来之后，我们的营养师再给你需要摄取的营养量，这个时候你就会感觉很舒服，而且摄入的这些营养素也能发挥比较好的效力。所以从我们现在工作的实践中来摸索，发现这种互动方式特别好，也就是我们的中医师和西医营养师他们是要互相沟通、协作、配合的。对于不同人的脾胃情况，给予的营养干预方案要适度进行调整，随着他脾胃调理情况的逐步改善，调整他的一些营养干预方案。

所以，在中医和西医这两种方式的并举方面，我们一直在努力尝试，实际上它们各有各的优势和长处，如果能把这两种手段融合，其实对人的健康发挥出来的作用是最好的，比单一的用一种手段效果会更好。

记者：我们这么多年一直在说要中西医结合，没想到在健康管理领域先结合了。

闫焱：这也是我们在实践当中摸索出来的，发现这样确实效果会更好。

记者：如果把管理的对象总结一下的话，您觉得可以分为几大类，分别取得了什么样的效果？

闫焱：我们管理的对象如果分类的话，其中就有慢性疾病类的，慢性疾病类里最常见的就是代谢综合征这一类的病，也就是大家都知道的糖尿病、高脂血症、高尿酸血症、高血压以及肥胖。因为现在肥胖已经正式被定义为一种病，它本身就是一种病，而不仅仅是一个症状。我们管理这些病基本上用三个月到半年的时间，就可以把管理对象的这些异常指标给扭转过来。

记者：他们不用吃药？

闫焱：对，就是完全靠这种中西医结合的干预手段。所以我们自己也对现在所做的这种管理模式越来越自信，因为确实见到了效果。虽然健康管理不像治病那样有明确的临床路径、有效果的评估，但实际上衡量健康管理的工作有没有成效，和衡量治病是一样的，关键就是有没有效果，有没有扭转他的健康状态里面存在的问题，如果真正扭转了，就说明我们健康管理工作有效了。

记者：不只是简简单单的“管住嘴，迈开腿”这六个字吧？

闫焱：“管住嘴，迈开腿”这六个字对于我们的工作来说有太丰富的内涵，管住嘴并不是说不让你吃，也不只是从量上去控制，而是要让你吃什么、怎么吃、如何搭配，而且要根据每一个人不同的情况。有可能管住嘴只是管住你油脂那部分的摄入或者主食的摄入，还需要给你增加优质蛋白，增加其他必需的维生素或者必需的纤维素等。所以管住嘴不等于节食，这不能画等号。

迈开腿也不是说要提倡大运动量的活动，当然也得结合你的肌腱、关节、韧带等自身情况，结合你本身的基础代谢率以及年龄特点等。针对每个人设计的运动量和运动方式是不一样的，注意的点也是不一样的，所以简简单单的六个字其实对于我们的实际工作来说，有很多需要细分的地方，有很多需要再去精细化的内容。

记者：当西方的健康管理理念遇到东方的中医药养生文化，您觉得两者会擦出哪些火花？

闫焱：其实我觉得西方的健康管理理念就是提倡以最小的健康投入，来获取最大的健康效率，这也是因为西方健康管理起源于保险业，希望有最小的投入，这样保险就能有最少的疾病方面的支付。

中医的养生文化历史要更悠久，我看到过很多版本的对于中医养生的定义。养生是什么？我个人最欣赏也最推崇的版本就是：养生是以健康和幸福为导向的生活方式。其实，让我们养成一种以健康和幸福为导向的生活方式，恰恰是一种最简单、最小投入的保障健康的方式。

所以，我觉得从这个角度来讲的话，中西医双方的理念是完全可以融合的，而且我们中医文化对于养生的理念，其中有“仁者寿”的概念，恰恰现代西医定义一个健康人的标准是身体健康、心理健康，有社会适应性，而且要道德健康，实际上“仁者寿”这三个字就涵盖了。所以，从很多层面来说，我们中医的养生文化应该更博大精深，更有文化底蕴。

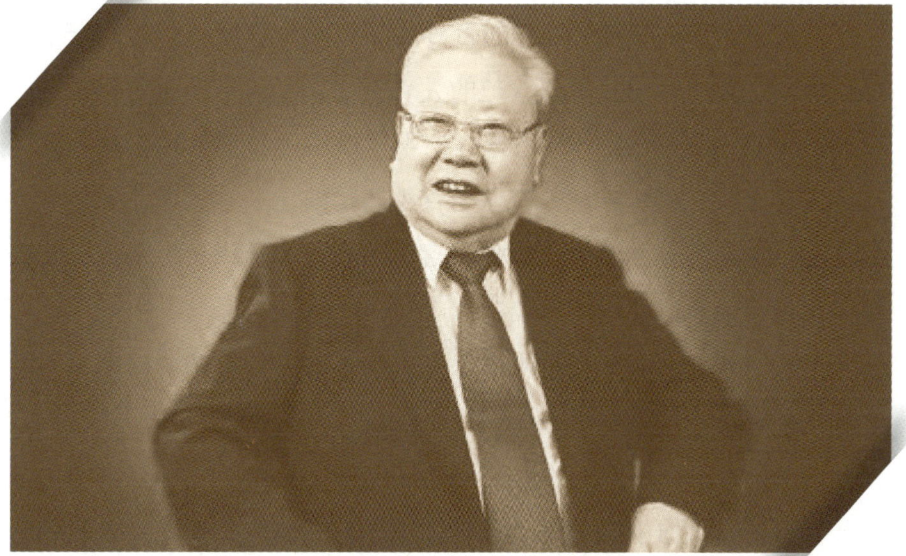

国医大师许润三。

许润三：中医文化何处去

记者：您怎么看待中医药标准化和中医药材的问题？

许润三：我认为中医和中药要同时做，同时发展。即使医疗技术再好，但是没有好的药品，就和打仗一样，技术再好，没有好的武器，怎么打呢？所以，一方面，中医学术要发展；另一方面，中药也要抓生产和质量。

原来的中药都是野生的，质量好。现在很多中药都长在地里，需要施肥，相较质量就差些。就拿人参来说吧，过去几十年长一棵人参，杆粗须长。现在呢，多的三年，最后刨出来就跟白萝卜一样，怎么能药到病除呢？

记者：对于神化中医等现象，您怎么看？

许润三：我觉得有一部分老百姓的知识文化程度有待提高，不懂得科学，才会相信一些胡说八道的人。例如，张悟本在亚运村开个门诊部，500元钱挂一个号，还预约到半年以后。我说，谁去花500元都是买5斤绿豆！所以说，有些老百姓还是缺乏科学意识，如果谁去都是花500元买5斤绿豆，那你就自己回家买5斤绿豆吃嘛，非要去他那儿花钱，经过他说才相信。

记者：您认为中医在发展中还存在什么问题？有哪些因素影响了中医的发展？

许润三：现在年轻的中医在诊断和治疗上都西医化了，学习西医那一套东西，反而中医的基础理论知识相对薄弱。比如，过去我到一家医院去看门诊，医院派自家的中医妇科大夫跟我学，我一开到“热药”他就不敢用了。为什么？因为他被西医的那套理论框住了。从西医的理论来说，急性、慢性都是炎症。但是在中医理论中，凡急性炎症可用清热解毒的凉药，慢性炎症则是淤和结，要使用活血化瘀的药，而非用凉药。

我曾经在报纸上发表过一篇文章——《慢性盆腔炎不是炎》，说的就是这个问题。现在，很多大夫遇到急性炎症也用清热解毒的药，慢性炎症也用清热解毒的药，这就不对了。实际上慢性就不是炎了。所以我说，中医讲的消灭是消灭在年轻一代和中药上。第一，因为有些年轻大夫不会用药；第二，现在有些中药质量也不好。

记者：这是两个最大的根源。那您说中医文化下一步应该往哪儿去？路应该怎么走？

许润三：过去，我在中医药大学上学的时候，中医药课程都是“三七开”：中医占七分，西医占三分。但是，现在很多中医院校的课程都掰成了“五五开”。如此一来就麻烦了，学生在西医方面学得好，但中医学不好。因为中医更像是一种“黑箱理论”——听不见、看不见、摸不着。西医的东西听得见、看得见、摸得着，所以他就容易学习西医了。

所以我说，要把中医学好，得先学五年中医：三年课堂教学、两年临床实践，在中医理论和临床方面打下基础后，再学两年西医。

还有一个是先入为主的意识。像我是学习中医的，虽然我也学过西医，但我看病都是用中药而不是用西药。因为我用西药用不过西医，所以咱们就不要去班门弄斧了。然而现在，有些中医院校培养出来的学生都是“小儿麻痹”，两条腿都软、走不起来路。中医就一条腿能走好也行啊，最后弄得两条腿都走不好，中不中、西不西。

中医是理论—实践—实践—理论的过程。我们学习是由理论到实践，后来从实践再到理论。所以我说，中医基础课程教师和临床课程教师应每年三分之一实行轮转，使教学形成由理论到实践，再由实践到理论的良性循环。这也能使得理论和实践两者不脱节。不然基础的老搞基础，不到临床上来，导致现在临床都发展了，他还在抄书本，还是书本上的那一套东西，他搞临床就脱节了。

还有一个，教材也要改革。我们写教材，临床课要“住”在临床上写，不要“住”在图书馆里写。有些老师抄古人的东西教学生，他们自己都不用，所以这个课堂又和临床脱节。理论课和临床脱节，临床课又和临床脱节，这是“两脱节”，这哪弄得好？

我说的这些要在现实中实现，有困难。第一个困难是，有些基础课老师不愿意上临床，他只有书本的东西，不会看病，一张化验单都看不懂，所以他不愿意来。第二个困难是，教基础课的老师有寒暑假，到临床上没有寒暑假，天天上班。但是，你要真这么弄起来，困难是暂时的，你没脱离临床，到临床上就没问题。

第七篇

中医治乱

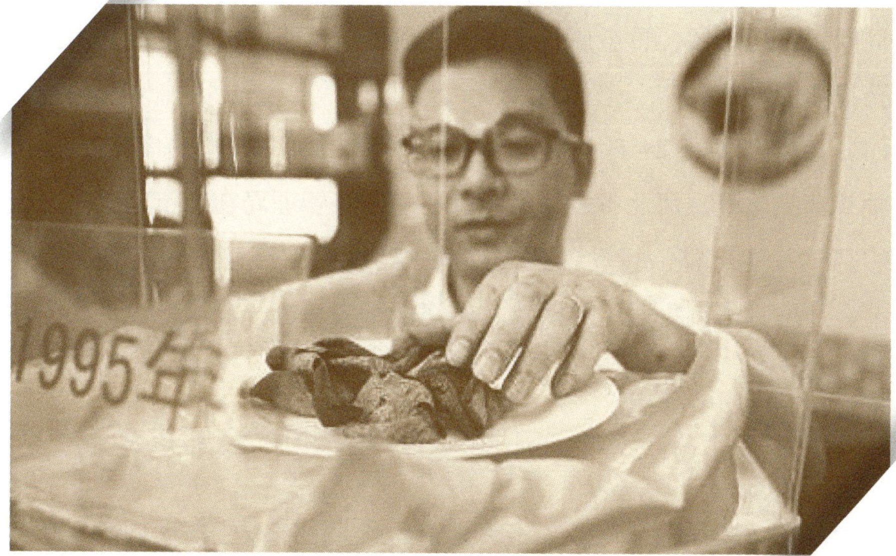

张玉薇 摄

别让中医毁在中药上

2018 年 6 月 30 日，工作人员在活动现场向观众介绍中药陈皮。当日，由中医中药中国行组委会、北京市人民政府主办的“中医中药中国行——2018 年中医药健康文化大型主题活动”在京启动。健康咨询、互动体验、健康讲座、科普资料发放……丰富多彩的活动内容，吸引了不同年龄段的人们前来参加体验。

2016 年发布的《中国的中医药》白皮书显示，我国中药产业快速发展。

在“十二五”时期，全国中药工业总产值以 20% 的速度递增，到 2015 年，中药工业总产值达到 7866 亿元，占我国医药工业总产值将近1/3，成为我国新的经济增长点。然而中草药产业在高速发展的同时，农药残留、重金属含量超标、营养价值下降……都成为困扰中药行业的难题。

2015年6月24日，执法人员在河北省三河市一家中药销售店里抽查药品质量。河北省三河市食品药品监督管理局在全市范围内开展中药饮片专项整治行动，全面整顿中药饮片生产、加工和流通等环节，严厉打击制售假劣中药饮片的违法行为，进一步规范市场秩序。

频频登上"黑榜"，中药饮片如何摆脱"成长的烦恼"？

随着《中医药法》颁布实施，中药产业迎来黄金发展期。但在行业快速发展的同时，中药饮片却频频登上质量"黑榜"。记者在多地调研发现，近年来，我国中药特别是中药饮片产业虽然整体质量有很大改观，但是不合格药品的曝光频次依然不少。

屡上"黑榜"是否意味着中药饮片安全性问题凸显？中药饮片如何摆脱"成长的烦恼"？记者进行了相关调查。

一边快速增长一边屡登质量"黑榜"

中药饮片是指在中医药理论的指导下，可直接用于调配或制剂的中药材及其中药材的加工炮制品。近年来，随着中药饮片炮制理论的不断完善和成熟，市场对中药饮片的需求越来越大。工信部发布的2017年1—9月医药工业主要经济指标完成情况中，增长最快的就是中药饮片加工，增速为17.2%。

然而与此同时，中药饮片不合格问题却屡屡被曝光。2018年2月2日，国家食品药品监督管理总局通报称，标示为江西樟树天齐堂

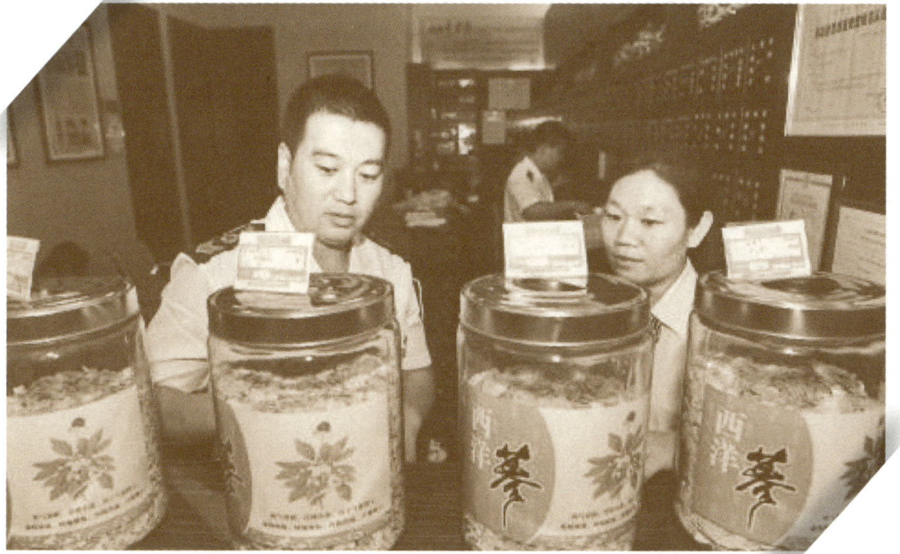

2012 年 12 月 21 日，一名药师在检查即将浸泡、煎煮的膏方药材。 孙参 摄

中药饮片有限公司等 61 家企业生产的 65 批次中药饮片不合格。而就在不到半个月前，食药监总局通报的《甘肃省食品药品监督管理局药品质量公告》中，有 17 批次不合格药品被曝光，全部是中药饮片。2017 年 11 月 24 日，国家食药监总局官网曾一天 4 次通报中药饮片质量问题，涉及几十批次中药饮片。

记者梳理发现，中药饮片问题主要涉及农药残留量、性状、含量测定等检测项目不合格，其中不乏知名药企生产的常用药材，包括砂仁、党参、白矾、板蓝根等多个中药饮片种类。

“食药监总局通报的问题并非个例，反映了目前中药饮片领域确实存在以次充好、制假售假等问题。”四川省食品药品监督稽查总队副总队长景锋说。

“中药饮片的疗效对治病效果很关键，如果任由中药饮片质量问题蔓延，不仅会损害大家对中医的信任，更不利于中医学的持久发展。"长春中医药大学附属医院肝脾胃病科主任冷炎说。

"按起葫芦浮起瓢"？部分标准落后、流通环节长等问题凸显

记者调查了解到，标准落后、流通环节长、"小作坊"遍地等，或成让中药饮片屡屡登上质量"黑榜"的原因。

据了解，目前关于中药材的有些标准比较落后，比如吉林省的中药饮片炮制标准是 1986 年制定的，已经不适应产业发展的需要，标准落后严重影响了中药饮片产业的推进。

"比如赤芍，在标准里没有写具体的参数，如烧制的温度、时间、性状等，导致生产企业没有参考的依据和标准。"长春中医药大学药学院副教授于鹏说。

现行中药饮片监管手段也不够精准。"目前主要还是依据西药理论，检测中药饮片中的各种化学成分。"长春中医药大学副校长邱智东说，中药饮片采用的是传统的中药理论和炮制办法，西药的理论和检测办法并不完全适用。

中药材天地网智库专家刘红卫说，中药饮片在实际加工过程中，参与者众多，环节复杂。这让监管部门难以有效监管，也屡禁不止，"按起葫芦浮起瓢"。而且，打着产地初加工名号，实则进行中药饮片加工的"小作坊"也并不少见，它们以低成本和便捷的优势，支撑着不少中药饮片的生产供给。

"有的中药饮片在出厂时抽检合格，但是由于流通环节过长，控制不严格，在下游企业抽检中也出现了灰度、湿度等指标不合格。"景锋说。

优胜劣汰迎机遇，产业链条有待“整体提升”

专家和业内人士认为，提升中药饮片质量不是某一个环节的事，亟待行业全产业链的提升。

“目前，中药饮片源头质量控制薄弱，流通中间环节过多。如果上游种植土壤重金属含量超标、乱打农药，中游生产加工炮制方法不对，下游流通受到污染，等等，都会造成质量问题。因而，必须从种植、生产、加工、流通等全产业链的管控上破局。”刘红卫说。

中药饮片生产相关企业也需要加强自律。“例如可以通过改进中药饮片包装袋设计等，避免流通过程中被污染导致的质量问题。”景锋说，中药饮片生产企业需要加强自身的质量控制，改变传统采购中药材的方式，减少中间流通环节，加强对原产地供应渠道或者基地的建设管理，严格把控质量风险。

我国中药产业正在迎来其最黄金的发展期，抓住机遇乘势而上的同时，中药产业自身转型升级成为应时之需。邱智东认为，需要抓住当前行业快速发展的时机，逐步完善标准，扶持规范的企业，促进行业优胜劣汰。“在完善监管的同时，也要改善不合理的标准，一抓一放，让中药饮片行业既有安全保障，又有发展空间。”邱智东说。

有专家也建议，探索建立第三方检验检测平台，加强中药材溯源体系的建立，尤其是依托中药材的产地源头，建立一批集生产基地、初加工基地和仓储物流基地为一体的中药饮片保障体系，变分散加工、分散储存为集中加工与仓储，全方位助推提升中药饮片的质量水平。（董小红、赵丹丹）

中药材扶贫成效渐显　规范化种植任重道远

中药材是重要的战略性资源，中药材种植也是我国农村贫困人口收入的重要来源之一。记者近期在贵州省凯里市举行的“中药源头在行动——2017 年中药材种植企业与中药生产企业、林下企业发展暨致力脱贫攻坚·凯里市苗侗医药发展座谈会”上了解到，近年来，我国中药材产业扶贫取得一定成效，随着中药材种植产业的不断发展，中药材规范化种植水平需尽快提高。

“夜郎无闲草，黔地有好药。”据中国中药协会中药材种植养殖专业委员会理事长王卫权介绍，全国 8400 多种植物类中药材，贵州省包含了 4000 多种。黔东南苗族侗族自治州是贵州主要的药材种植基地之一，目前，在龙头企业的引导带动下，凯里的中药材种植管理，已在源头上向着生态环保、安全种药的方向发展，这也是“中药源头在行动”座谈会走进贵州凯里的缘由。

记者了解到，中药材种植、加工产业也成为黔东南州帮助农户脱贫致富的特色产业。以丹寨县为例，中药材种植面积达到了 4.1 万多亩，种植户年均收入可达 2.5 万多元，600 多户农民靠种植中药材走上了脱贫致富奔小康的路。来自贵州省扶贫办的数据显示，目前，中药材种植及保护抚育面积达到 511 万亩，产量 155 万吨，太子参、石斛、杜仲等面积、产量均居全国首位，药材种植已成为贵州贫困人口增产增收的重要产业。

近期由国家中医药管理局牵头出台的《中药材产业扶贫行动计划(2017—2020 年)》提出：“通过引导百家药企在贫困地区建基地，发展百种大宗、地道药材种植、生产，带动农业转型升级，建立相对完善的中药材产业精准扶贫新模式。到 2020 年，贫困地区自我发展能力和脱贫造血功能持续增强，实现百万贫困户稳定增收脱贫。”随着中药材产业扶贫力度加大，种植面积扩大，中药材的品质、质量、规范化种植也愈加受到关注和重视。

中国工程院院士、中国中医科学院常务副院长黄璐琦认为，目前大多数农户在种植药材时照搬农业高产模式，种植中药材犹如农作物，大肥大水外加农药，不仅导致药材农残超标，还带来药品安全和环境污染的危机，中药材品质的下降更是影响了中药质量和临床疗效，损害了中医药信誉。他认为，当前亟须探索符合中药材自身生长规律的种植方式、模仿其适应的生长环境和条件，形成中药材自身仿生栽培模式。只有这样才能真正解决我国中药材种植中的根本问题，满足今后中医药发展的巨大需求。

“合理使用肥料、农药，模拟和回归生态环境下的种植是今后中药材种植的方向。”对于当前中药材种植中存在的问题，中国中药协会中药材种植养殖专业委员会理事长王卫权表示，今年该专委会完成了 55 家企业、16 个中药材品种的溯源工作，并启动了中药材基地建设及市场运行大数据建设工作，这些都将为中药材的安全与质量提升奠定基础。

“随着中医药产业的发展，种子种苗的种植面积越来越大，对品种的需要也在不断提升，迫切需要优质的种子，但是科研难度高、投入大、市场小，却制约了优质品种的繁育，产生了一系列质量问题。”中国中药协会中药材种子种苗专业委员会理事长赵润怀认为，要解决这一问题需多方配合发力，尤其是需要国家持续性的政策鼓励，在全国以分工合作的方式来进行研究，并由科研机构发挥“主脑”作用。（据新华网 2017 年 8 月 28 日，记者　傅璞）

民间中医有望获证 中药材质量全程监管

——权威专家解析中医药法四大亮点

“有技无照”有望合法行医，药材质量将被全程监管，“片仔癀”等处方工艺将受“特殊保护”，“张悟本们”不得“忽悠”……在深化医药卫生体制改革、促进“健康中国”建设的大背景下，2016 年 12 月 25 日审议通过的中医药法备受各界关注。

“中医药是中华民族的瑰宝，是我国独特的卫生资源、潜力巨大的经济资源、具有原创优势的科技资源、优秀文化资源和重要生态资源。”国家卫生计生委副主任、国家中医药管理局局长王国强指出，中医药法作为第一部全面、系统体现中医药特点的综合性法律，内容全面丰富，在具体制度设计中遵循中医药发展规律，体现了中医药自身特点，符合行业和民众期盼。围绕这部法律，新华社记者采访权威专家独家梳理出四大亮点。

“有技无照”的民间中医有望获得医师资格

中医药法提出，“中医医师资格考试的内容应当体现中医药特点”；“以师承方式学习中医或者经多年实践，医术确有专长的人员，由至少两名中医医师推荐，经省、自治区、直辖市人民政府中医药主管部门组织实践技能和效果考核合格后，即可取得中医医师资格”。

民间中医从业人员绝大多数具备一定的临床技能和经验，为基层百姓提供了必要的中医药服务，但现有医师资格考试难以评价其真实水平。王国强说，中医药法在充分考虑医疗安全风险的基础上，对师承方式学习中医和经多年实践医术确有专长的人员，开辟了通过实践技能及效果考核即可获得中医医师资格的新途径。这对进一步促进中医药服务的可及性，提升基层中医药服务能力，壮大基层中医药服务队伍，方便人民群众就医具有重要意义。

“根据中医药法，今后成为中医医师主要有两个途径：一是医药院校培养的学生，二是规范师带徒的人员和确有医术专长的人员。”北京望京医院院长、中国民间中医医药研究开发协会会长陈珞珈说，中医药法根据历史和现实实际，从法律层面肯定中医师带徒的人才培养模式，确定其合法性，为保存民族医药国粹、解决我国卫生资源不足和基层中医的缺乏开辟可行途径。

中药材质量将被全程监管

为确保中药材质量安全，中医药法规定，“国家制定中药材种植养殖、采集、贮存和初加工的技术规范、标准，加强对中药材生产流通全过程的质量监督管理，保障中药材质量安全”；“严格管理农药、肥料等农业投入品的使用，禁止在中药材种植过程中使用剧毒、高毒农药”。

对违规在中药材种植过程中使用剧毒、高毒农药的，中医药法规定，“依照有关法律、法规规定给予处罚；情节严重的，可以由公安机关对其直接负责的主管人员和其他直接责任人员处5日以上15日以下拘留”；“违反本法规定，造成人身、财产损害的，依法承担民事责任；构成犯罪的，依法追究刑事责任”。

北京东直门中医院院长王耀献说，当前，中药材管理领域标准化种植养殖落实不到位，不科学使用农药化肥等投入品造成有害物质残留；中药材产地初加工设备简陋，染色增重、掺杂使假现象时有发生；中药材专业市场以次充好、以假充真、制假售假、违法经营中药饮片和其他药品现象屡禁不止。这些问题严重危害公众健康，阻碍中药材产业和中医药事业健康发展。中医药法对进一步加强中药材种植养殖、采集、贮存等各个环节的质量管理作出明确规定，是非常必要的，将促进中药产业“种好药、产好药、造好药”。

坚持扶持与规范并重是中医药法的一大亮点。全国人大常委会法工委行政法室副主任黄薇说，针对中医药行业中存在的服务不规范、中药材质量下滑等问题，中医药法作出有针对性的规定，特别是对在中药材种植过程中使用剧毒、高毒农药的违法行为，明确了处罚措施，以加大对危害中药材质量安全行为的惩处力度，保证人民群众用药安全。

“片仔癀”等“国家秘密”将被特殊保护

中医药法提出：“中医药传统知识持有人对其持有的中医药传统知识享有传承使用的权利，对他人获取、利用其持有的中医药传统知识享有知情同意和利益分享等权利。”“国家对经依法认定属于国家秘密的传统中药处方组成和生产工艺实行特殊保护。”

陈珞珈说，中医药传统知识产权有巨大商业价值和文化价值。在国内，许多资源被无序开发，中医药特有名称被滥用，中医药特有标志被商业性复制，中药道地药材被仿冒……

专家认为，中医药法将有针对性地保护中医药传统知识产权，有利于保护那些宝贵遗产的延续和发展，促进医学界和科学界对中医药传统知识智力成果的承认、传播和利用，保障中医药传统知识资源商业化开发利益的公平分享。

“张悟本”等“伪大师”不得“忽悠”

近年来中国养生保健服务行业发展迅速，总体适应人民群众对健康服务的需求，但同时也存在标准缺失、服务不规范等问题。《中医药法》规定：“国家发展中医养生保健服务，支持社会力量举办规范的中医养生保健机构。中医养生保健服务规范、标准由国务院中医药主管部门制定。”

随着《中医药法》出台，规范中医养生保健行为有法可依。黄薇说，我国将加大对中医药违法行为的处罚力度，针对中医诊所和中医医师非法执业、医疗机构违法炮制中药饮片、违法配制中药制剂、违法发布中医医疗广告等违法行为规定了明确的法律责任。

王耀献指出，我国应加快制定相关中医养生保健类规范和标准，研发推广中医养生保健类技术、产品、设备，加大中医养生保健服务技能型人才培养培训，提升服务质量和水平，丰富服务内容。

他说，政府应引导社会力量举办规范的中医养生保健机构，鼓励中医医疗机构为中医养生保健机构规范发展提供支持；支持建立中医养生保健服务行业组织，推动负面清单制度和第三方认证作为中医养生保健服务市场管理的主要方式。同时，充分利用互联网等媒介，进一步加大中医药健康知识宣传普及力度，引导群众规范就医、理性养生。（吕诺、王宾等）

不能让中医亡于中药

2016 年 12 月 6 日，在国务院新闻办举行的《中国的中医药》白皮书发布会上，有记者就“中医有可能毁在中药上”这一说法向国家卫生计生委副主任、国家中医药管理局局长王国强求证。王国强回答：“这句话确实不是危言耸听！”

在我国中医药事业进入新的历史发展时期之际，亟须破解中药面临的质量和资源困境，绝不能让中医亡于中药。

党的十八大以来，“坚持中西医并重”“扶持中医药和民族医药事业发展”成为建设健康中国的时代强音。与此同时，关于“中医可能亡于中药”的警钟也不断敲响。近年来，野生变家种，道地药材异地无序种植，种植过程中过度使用农药、化肥，土壤重金属超标等等，都直接影响药材品质。

比如，中药材历来强调原产地，追求“道地”，异地种植必须三代药材疗效和原产地药材一致方可上市。但是一些地方只顾经济效益，中药材种植“随心所欲”。冰冻三尺，非一日之寒，这些问题解决起来既须统筹治理，又要只争朝夕。

药材质量关乎中医生死存亡，关乎民众用药安全。主管部门、种植和加工企业须严格遵循《中药材保护和发展规划（2015—2020年）》的部署，加强中药材资源保护，规范中药材产业发展。主管部门尤其应在三个方面重点发力：一是建设中药材资源动态监测网络，构建中药种质资源保护体系，强化中药材主要产区资源监测保护；二是力促优质中药材的生态种植，从源头保证优质中药材生产；三是积极推进中药的标准化行动，系统构建中药标准化服务支撑体系。

中医药学是中国古代科学的瑰宝，也是打开中华文明宝库的钥匙。中医中药不分家，是中医传统特色优势。种好药、产好药、造好药、用好药，是保障民众用药安全、推进中医药现代化发展、建设健康中国的必由之路。（鹿永建、胡喆等）

中药材产业扶贫行动计划

联合制定

国家中医药局　国务院扶贫办
工信部　农业部　中国农发行

基本思路

深入贯彻习近平总书记系列重要讲话精神，特别是关于扶贫开发重要指示，坚持精准扶贫精准脱贫基本方略，在贫困地区实施中药材产业扶贫行动，以建立切实有效的利益联结机制为重点，将中药材产业发展与建档立卡贫困人口的精准脱贫衔接起来，基本实现户户有增收项目、人人有脱贫门路，助力中药材产业扶贫对象如期“减贫摘帽”。

行动目标

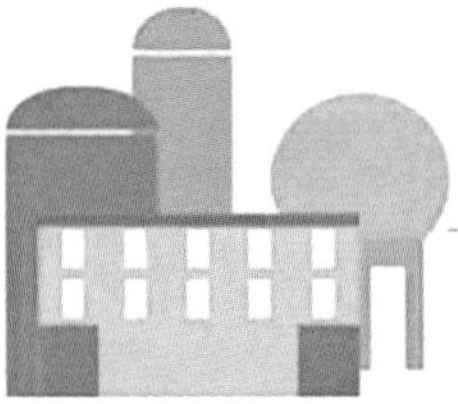

百家

引导百家药企在贫困地区建基地

百种

发展百种大宗、道地药材种植、生产

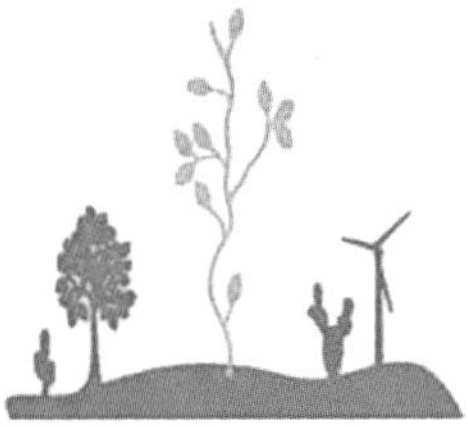

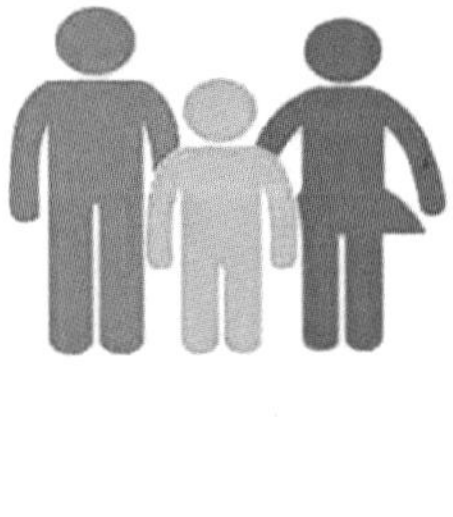

百万户

到2020年，实现百万贫困户稳定增收脱贫

重点任务

01

打造一批药材基地，形成产业精准扶贫新格局。

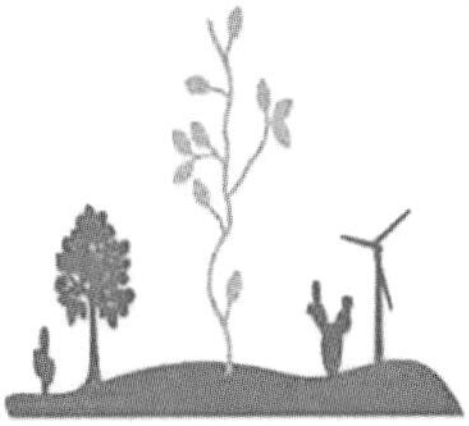

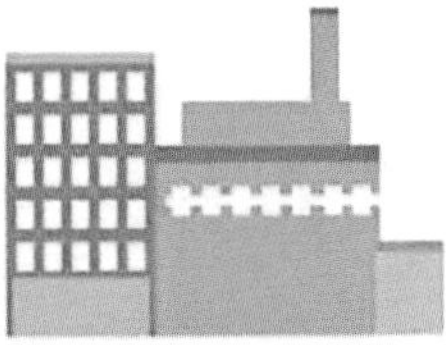

02

培育一批经营主体，提升产业精准扶贫成效。

03

发展一批健康产业，推动扶贫成果有效增值。

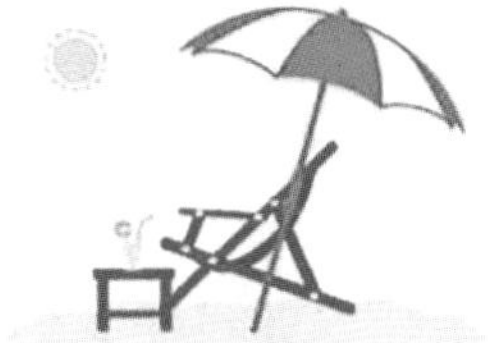

04

搭建一批服务平台，支撑扶贫产业可持续发展。

“神奇”养生堂为何屡禁不止

——北京大道堂现象调查

● 新华社记者　李亚红、毛伟豪、李德欣

北京悟本堂被拆除才半年多，“神乎”大道堂（北京大道堂中医养生研究院）又因媒体曝光而暂时停业。记者 2011 年 1 月 2 日来到大道堂采访发现，这里大门紧闭，但仍有咨询者前来“买药”。

从悟本堂到大道堂，它们“神奇”养生活跃的土壤是什么？其所谓的“调理”到底有没有道理？“神奇”养生堂为何屡禁不止？记者带着这些问题进行了采访调查。

“神乎”大道堂受质疑

媒体质疑北京大道堂，主要集中在以下几点：第一，“现代医学不能根治的疾病，通过他的养生调理都可以治愈”是否可信？第二，“影像咨询”通过看照片进行养生咨询可信度有多高？第三，自称“不看病的养生咨询”是否涉嫌医疗行为？

大道堂网站显示：北京大道堂中医养生研究院由刘逢军院长创建于 1993 年。宗旨是：让人民大众向科学的起居饮食要健康，用养生文化节省医疗费。此网站的“企业领导”栏内显示：刘逢军，1952 年生于山东省招远市农家，取得法学、中医学学历证书，著有《中国龙文化养生之道》《大道堂养生简论》等书。

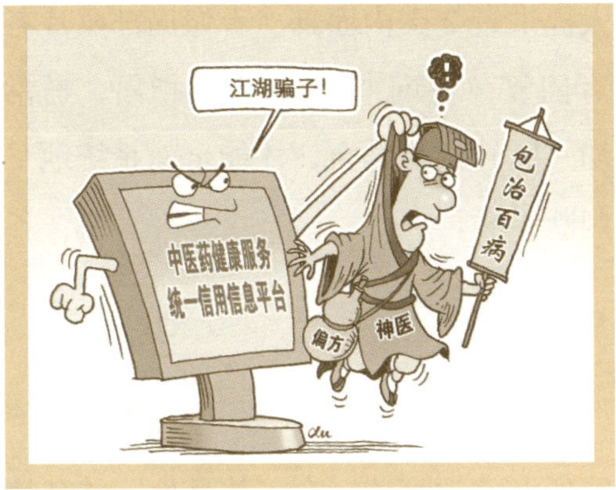

示众　　新华社发　徐骏/作

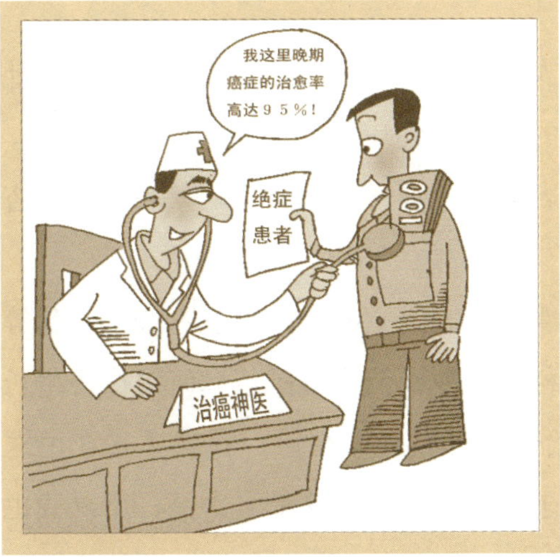

直奔主题　　新华社发　毕传国/作

记者2010年12月30日曾到北京大道堂采访，希望与刘逢军核实以上内容，工作人员表示对方不上班，随后宣布“暂停业休息”。

从北京市工商局网站可以查询到：北京大道堂中医养生研究院1997年在北京市工商行政管理局西城分局登记成立，经营范围包括：零售图书、期刊；批发、零售音像制品；中医养生方面的技术咨询（不含中介服务）；技术服务、培训。

大道堂声称“本单位不是医疗机构，只提供传统养生知识的咨询。欲求医治病者请到医疗机构就诊，本单位不治病”。然而，记者连续到“暂停业休息”的“大道堂”采访，遇到的很多“咨询”人是冲着看病而来。

而且在媒体的报道中提到，大道堂“大厅反复播放的刘逢军自己的录音，也在不断列举着他治病的效果。其中有一段声音是说，经过他5年的调理，患者肝上的肿瘤缩小并钙化”。

“大道养生堂”网站显示：为方便不能亲自来进行养生咨询的顾

客，开设影像咨询业务，咨询人提供近2天内面部、舌像局部照片各1张，养生师会根据照片为顾客回复《咨询书》。有专家指出，通常情况下，望诊同闻诊、问诊、切（脉）诊相结合，才能全面系统地了解病情，并对疾病做出正确的判断。

西城区卫生局等单位介入调查

在悟本堂被调查时，记者曾到大道堂暗访，在“挂号处”挂到第45号。当时，咨询室门口，等候进行养生咨询的人已经坐满了屋里屋外，还有很多人站等叫号。

记者问一位前来咨询的老人怎么了，老人回答：“我血压高。”“他给您开药吗?”“他这里不信药的，全是食疗，大枣、枸杞什么的。”

大道堂与悟本堂相似，都表示“不挂号、不看病，只是预约、咨询和调理”。而且，他们都有“神奇”的“调理”方式。

记者在大道堂咨询过程中看到，大道堂的养生师也不进行号脉等中医坐堂诊断手法。中国社会科学院中医药事业国情调研组执行组长陈其广说：“比如张悟本他不给你号脉，我不号脉，我就不是在用医学手段，我让你吃绿豆、吃茄子、吃萝卜等，这都是食品，所以我也没有在行医，他在从事医疗的行为，但是他否认他行医。”

大道堂规定，顾客在接受养生咨询服务、购买产品前，应先阅读《公告合同书》，其中写着：“本单位所售‘大道养生宝’系列产品是经国家卫生主管机关批准，生产地卫生部门监督生产的养生食品，由国家规定可以做食品的中草药制成。本产品不是法定药品，没有法定药物的功能和疗效。”

北京市西城区卫生局副局长陈新说，西城区卫生局医政科正联合其他单位对北京大道堂进行调查取证，其中定性非常关键，调查主要判断大道堂是否存在医疗行为。

陈新表示，卫生部门的调查需要先到大道堂现场取证，然后可能还要走访曾经在那里“咨询”过的人。如果调查结果显示那里确实存在医疗行为，将根据有关法律对其进行处罚。

如何遏制“神乎堂”?

在悟本堂被拆除时，就有人指出“北京还有大道堂，比悟本堂历史更久，名气更大”。2008年起就在“大道堂”治疗的马文惠向记者介绍:“拆悟本堂时大道堂没受影响，一直正常营业。”

北京中医药大学东方医院亚健康科主任彭玉清认为，中医养生潮的兴起是大势所趋，然而群众对什么是真正的中医缺乏认识或认识不多，在很多人眼里中医是神秘的、祖传的。因此，一些不是专家的人为了获利捷足先登，这给中医养生带来混乱，希望真正的中医业内人士能够认真研究百姓需求，提倡科学养生，让中医养生市场健康有序发展。

业内专家认为，此类“神医”之所以屡禁不绝，与医疗科普不足，群众缺乏足够的科学养生知识密切相关。在看到中医优势的同时，不可轻信“养生大师”所谓“健康秘术”的“神奇功效”，应到权威的中医医疗机构接受养生保健治疗。因为只有对症治疗，才能增进身体健康。

中国老年保健医学研究会副会长刘长喜教授认为，处罚不严或无法可依是导致各种“神奇”养生堂和“神医”屡屡出现的又一原因。对于以经济利益为目的的各种“神奇”养生堂和“神医”要根据有关法律法规严厉处罚，并追缴其非法所得，不给这些唯利是图者以可乘之机。

如何根治“假神医”乱象

● 新华社记者　梁相斌、周宁、毛伟豪、张森森

从20世纪90年代的胡万林、王林到前些年的张悟本、李一，再到被曝光的“中华四大神医”，“假神医”屡打不绝，不仅折射出国家对中医药行业监管能力不足，更暴露出我国中医文化建设的严重滞后。在中医文化传播领域，长期以来仅有北京电视台《养生堂》等屈指可数的品牌内容。受访专家表示，中国传统文化的复兴有赖于中医文化建设，建议培养中医文化传播专业人才，创建中医文化传播机制，打造中医文化传播品牌，有计划、有目的地向社会推介、普及中医知识，以促进中医文化的健康发展。

“假神医”乱象屡禁不绝　光靠监管为何堵不上漏洞?

一位数年间活跃在多个电视台、身兼9个专家身份的“神医”刘洪斌火了。2014年至2017年，刘洪斌先后在各类电视养生广告节目中扮演了老中医、祖传苗医、北大专家、蒙医传人等多种角色，这期间在一些节目里还换名为刘洪滨。数年间，她以权威身份打包票解决的疾病包含咳嗽、糖尿病、痛风、活骨、祛斑、心脑血管疾病、失眠等，其中一款刘洪斌“祖传秘方”3个月卖出近200万元。

这几年像刘洪斌这样活跃在荧屏上的“假神医”还有很多：号称从医40余年的李炽明教授自诩“50年溶栓第一人”，擅长补肾排毒、降压、从头到脚除百病；号称“中医世家六代传人”的王志金，自封

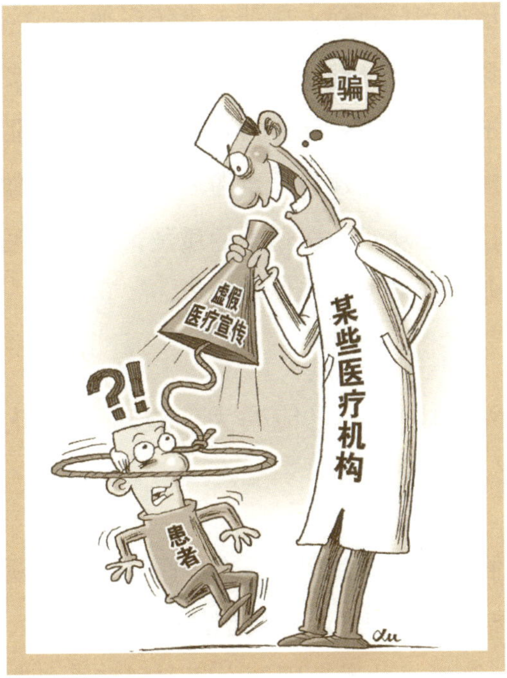

“下套” 新华社发徐骏/作

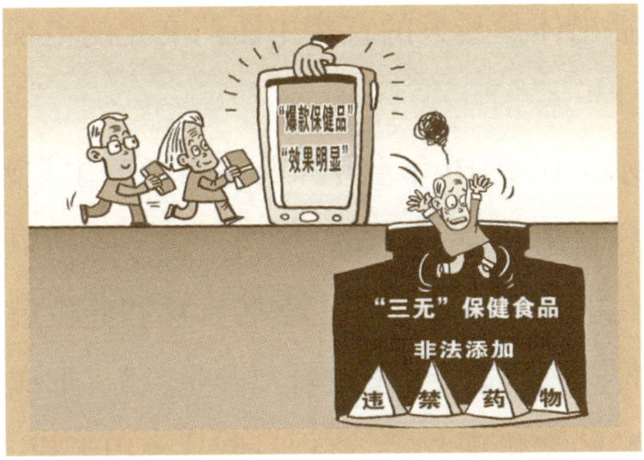

坑人 新华社发朱慧卿/作

为波尔特细胞用糖疗法创始人，“治一个好一个”；号称京城名医的高振宗，说自己能治高血压、糖尿病、脑中风、心血管病、眼病，几乎“包治百病”。如今，这四位“假神医”被网友们戏称为“中华四大神医”。

近年来，随着广告法、食安法等法律法规的健全，对于“假神医”的监管力度也在不断提升中。以“中华四大神医”为例，他们在节目中推介的一些药品、保健品、食品屡上黑榜，且这些节目还存在药品食品混淆宣传、保健食品宣传医疗效果等问题，被豫皖冀等地食药监部门多次查处，电视台也曾被处罚。

“假神医”们屡打不绝的根源在哪儿？中国社会科学院中医药国情调研组组长陈其广认为，中医文化虽然在社会公众中拥有一定基础，但却依赖于传统文化之遗存，或影视剧、小说等文化载体的无意识传播。中医学自身缺少有意识的文化建设，缺乏向社会公众积极推介的观念，更缺少广泛的传播、推广渠道，导致人们对中医的普遍一知半解，造成了诸如包治百病、中药无毒等误解。

"中医药文化知识缺乏科学、正确的引导，社会公众对中医药文化的一知半解甚至误解，为投机活动提供了空间和滋生的土壤。"北京中医医院院长刘清泉说，我国中医文化建设严重滞后，不仅威胁群众的生命财产安全，更会引发社会公众对中医药学的质疑，动摇中医药的民间基础，造成中医药事业生存发展的困境与危机。

《养生堂》多年一枝独秀　中医文化传播为何难现"百花齐放"？

与在各地电视台泛滥的"假神医"节目相比，在中医文化传播领域，却仅有《养生堂》一枝独秀。作为中医文化传播领域现象级栏目，自 2009 年 1 月 1 日开播以来，该栏目共邀请国医大师和国家级名老中医在内的全国权威医学专家上千人，累计制作两千余期节目，其中中医类节目占一半，成为我国播出体量最大的宣传中医药文化的电视平台。

中央电视台索福瑞数据显示，仅 2016 年全年累计收看《养生堂》的人次已经超过 7 亿。此外，栏目组还通过网络、微博、微信等新媒体手段，进一步扩大了中医文化的传播范围，让中医防未病和养生健康的知识深入人心。"很多海外华侨通过网络来收看《养生堂》，形成了有华人的地方就有《养生堂》的文化现象。"该栏目制片人田天说。

《养生堂》的权威性首先表现在主讲嘉宾上。北京电视台副总编辑徐滔说："我们在广电总局（原）关于健康类节目嘉宾选择的标准基础上，把主讲嘉宾的标准提升到三甲医院主任医师，甚至是科室主任和学科带头人。"拒绝商业渗透，坚持主讲嘉宾"零片酬"，拒绝拿着钱上节目的人，甚至拒绝部分广告金主。2009 年，张悟本的经纪人曾请求让张悟本上该节目，但经栏目组调查后被果断拒绝。

然而，在全国各级电视台播出的近400档同类栏目中，只有《养生堂》一档具有全国影响力。为何中医文化节目不能像综艺节目那样形成“百花齐放”的格局？

合格的中医文化传播者稀缺。栏目组编导沈秋说，做节目最头疼的事，就是找到既有中医传统文化底蕴，又能讲得通俗易懂的嘉宾。把一个著名医生培训成“举重若轻”“深入浅出”的医学科普专家，积聚起规模最大、门类最全、专业性最强的专家资源库，这种双向发展、共同促进的格局是推动《养生堂》不断发展的强大保障，但这样的专家资源库对于全国各媒体的需求而言还远远不够。

现行管理体制制约品牌做强做大。目前，由于体制机制的限制，很多电视台依然严格按照收支两条线的管理方式，广告收入和节目制作经费并不挂钩，这在某种程度上也制约了《养生堂》栏目的进一步升级发展。记者在《养生堂》节目录制现场看到，为帮助观众理解中医知识，栏目组每期节目都要提前制作不少道具。“电视节目需要与时俱进，养生节目更需要通过道具、大屏、互动等多种手段来‘翻译’高深的中医知识。但栏目的现有预算只能支撑日常栏目，只有匹配更多的人财物，甚至是国家相关部门的支持，才能促进品牌栏目更好地传播中医文化，形成中国品牌、世界品牌。”田天说。

国家主管部门对于中医文化传播品牌建设重视不够，投入不足。尽管国家中医药局相关领导多次到《养生堂》栏目组调研，但从国家部委层面，该栏目至今未得到任何政策支持。“作为国内中医文化传播的收视冠军，同时又拥有许多海外受众，我们一直想走出国门，打造一扇展示中医文化的国际窗口，但这需要政策和资金的支持。”北京卫视分管副主任郜晶说。

扶正方能祛邪　加强中医文化建设　根治“假神医”乱象

徐涛、刘清泉等专家说，中医文化建设事关中国文化复兴，必须引起相关部门高度重视，以正确的中医文化启发、引导群众，发挥中医药的特色优势，使中医文化真正为民服务，实现其健康、可持续发展。加强中医药文化建设，具体而言，应当包括相关学科建设、人才队伍建设，以及传播机制的建设。

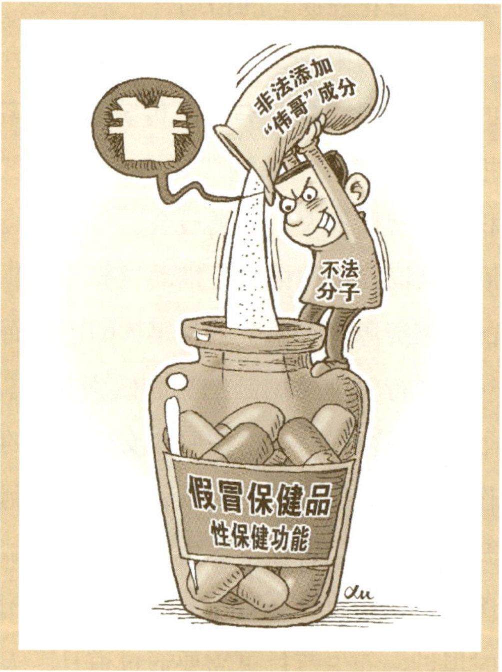

“下套”　　新华社发　徐骏／作

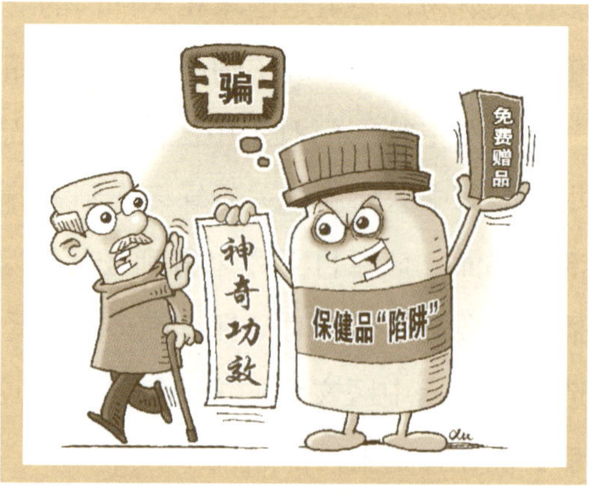

坑人　　新华社发　朱慧卿／作

加强中医文化传播学术研究与学科建设。在以往的中医药诸多学科中，中医文化传播研究极为匮乏，制约了中医药的社会推广和现代化、产业化、国际化。中医院校可以依托人才、学术优势，开展中医文化传播学术研究，建立中医文化传播学科，

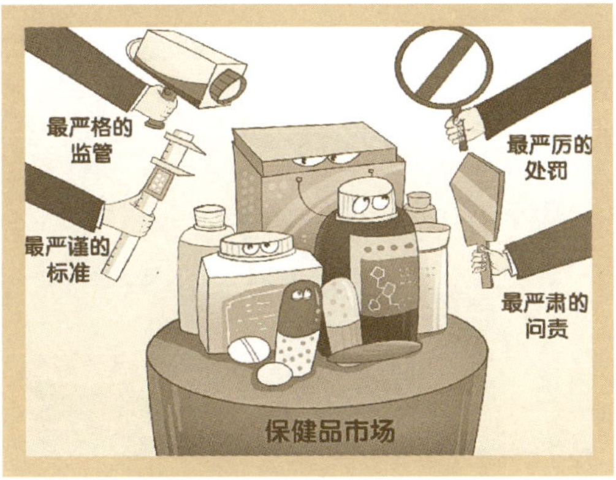

坑人　新华社发　朱慧卿 / 作

培养相关人才，以引导中医文化在社会的传播，为中医文化健康、可持续发展奠定基础。中医文化传播学科建设应当包括专业设置、人才队伍建设、教材建设等几个方面。设立专项资金助推中医文化传播规范化、品牌化发展。目前我国中医文化传播缺乏专业推广机构，严重影响人们对中医文化的正确认识，也影响中医在国际上的形象。应探索中医文化传播体制机制改革，加大政策和资金支持力度，推动文化传播与中医药产业实现良性互动、健康发展。

第八篇

外国名人与中医

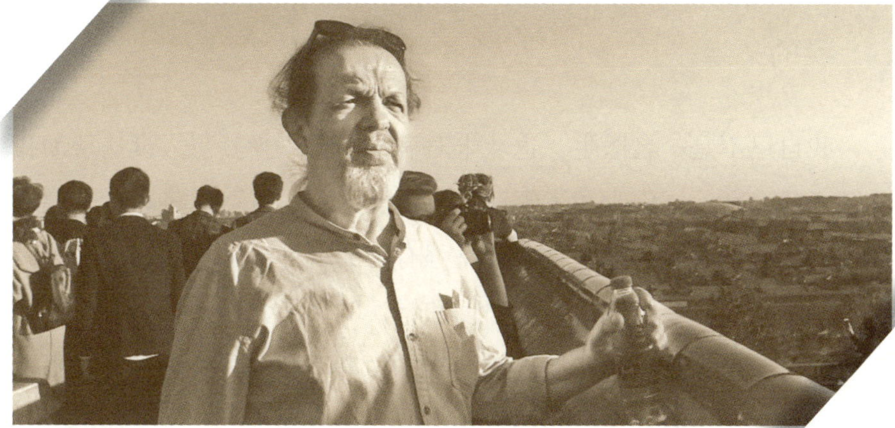

自述者扬·霍沃尔卡。

扬·霍沃尔卡：铁与火的传说

• 孟菁

中医，在每个国人的心里都占据一席之地，因为我们都曾或多或少从中受益。而传统中医 TCM（Traditional Chinese Medicine）在外国人心中是什么样的？笔者在一次采访中有幸结识了扬·霍沃尔卡（Jan Hovorka），一名来自捷克的出版人。当时他正随一个捷克中医访问团来华交流学习。年过六旬的他精神矍铄，与笔者在北京的大街小巷穿梭时，谈起了一段段往事，包括一些从不为人所知的秘密。本篇就是扬的自述。

"捷克父子的中医情结"视频

我的父亲

我自己不是一名医生，也从未对病人施救，当然想方设法帮助我的孩子另当别论。因为我了解我自己的能力。一双可以将患者的健康捧起、决定别人生死的手，必定是强有力的、纯洁的手。

一直以来，对可能出现的失误和错误的判断，我经常会有一些很可怕的念头，那种黑暗和痛苦让我难以面对，比起去做医生，我更倾向于好好当一个病人。这当然是玩笑话。

我的父亲是一个医生，最开始是在军队里工作。他曾是空军的首席医师，后来他选择了一个类似于劳动保护和治疗的专业，并成为这个领域的专家，也是这样的机会，让他向了解中医迈出了第一步。

那个时候，布拉格最大的诊所正在尝试各种特殊治疗方法。当时捷克也有很多国家项目，派工作人员、管理者和专家去热带地区建设工业园区。这些工作人员会在那边生活多年，我父亲也曾多次前往检查他们的健康。

在20世纪60年代初期，我父亲赴印度、黎巴嫩和越南等地工作，在那些日子里，他第一次接触到了针灸。

针灸在捷克

提到中医，捷克人首先想到的便是针灸。捷克医学界对中医最初的了解来自几位参加了朝鲜战争的捷克军医在战后写下的文章。然而在当时，广受认可的真正的中医专家都在当时苏联的列宁格勒（圣彼得堡）。在那里，苏联正在就宇航员和超音速飞机驾驶员的相关课题进行关于针灸、指压等方面的研究，而华沙条约组织内的每个国家都必须有懂这些技术的专家。然而我父亲并不是当时捷克的代表，他当时对此只是很感兴趣而已。当时在捷克并没有什么与中国医学的联系，而绝大多数的信息都来自印度、越南和蒙古。

理论和认知

20 世纪 70 年代起，父亲先后八次赴蒙古国工作，当时有一些捷克地质专家在沙漠和河流进行矿藏的勘探，父亲的职责是确保这些工作人员的身体健康。

在中蒙边境的戈壁上，父亲从当地的医生那里了解到中医系统。后来他遇见了在乌兰巴托的蒙古国国家医院针灸科的负责人，而在当时，针灸对捷克来说是一件非常神奇的事情。

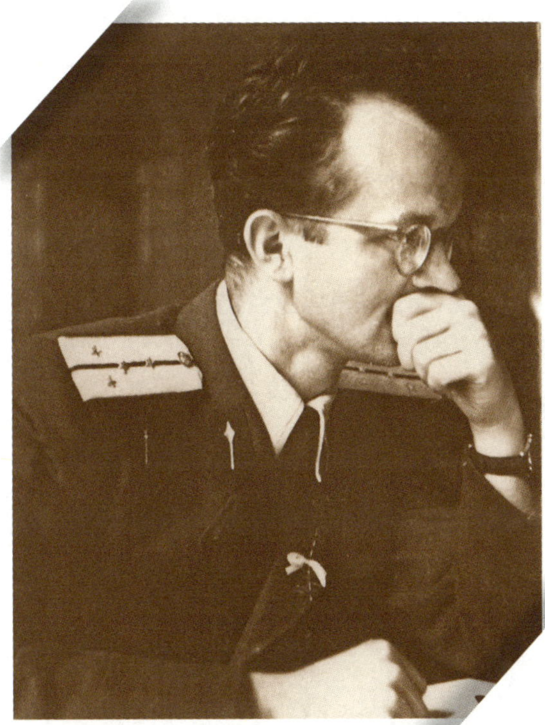

图为年轻时的亚罗斯拉夫·霍沃尔卡医生。 受访者提供

父亲回国之后开始刻苦钻研传统中医，怎奈信息的获取非常有限。最初他只有一本书——Vaclav Kajdoš 写的一本叫作《铁与火》的书。铁与火充分概括了中医针灸的关键元素。

父亲找到了 Kajdoš，并从他那里学到了很多知识。随后他又买了很多英语、法语、德语的关于中医的书，尽可能多地了解相关知识，并逐渐成为这个领域的权威。

自学和实践

在我儿时的记忆里，父亲并不经常在家，但当他在家的时候，他总会尝试为我们，还有邻居家的孩子们治病。这种做法对所有人来说都是难以置信的，想想看，一个拿着针的疯子医生该有多么可怕。但我们坚持让他在我们身上进行试验。他是我的父亲。他是认真的。

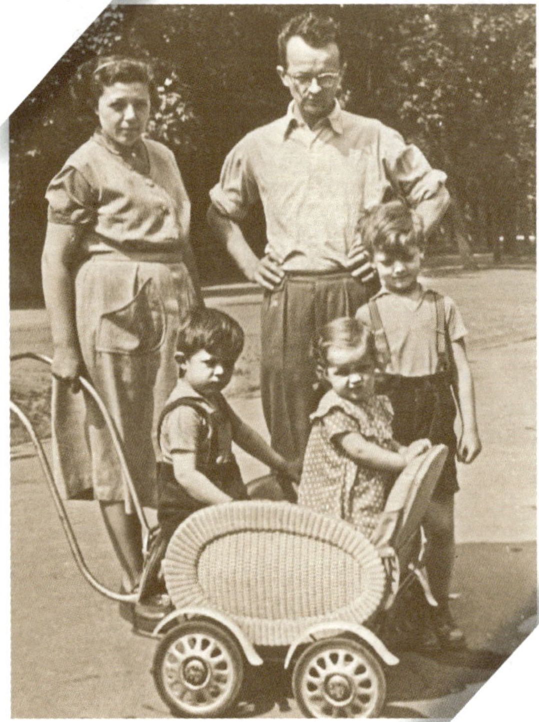

图为年轻时的亚罗斯拉夫·霍沃尔卡医生。 受访者提供

有一点必须要提的是，在当时针灸并不为人所知，不仅如此，法律也并不认可。父亲当年在布拉格一所大学的医院工作，主要研究热带疾病，但即便在研究中，针灸等“非法”的操作仍然是不被允许的。

在 20 世纪 70 年代中期，他的诊所因为被怀疑从事与迷信相关的活动而被查封，诊所的医生们也只好另谋生路。

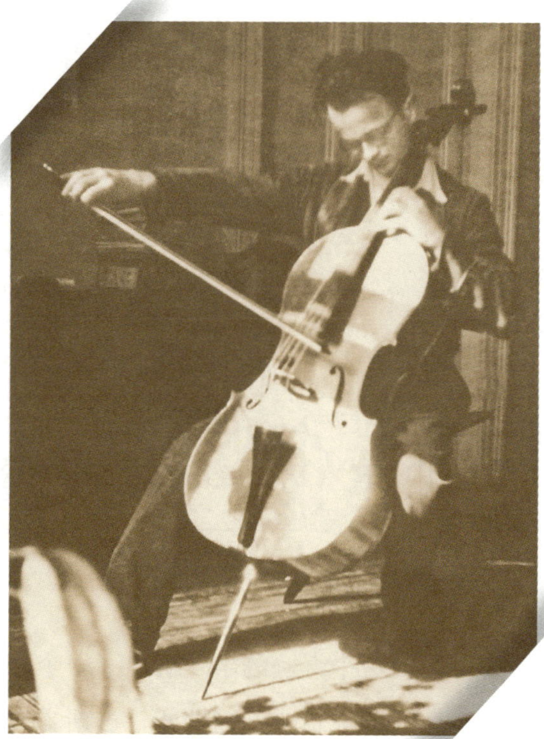
图为年轻时的亚罗斯拉夫·霍沃尔卡医生。 受访者提供

为总统治疗

后来父亲有了一个在总统办公室工作的机会，为那里的司机、厨师、职员和安保人员等做健康检查。

1974年，第二次世界大战的英雄，当时上任8年的捷克斯洛伐克社会主义联邦共和国总统卢德维克·斯沃博达突发中风。在最高政治委员会的指导下，专职医生对他进行了治疗，但并未取得明显疗效。

斯沃博达总统病情日渐严重。总统家人非常急切。时任苏联驻捷克大使的夫人向斯沃博达总统的家人问起，是否尝试过针灸治疗？

这时候总统家人想起来，就在他们身边，有一位一直在背地里秘密尝试针灸治疗的小医生，他就是我父亲。

他们请我父亲尝试用针灸帮助已经处于近乎昏迷状态近一年的斯沃博达总统。我父亲接受了这个任务。

他开始尝试用自己研究的方法对斯沃博达总统连续治疗，到第十天的时候，总统醒了过来，身体开始有了明显好转。

这本该是一个举国欢庆的好消息。

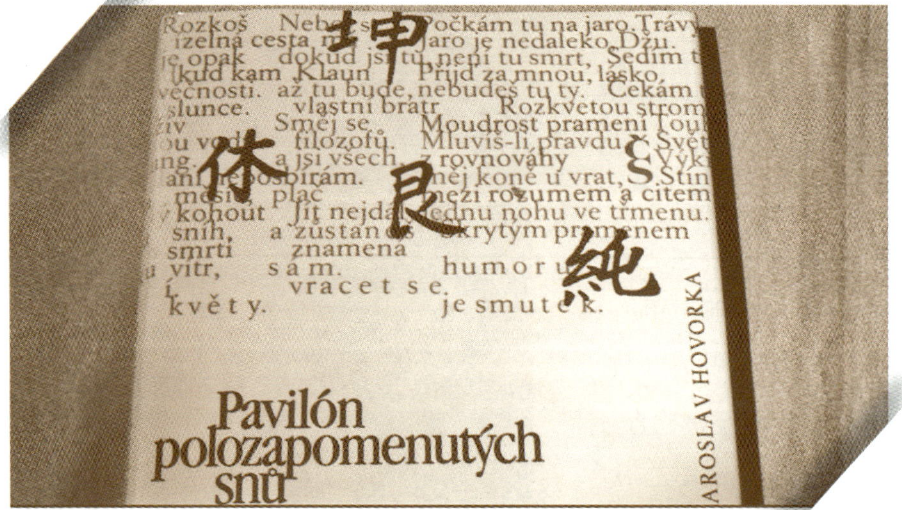

图为对话诗集《几乎被遗忘的梦》封面。　　孟菁　摄

但是！这个奇迹的出现引出了一个问题。

在斯沃博达总统昏迷期间，古斯塔夫·胡萨克已经被确立为下一任总统。斯沃博达会如何选择？

作为身经百战的军人，曾经在多次战役中统领军队的斯沃博达审时度势，毅然决然地接受了这个现实。胡萨克顺利地成为他的继任者。历史继续发展。但这时候我父亲陷入了大麻烦。原因就是他的这些关于针灸的“奇怪”技法，以及这种医术带来的“奇迹”。

他接受了一轮轮的审讯，在警察局度过了漫长的日子。他被勒令离开所在的岗位，被剥夺了医生的头衔。同时，作为他这个受惩罚者的儿子，我也不得不离开我所在的大学，我们全家人的护照都也被没收。

这时的父亲只有一份工作可以糊口，就是在布拉格国家剧院做一个夜班的看门人。他已经无法再对任何人进行治疗。这对一名医生来讲是件非常痛苦的事情。不过也正因为命运，在剧院的这段日子里，他有幸认识了很多非常著名的演员，也有机会创作整理了很多关于中医的书，其中就包括那诗本歌体的对话《几乎被遗忘的梦》。

针灸“内阁”办公室

后来，通过司法程序，父亲终于再次获得了医生的头衔。或许是作为补偿，他又获得了一个与此前相似的工作岗位，成为政府工作人员的专职医师。

也就是从那时起，父亲有了固定的办公室。我清楚地记得，他那间办公室门外的黄铜门牌上刻着：针灸“内阁”办公室（亚罗斯拉夫·霍沃尔卡医生）。我非常肯定，这是全欧洲唯一一间。

就这样，在当时算不上合法的针灸和父亲那数以千计的病人们迎来了黄金时代。

我记得那时父亲主要治疗的疾病包括骨病、肌肉骨骼系统、背痛、头痛以及其他种类的疼痛，当然也有一些内科疾病，在慢性病、先天性疾病和瘫痪、术后副作用康复、心脏病等方面也有很好的成就。

其中最大的成就，莫过于在成功治疗很多单亲家庭的孩子和孤儿后，父亲也成了他们的父亲。

中　国

父亲有很多来自中国的朋友，还认识很多研究中国文化、中国艺术和历史的专家、画家，例如《中国水墨画名家精选》的作者 Josef Hejzlar、摄影家 Bedrock Forman 等。

20 世纪 70 年代末，父亲开始认真计划中国之旅。对他来讲，这

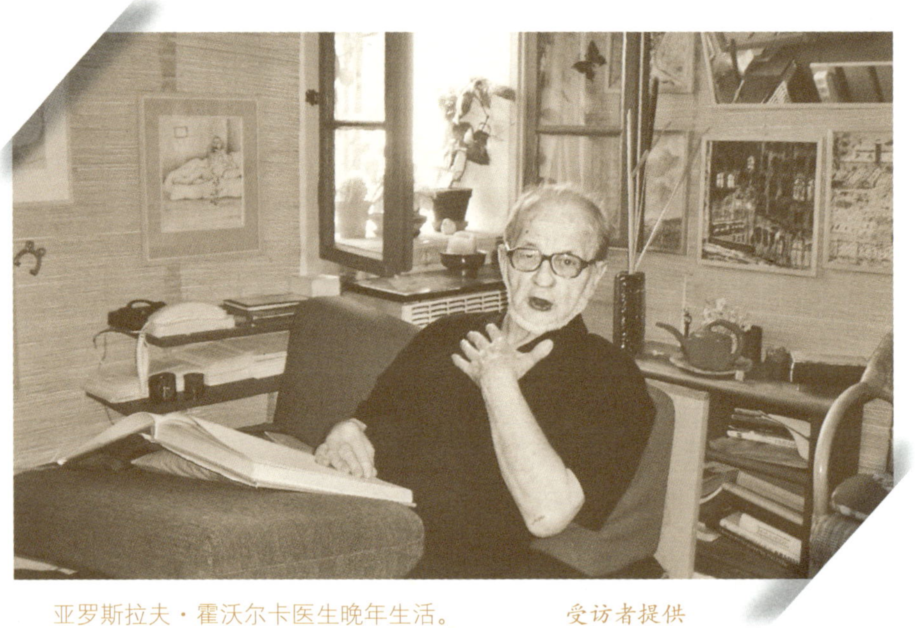

亚罗斯拉夫·霍沃尔卡医生晚年生活。　　受访者提供

不仅是一次旅行，更是一种使命的履行。他希望在中国学到更多传统中医的知识。

我记得那是在 1983 年，父亲来到了北京中医医院、北京中医药研究院、中国中医科学院广安门医院，还有南京、武汉、桂林的医院观摩学习。

我试着翻阅父亲的日记，他把很多当年与他交流过的医生的名字都记在了本子上：

Zhong Shan Medical College，Professor Wu，Wong Guan An Men Hospital，Dr. Cung，Prof.Liu Siang，Beijing Academy of TCM…… 还有很多很难认出的名字。

日记还记载着在这期间，父亲结识了一位来自丹麦的摄影家，但他的名字我已无从查询，只知道这位摄影家当时在中国拍摄乡间、河流和人像作品。

在父亲的中国之旅期间有着很多小故事。其中一次，父亲和这位摄影师，与几百个中国人一起等待登船，一个小女孩儿突然大哭起来。女孩儿的母亲问她为什么哭，她看着父亲和那位摄影师轻声回答说，她从来没见过这么丑的人，她是被吓哭的。

我和我的问题

首先我不得不承认，为自己的孩子治病从来就不是一件省心的差事，尽管父亲并不情愿，但他没有选择。

在我年轻的时候，我患有比较严重的抑郁症。那不单单是情绪上的波动，而是在临床上被称为双极症或是躁郁症的一种病。

我住进了医院，接受着最高等级的护理，但各种治疗都收效甚微。直到后来我开始接受针灸治疗，每疗程 12 次，每年两个疗程，

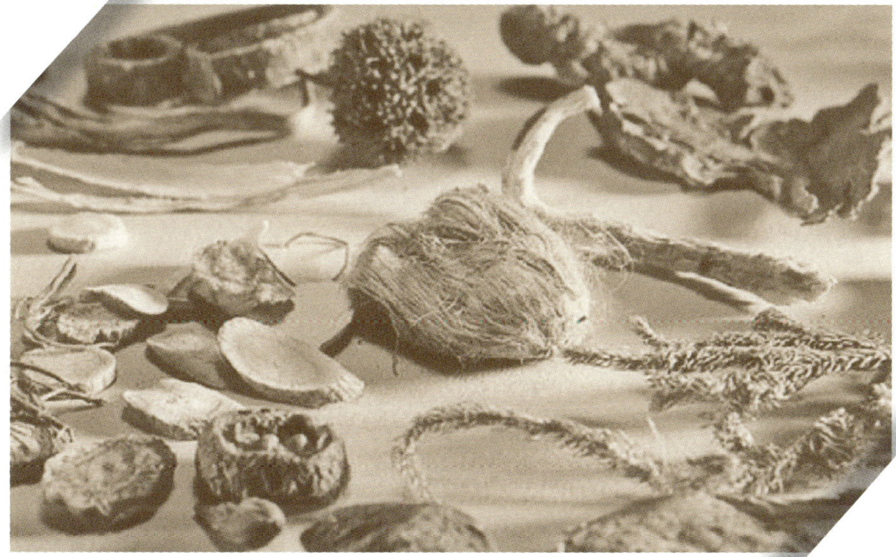

来源：经济参考报

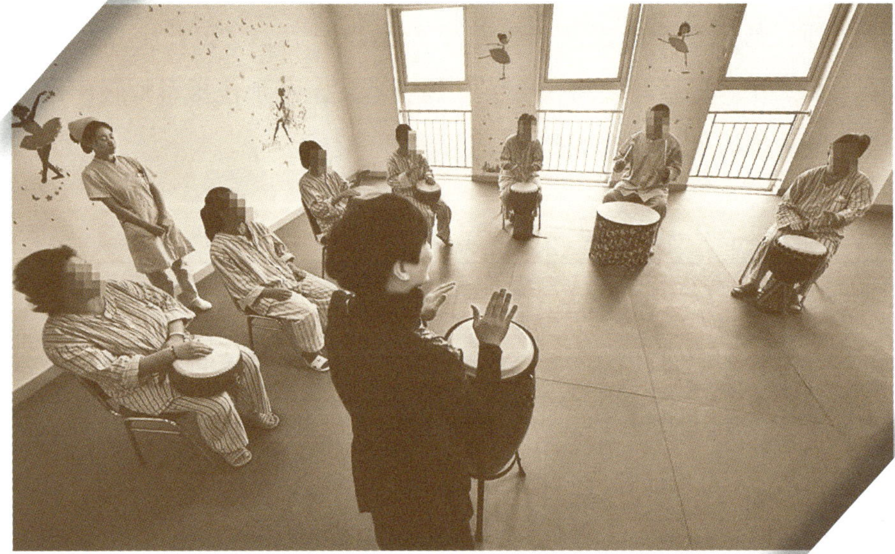

抑郁症患者康复治疗中。 来源：新华网

几年后我的抑郁症就得到了根治，至今再未复发。

而这并非我的个案，我知道很多相似疾病的患者都得到了治愈。

我也时常会犯些小毛病，头疼或者关节痛等。而这么多年以来都是针灸帮助我康复起来。我身边也有很多人跟我有着相似的经历。

监狱风云

对很多患者而言，我的父亲是他们最后的希望。但同时，到布拉格的政府中枢来看病是不可能完成的任务。

所以每逢周末，父亲会去波希米亚东边的一个小村子里。他在那里租了一间小房子。每个周日都有上百人等着他看病，他从早到晚忙个不停。

这样的日子一直持续到 1985 年。忽然有一天，警方出动了 10 辆警车，在小村子里把我父亲逮捕并投进赫鲁迪姆镇上的牢房。或许是历史的巧合，那里正是我父亲出生的地方。

接下来长达几个星期，没有人知道他的下落。直到一个夜晚，他被放了出来。可怜的老头儿，一个人徒步回到了布拉格的家，见到他的时候，他的眼镜、腰带和鞋带早已不知去向。

此后他再也不能回到原来那间欧洲独一无二的针灸“内阁”办公室，甚至不能再回到之前的工作区。

父亲最后的职业生涯是在类似敬老院的机构度过的，而即便是在那里，他依然为大家治病。

感谢针灸、感谢父亲的人格魅力和他面对困难时无穷无尽的乐观精神，让他在人生的最后还能尽情地燃烧着生命。

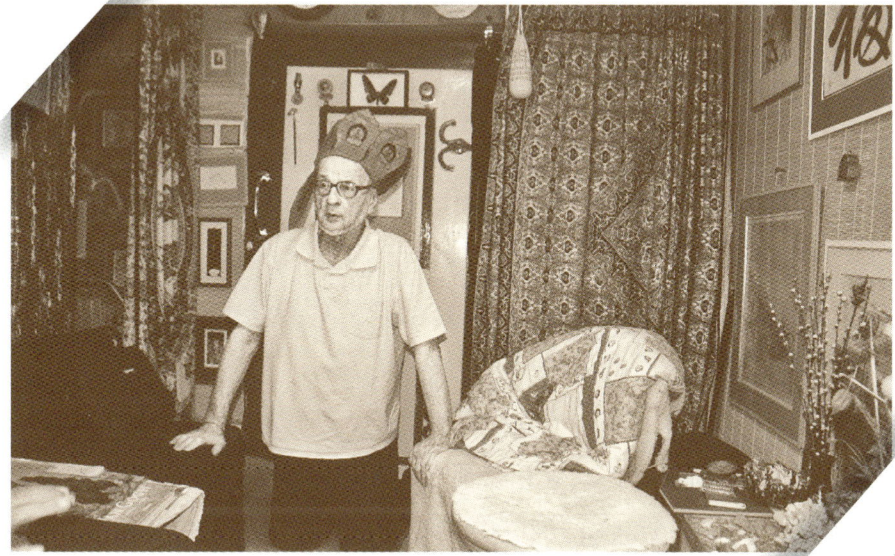

亚罗斯拉夫·霍沃尔卡医生晚年生活。 受访者提供

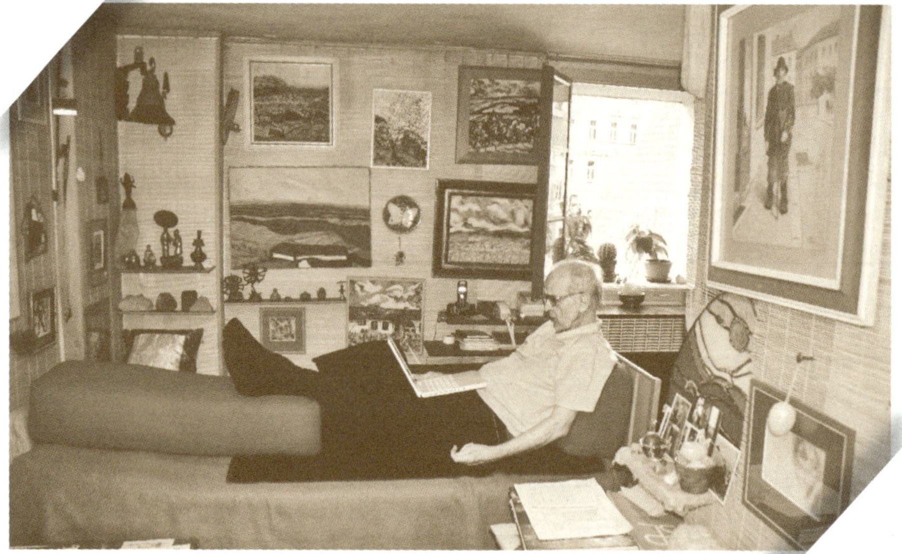

亚罗斯拉夫·霍沃尔卡医生晚年生活。 受访者提供

我的中医之路

我是一个作家、记者、卡通画家和出版人。20 世纪 90 年代初，我开始在杂志上发表文章，主要关注各种替代疗法。随后的几年我成了自由撰稿人，目光从未离开过中医相关信息。

不久我在布拉格最大的莫托尔大学医院刊物上展示了我的项目。2012 年，由我创办的名为《HOSPITA Lin》的杂志正式发行，这本面向捷克全国医院发行的杂志一直发展至今。

后来我又创办了一本专注中医发展的杂志，名为《TCM Revue》。

当然，不仅仅是在杂志和网站上，我还曾经在布拉格策划了名为"中医并不神秘"的活动，收到了很好的反响，随后捷克各地都邀请我们去巡展。我们与各地的医院合作，为公众普及中医知识。

讲了这么多，大家一定发现，中医的传承流淌在我的生命里，也是我一生最重要的事业。

我成立了一个支持中医发展和传播的基金，从而让在捷克以及周边国家的医生、病人和医疗机构有更多的机会接触中医。我们也在传媒领域投入了我们全部力量，竭力为之宣传，扩大影响。

在捷克，不论是普通民众还是医学界的专家，都需要有效和准确的信息。传统中医在我的国家急需好的展示、认可。同时，系统的建立、审核以及相关保险的介入也需要各方的支持。这都是为了最终能让中医成为我们国家卫生健康保障系统的一部分。

父亲的足迹

今年初，我有幸加入了一个捷克中医访问团。除了我和我的同事作为随团记者，剩下 18 人都是从事中医的医生和在校学习中医的学生。

来到北京中医医院，34 年前我父亲参观学习的地方，我感受到了这里的人们的友善，也更理解父亲多年前带回捷克的一切。我踏着父亲的脚步，用他年轻时的意识去思考。在医院、街道、公园里与我对视的人，或许也曾在 30 多年前注视过我的父亲。

这次中国之旅对我的影响非常深刻。对我在今后推进中医发展也是莫大的鼓励。

目前中医在捷克的发展环境还称不上乐观。传统中医在捷克尚不具备合法性。在捷克有大约 1000 名医生具有中医相关的培训经历和资质，但他们只能以各种特殊方式对患者进行诊治，比如在一些国立医院，中医师只有在西医医生的陪同下才可以看诊和治疗。

在捷克的大学里没有中医相关的课程和学位。法律层面上更是复

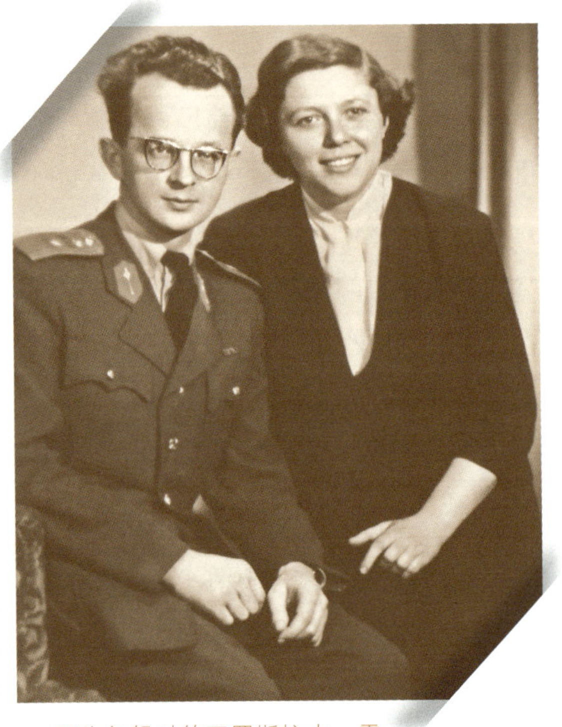

图为年轻时的亚罗斯拉夫·霍沃尔卡医生（左）。 受访者提供

杂。在我们仅有的少数几所私立的中医学校，即便他们可以从中国邀请到中医医师来到学校授课，教学质量以及捷克国内整体的治疗水平仍无法保证。捷克卫生部正致力于解决此类问题，但速度仍然比较缓慢。

我希望日后有更多的机会来中国交流学习，有更多的中医医师到捷克去，希望我的基金会能够得到更多的支持，中国与捷克的各个层面都共同努力，让中医更好地服务公众。

托马斯：从一无所知的“老外”到阅读汉语医药典籍的“中国通”
——一名墨西哥行医者的中医针灸情怀

30 多年前，墨西哥小伙子托马斯未曾想过，自己有朝一日会成为一名当地中医针灸行家。

1980 年，大学刚毕业的托马斯在墨西哥坎佩切州从事社会服务期间，偶然看到当地医生用“针”治病。这不禁引起了他的好奇心，从而结缘针灸。

不久，他听说中医“扎针治病”是门大学问。于是，这名充满求知欲的墨西哥青年四处打听，希望远赴大洋彼岸一求“真经”。恰好墨西哥政府组织中国留学项目，托马斯便开始书写他的中医情缘。

求医之路本就漫长而艰辛，更何况是墨西哥人学习中医，更是难上加难。为跨越学习中医的第一关——语言关，托马斯来到北京语言学院学习中文。

“古汉语难度不小。”托马斯笑着说。但经过多年不懈努力，他由一名对中文一无所知的“老外”，变成能够读懂汉语医药典籍的“中国通”。

在他看来，学中医与学汉语一样，不能囫囵吞枣。“不论是在中国，还是在墨西哥，许多针灸师仅简单记住手法，而没从根本上理解其原理。”托马斯认为，无法全面理解病理，便无法真正掌握病人需求，更无从解决病人的问题。

托马斯在求学路上邂逅恩师，决定了他的人生轨迹。“天津的石

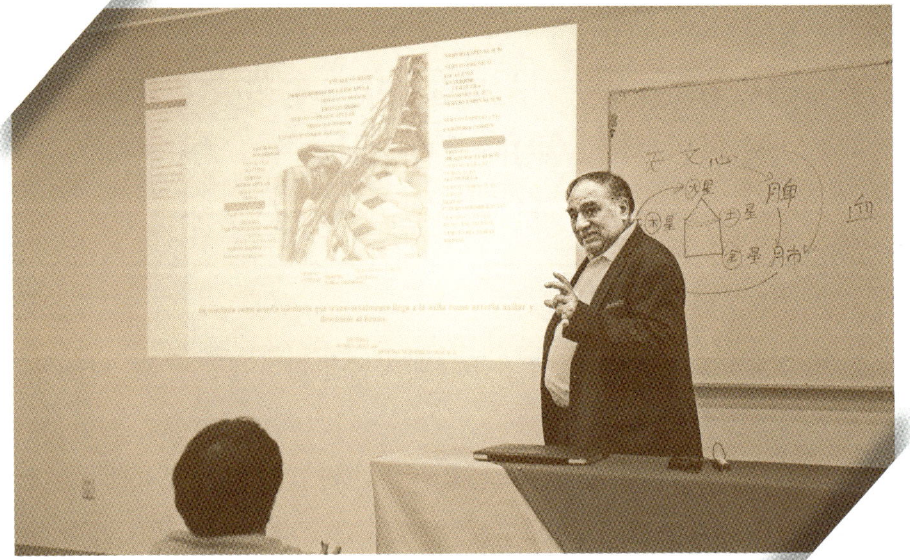

2017年8月10日，在墨西哥首都墨西哥城，托马斯在针灸课堂上讲解中医知识。 许睿 摄

学敏老师教导我，用针灸刺激神经，会得到即时反应。”他回忆道。托马斯的另一名恩师名叫高齐民，也正是他引导托马斯研究《黄帝内经》，掌握传统中医要旨。

1983年，托马斯回到墨西哥后开设了私人中医诊所。为了扩大中医文化在拉美地区的传播，以及填补西班牙语中有关中医药参考资料的空白，他从1992年开始致力于翻译中医著作，其中包括《黄帝内经》。

记者采访时看到，一叠白纸上画着密密麻麻的血管，托马斯仔细查看上面的每一个箭头是否对准了相应的血管和穴位，并附上西班牙语翻译。他翻译的《黄帝内经》不仅附有西班牙语解释、中文拼音，还细心地用西班牙语拼法，为难懂的中医医学名词标注了中文读音。正是如此多的细节令托马斯花费了25年的青春岁月。

为了及时更新自己的中医药知识，托马斯经常赴中国深造学习。

北京、天津、上海、陕西、西藏……从耳熟能详的京津冀，到高原明珠西藏拉萨，托马斯遍访中国各地的针灸学校。

如今的托马斯口中不时蹦出中文词汇，其工整的中文字体，不禁让人忘记他其实是个地道的墨西哥人。

托马斯的高水平医术、优惠价格及周到服务，使得其中医诊所的美名不胫而走。66 岁的塞尔吉奥患有高血压和关节炎。经朋友介绍，他每周两次赴托马斯的诊所接受针灸治疗。像塞尔吉奥慕名上门的求医者每天可达上百人，诊所外挂满了各地病人送来的感谢信。

托马斯不仅行医治病，而且还开设从初级到中高级的针灸课程。这位当年教室里踊跃提问的墨西哥小伙子，如今已成为两鬓斑白的讲师，并曾披上白大褂，携中医知识走进墨西哥电视荧屏，向当地人展示中医的奥秘。

托马斯表示，中医作为中华优秀传统文化的重要组成部分，将随着中国的日益强大逐步走向世界舞台中心。“中医正走入世界许多国家，让更多人接受治疗，摆脱疾病痛苦。”（吴昊、许睿、李丽洋）

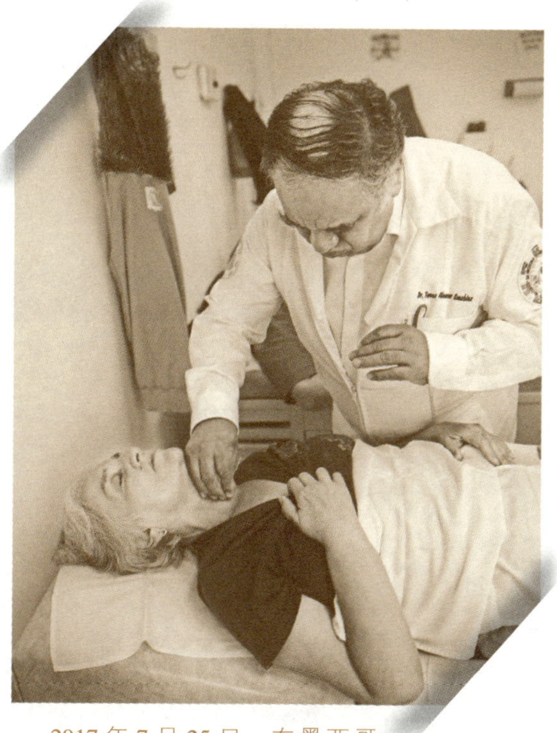

2017 年 7 月 25 日，在墨西哥首都墨西哥城，托马斯为一名患者进行针灸治疗。 许睿 摄

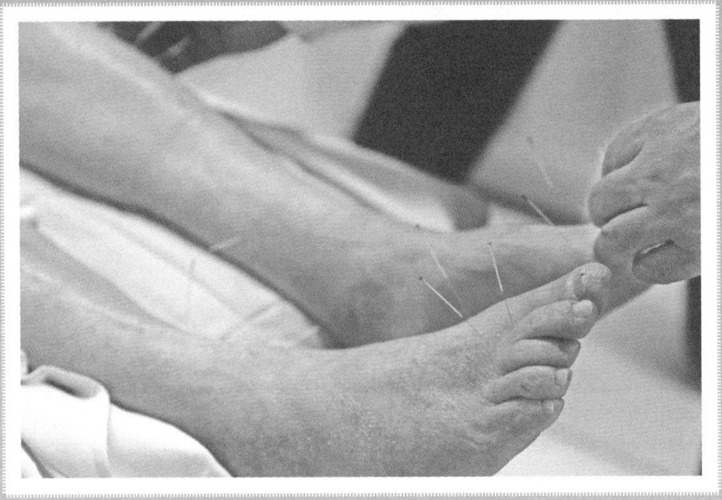

2017 年 8 月 10 日，在墨西哥首都墨西 哥城，托马斯为一名患者进行针灸治疗。

许睿　摄

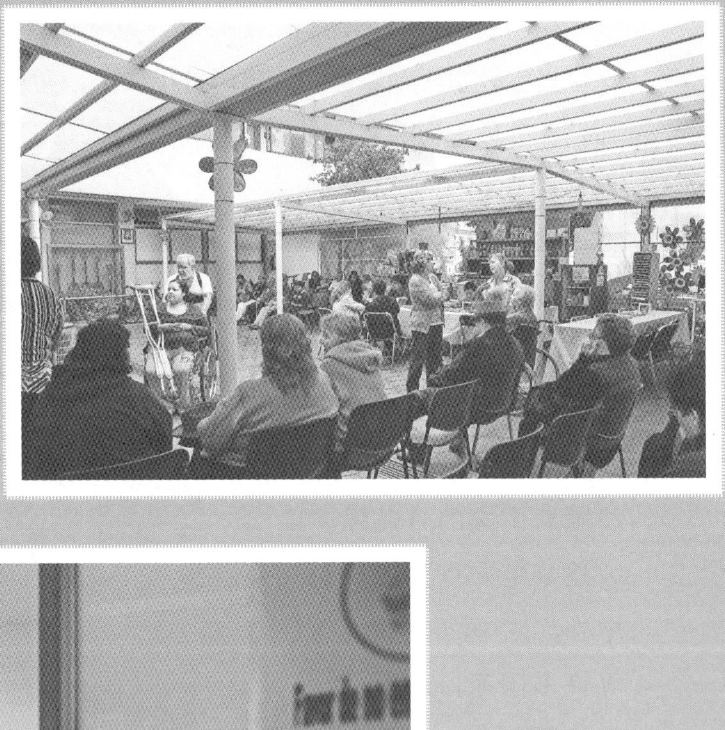

慕名而来的患者在托马斯的中医诊所门前等待。

许睿　摄

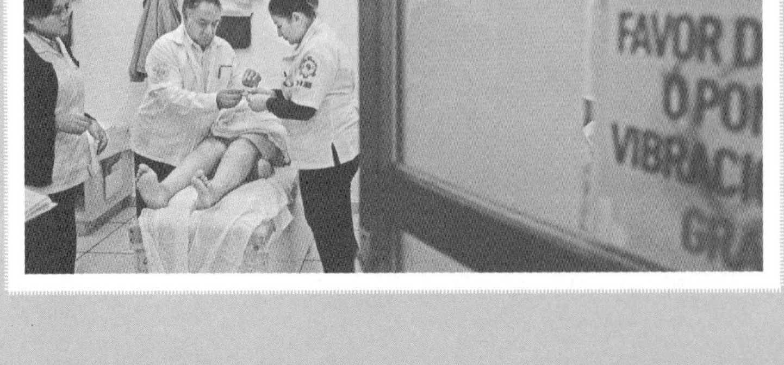

2017 年 7 月 25 日，在墨西哥首都墨西 哥城，托马斯（左二）为一名患者进行针灸治疗。

许睿　摄

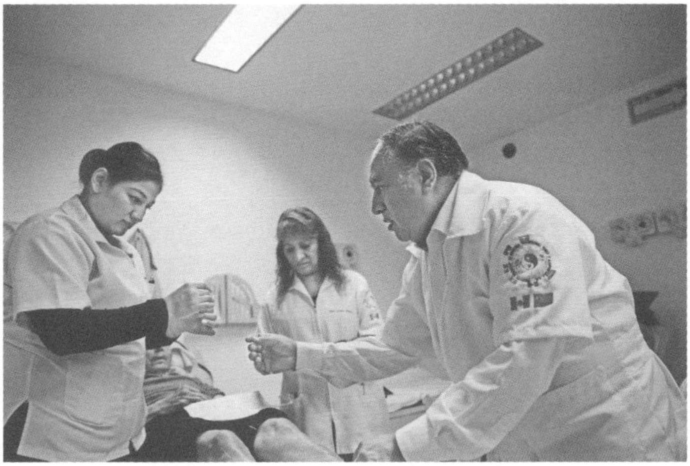

2017 年 8 月 10 日，在墨西哥首都墨西哥城，托马斯（右一）为一名患者进行针灸治疗。

许睿　摄

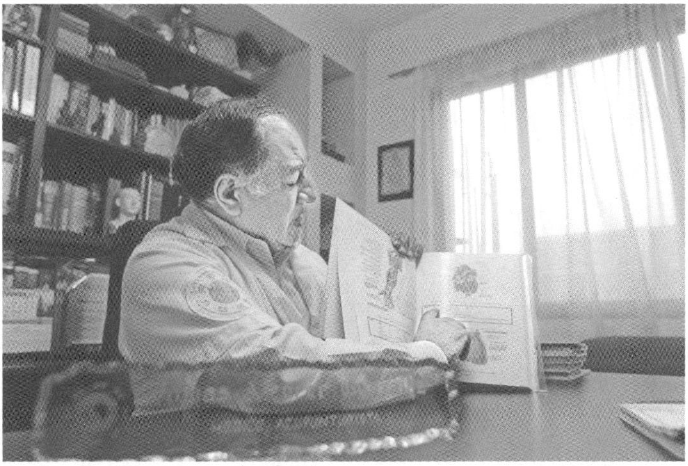

2017 年 7 月 25 日，在墨西哥首都墨西哥城，托马斯展示自己翻译成西班牙语的《黄帝内经》部分章节。

许睿　摄

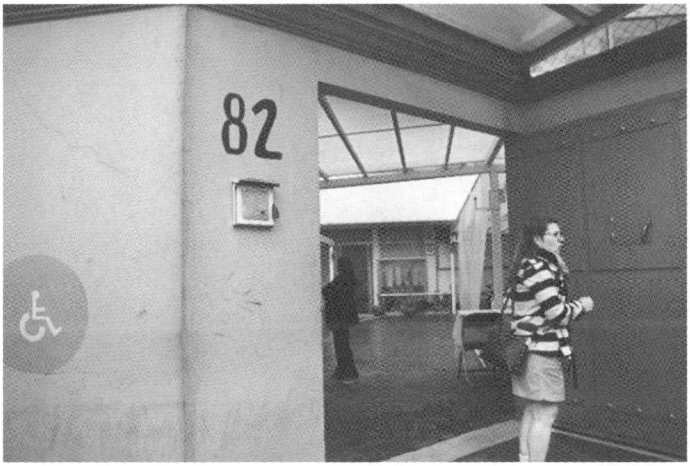

2017 年 8 月 10 日，在墨西哥首都墨西哥城，一名女士来到托马斯的诊所 准备就医。

许睿　摄

迪亚拉：针行万里一梦牵

——非洲大夫迪亚拉的中医人生

● 新华社记者　王长山、傅云威、杨牧源

从非洲来到中国有多远？他来回穿行了30年。

从西医跨界中医有多难？他苦苦求学了11载。一根银针，至微至轻，却承载着医德至重，凝聚了一位非洲籍大夫的牵挂与梦想……

在云南省红河州开远市大庄卫生院，这位肤色黝黑、眼窝深陷、带深度近视镜的黑人大夫正为两腿沾满泥垢的农民患者做针灸治疗。

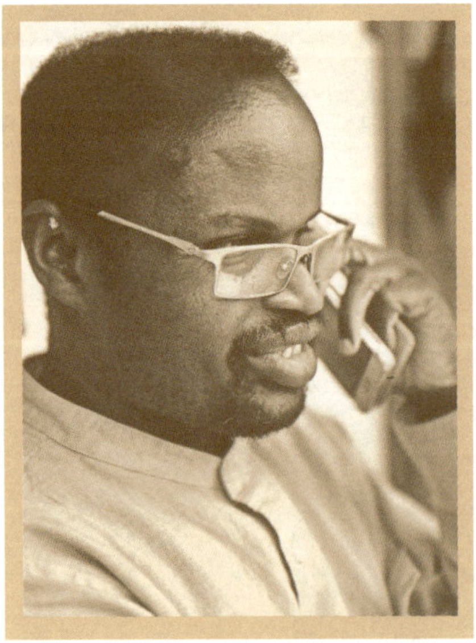

迪亚拉为贫困山区联络医药扶贫项目。

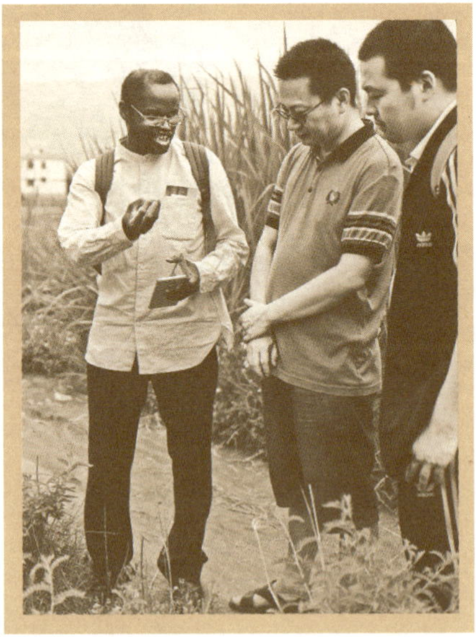

迪亚拉与中国同行查看田间地头的野生中药。

“外国人的中国梦｜非洲中医博士”采访视频

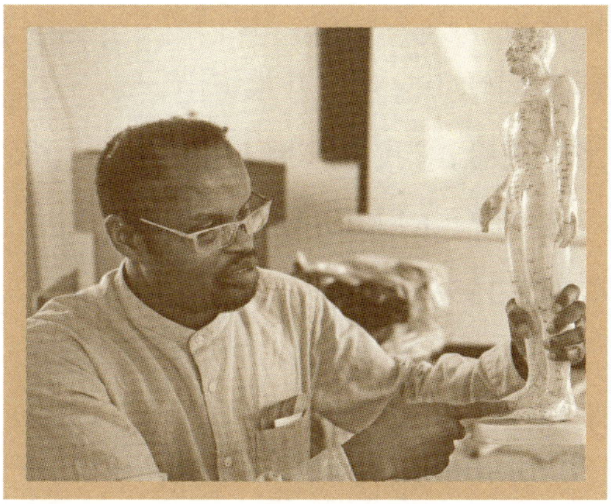

迪亚拉在基层卫生院开展针灸培训时，向学员演示穴位位置和配穴要领。

他边按压病变腰椎，边用略带南方口音的普通话与患者闲聊，随即快速进针，一边向身边几名实习生演示取穴要领、针刺手法。

患者安详平静，医师传道授业，青年凝神专注。这一刻，人们眼中只有医患和师生，全然忽略了国籍与肤色的差异。

过去 20 多年，来自西非国家马里的中医学博士迪亚拉·布巴卡尔坚持在中国西南边陲的贫困山区投身义诊、扶贫等公益事业，成为当地人熟知的“迪老师”“迪大夫”。

针行万里医道苦旅

“小时候，看到中国医生用一根银针就能治病，很神奇。”迪亚拉说，“或许，那时候心里就埋下了中医的种子吧。”

迪亚拉 1964 年出生在马里的一个医生家庭，打小对中医就不陌生。20 世纪 60 年代，中国援非医疗队把中医带到了迪亚拉的故乡，针灸、拔罐等“道具”让少年迪亚拉感到新奇。

大学毕业后，迪亚拉子承父业，做了一名全科医生。1984 年，他获得政府奖学金，与另外11名同学一起飞越万水千山，来华进修。“我是这批人里唯一选学中医的人。”他说，“当时属于另类”。

很快，迪亚拉为这个另类选择付出了代价。

在广州中医学院，会说普通话的一年级新生迪亚拉遭遇到巨大困惑。“老师用粤语讲授中医古文，结果啥也没听懂。”他说，“考试挂科，感觉天要塌了。”

高等中医求学之路艰涩难行，求学者除需掌握实操技能外，还要领悟中国文化、地理历法、传统哲学等要义。面对天书般的教程，班上多数外国留学生陆续退学，迪亚拉却选择了坚持。

学粤语、背词典、啃古医书、跟学霸交朋友……迪亚拉苦读8年，最终完成了本硕阶段教育。随后又赴成都中医药大学，主攻针灸方向博士学位，并于3年后

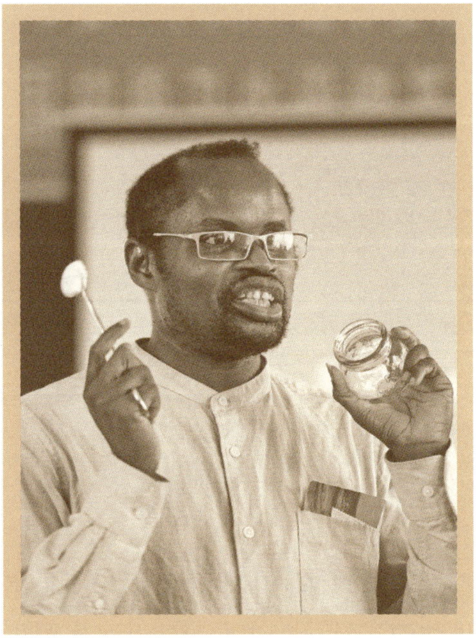

迪亚拉在向学员介绍拔罐治疗的技术要领和防烫伤须知。

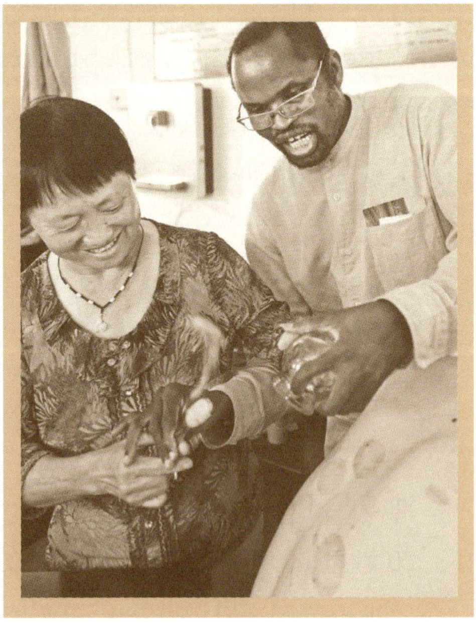

迪亚拉现场指导乡村医生练习闪罐疗法技术。

出师。

一根银针，勾画了迪亚拉 11 年的中医求学轨迹，也牵引他在中国安下家来，开启一段别样的中医人生。

医者仁心　恩义无疆

“有个黑人去看病，医生一看就说，哎呀，你印堂发黑，大事不好……我们可不能做这样的庸医。”在大庄卫生院会议室，迪亚拉正在为 50 多名村医授课。他语言诙谐直白，很受学员欢迎。“迪老师教的外治技巧和经方，好学实用，”大庄卫生院院长王进峰说，“他知无不言，尽心得很，大伙儿都不拿他当外人。”

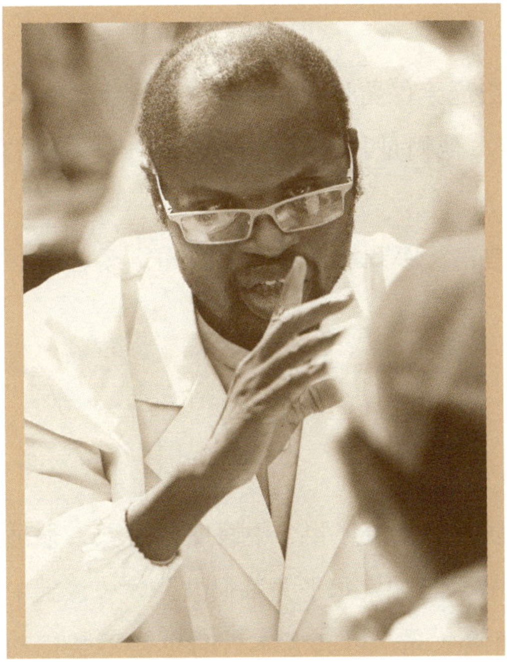

迪亚拉在义诊中为病人分析病情。

迪亚拉也不拿自己当外人。20 世纪 90 年代末至今，他足迹遍及云南红河、怒江等偏远山区，累计培训村医数千人，广泛开展义诊，其中不乏麻风病、结核病、艾滋病患者。此外，他累计筹集逾千万元扶贫财物，还时常自掏腰包，扶弱济困。

“不管病人患什么病，路有多难走，迪老师从不躲。”迪亚拉多年的朋友郭永健说，“为贫困村打井修路，为病人捐资建房的事，他都干过。在红河熟人特别多，走到哪个乡都有人管饭。”

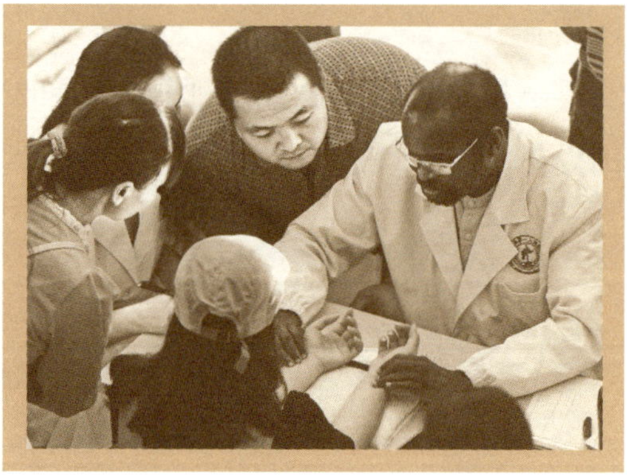
迪亚拉在义诊中为病人把脉。

常年奔走于贫困山区，睡袋栖身是常态，塌方走石不鲜见，灾区一线难分身……每当遇到难处，迪亚拉总会想起历任中医老师和援非医疗队的中国大夫。

“老师们把独到见解、技法毫无保留地传授给我；中国大夫深入疫区，为非洲老百姓解除痛苦。他们是我最敬重的人。”透过厚厚的镜片，迪亚拉眼中闪过温暖的光。

“医者，是乃仁术。我相信，行医和行善是同一件事，爱心无国界，慈善无国界，中医无国界。”

把中医院开到非洲去

“我们中医讲究治未病，强调整体治疗”；“中医廉价有效，很适合在发展中国家推广”；“针灸效果与配穴水平关系很大”……谈到中医话题，迪亚拉思维跳跃，两眼放光，讲起老本行时更是不禁捻动手指。

“中国首部中医法今年开始实施，中医今后一定有大发展，可算是天时、地利、人和。”迪亚拉的信心并非空穴来风。近年来，中国政府大力完善覆盖城乡的中医医疗服务网络。这次迪亚拉授课的开远市大庄卫生院就是试点。

从 2016 年开始，开远市 5 个乡镇卫生院先后设立了中医馆。“偏远乡镇都建起这么好的中医馆，他们动作真快。”置身古色古香的诊疗室，迪亚拉由衷感叹。

谈到中医走出去，迪亚拉说，中医体现了东方人的世界观、宇宙观，与西医的理论框架截然不同，中医要走向世界，应首先澄清与西医的差异。

“我一直想在非洲开中医院，过去没条件实现，现在机会来了，该考虑落实了。”迪亚拉所言的机会，显然包括中国推动中医出海的坚定意志。

国务院印发的相关规划纲要提出，要推动中医药技术、药物、标准和服务走出去，促进国际社会广泛接受中医药；支持中医药机构参与“一带一路”建设，扩大中医药对外投资和贸易。

迪亚拉说：“中非医疗合作传统悠久，非洲人对中医接受度高，是中医出海的理想目的地，完全可以引进和借鉴中国中医教育、诊疗、扶贫的成功模式。”

“把中医院开到非洲去，这是我的中医梦、中国梦，也是我的非洲梦。”

梅万方：中医如何能与西方主流医学并驾齐驱？

——梅万方谈中医药国际化

• 新华社记者　顾震球、张代蕾

导　语

30 多年来，伦敦中医学院院长梅万方教授以东西医学相结合为使命，活跃于各主要学术和临床机构以求发展一项全球性的综合医学模式。目前他是广西医科大学、广州中医药大学，以及伦敦中医学院的教授，致力于中西医基础理论与方法论的比较与创新，研究循证医学（EBM）和辨证论治（DBM）与新物理的相互理论关系，是“循证医学”与“辨证医学”论辩的发起人。再次当选为世界中医药学会联合会副主席，且作为中医教育指导委员会副主席，梅教授致力于中医教育全球化和主流化，他还率先倡导和组织中医纳入西方医学院校教育体系方案，教授伦敦大学国王学院、盖伊和圣托马斯医学院和圣乔治医学院的学生中医与针灸课程。

“中医药热”与中医的国际化进程

据统计，140 多个国家和地区使用针灸，有 130 多个国家和地区销售和使用中药。美国有4000家商店经营中草药和中成药，加拿大有1700家、法国有500家、英国3000余家经营中药和针灸，而日本、韩国及东南亚国家更是数不胜数。中国医疗机构采用中西医结合的治疗方式现已扩展到其他东亚和东南亚国家和地区。中医药的热潮还在继续发展，中医药国际化正逐渐形成。

梅万方教授认为国际上之所以重视中医药，其一是因为中医药以人为本，取材于自然，符合人类“回归大自然”的口号；其二是当今医学模式正由治疗型转到预防型，符合中医防重于治的思想；其三是用于防治肿瘤、心血管病、艾滋病亟须寻找新药，从现有的有效的中药中提取、分离衍生物是一条捷径，从中医药有效治疗非典型性肺炎（SARS）的案例即可见一斑。

中医药的研究和发展已成为全球性的商业良机。但是即使在这样的高度学术性的领域，商业利益的冲突仍然是阻碍双向合作的最大障碍。梅万方教授尖锐地指出，全球医学的协同过程不仅是与纯学术性和医疗性有关的问题，国家间不同的经济利益也是一种重要的推动性“暗流”，从英国最近禁止一些中药和中成药，英国医药安全委员会致信警告英国家庭医生关于中医药的危险性的行为上即可见一斑。因此，现在面临的挑战是如何把单方面利益转化成为从双方利益出发的全球性共同发展的立场。医药上东西方的交汇将引向一个没有国界的商业新纪元。

目前西方医药界及官方因缺乏对中医药的正确认识而引致的反中医浪潮及中医市场出现的诸多图谋眼前小利不顾中医大业的“中医外卖店”等不良现象，加上良莠不齐的行医资格带来的临床危害，都充分暴露了海外正规中医教育的危机，使本来已经缺乏西方法律保障及官方认可的中医走上更艰难、更坎坷的道路。就中医药本身来说，梅万方教授认为过去国外唐人街的那套推销“中药加杂货”的方式已不再适合于当前在西方发展中医药事业的要求。

在梅万方看来，中医药的发展面临着两种可能性，一是走其正统发展的道路；或是发展为其他非中药化的医疗法和产品，成为西方发财的工具。走向世界的中医药，其安全性与疗效却有赖于世界各国政府的立法规范管理，并引进主流医学。然而中医药真正走向世界，立足于世界舞台，成为当代不可或缺的有效医治手段，其策略定位及其有效实践是关键。

"尽管有外国医药界'权威'的反对和对不良意外事故的指控，但'中医热'在全球继续扩展。"梅万方说道。

求同存异，中医与西医"有机融合"

"全球医学已达百家争鸣的时代，中西医结合教育观实是对现实的反映。"梅万方教授进一步指出：在当前世界存在与认可的两种医学力量——西方主流医学和当地补充、替代医学、自然医学。而梅万方则希望中医药至少能成为西方医学体系中的第三种力量，让其拥有独立立法，独立注册系统和方法，保障中医医疗质量体系的完整与独立，并能够影响主流医学和补充医学的联系和交流，与西方医学和其他医学进行有机融合与结合产生新型多元化的医学体系。

中医和西医有很多不同之处。中医看到的是森林，西医则侧重于处理森林中具体的树。西医信奉寻证医学，以科学研究方法作标准，中医信奉人体的整体观念，辨证论治是诊断和治疗的根本方法。梅万方表示："中医有完整的理论体系。历史证明它具有与时代知识同步的应和能力。辨证论治正是西方整体医学的新概念，其独一无二的在病症发展演变的辨证分析过程中施行诊治的思维方法穿越当代与传统，东方与西方，科学与艺术，是开发医学全球化的金钥匙。”

梅万方教授认为，西医药最大的误区，因其假定所有病人不但在生理结构上相同，且在生理性能和条件上也相同。而传统中医药学则是对不同的个体采取不同的辨证治疗，给予不同的综合复方调整方药，因而疗效好。总之，学术上的比对和争论需要长时间的交流，临床研究的发展才会解决。

“这里我要强调的是这种结合不是一种形式上的结合，而是有机的求同存异的结合。”中西文化思维分歧等阻碍都要求我们在推动中医国际化进入正统的教育过程中采用灵活的策略，求同存异要求保留中医精华的基础上现代化。在梅万方看来，中医与西医之间“灭汉兴洋”是一种触目惊心的概念，部分专家怕中医会“改轨”，而梅万方却认为中医不但不会“改轨”，反而可以把世界医学“固轨”。梅万方表示：“这需要我们大家的协力，不但是教育界的努力，同时需要中国政府，有关研究及商业机构培栽中医这粒良种于沃土生根。”

中医国际化，教育是根本

1956年起中国先后成立了初期四家中医学院，至此，中医教育才开始一步步走向规范化，并在中西医并重的指导方针下在国内稳步发展与壮大。然而在国际的大环境中，中医教育的发展尚未真正萌芽，正表明了现存中医教育缺乏一重要部分，即中医教育国际化的问题。

中医教育国际化是梅万方教授的一贯思想和目标。梅万方教授清醒地认识到，中国历来倡导科教兴业，应以学术教育为本。他客观地表明，中医一向在不断与当代思维相结合的过程中成长，派别对论也是中医教育的传统发展演变过程。中医教育近代出现了两观，即纯传统中医教育观和中西医结合教育观的争论。前者认为中医作为完整的中医理论体系，经历了千年的临床实践与考验，是根本不能与西医相结合的；后者则认为中医不应只局限于中国文化及环境圈子里孤芳自赏，应以西医模式矫正中医，以西方的循证医学为主流进行研究实验。

梅万方教授进一步分析："中医教育事业是开路及导航先锋，没有教育国际化作前提，中医国际化就如栽种了小苗却不灌溉浇水，中医的田园中无好农夫一般。"梅万方认为海外中医药教育工作的两大战略要点是：第一，教育对象要有的放矢；第二，从业中医师的注册与继续教育。二者缺一不可。

建立中医药文化，培育发展沃土

中医药的安全性和疗效经历了5000年的历史验证，正为世界人民所接受。"中医热"已经招来风波巨浪，引起外国医界"权威"的反对和指控，欲趁中医药在西方正处萌芽之际，置其于死地。他们利用一些与中医疗法相关的意外事故，借助传媒大肆渲染，令部分病患者对中医产生怀疑。梅万方教授视野开阔地认为："中医要走向世界，除了教育与科研开路之外，建立一个全球性的中医文化亦相当重要。"

梅万方教授提出：结合医学发展进程将不可避免地卷入国际外交政治和跨国商业医药经济的影响范围内。建立中医药文化的主要战略要点在于：第一，全球中医药行业形象的建设；第二，推动和鼓励建立综合中医制药企业和技术标准，如药品GMP标准和ISO标准在医药仪器生产和医药服务上的应用；第三，致力于中医药产品与技术的现代化实践，如现代化的电脑辅助诊断系统（脉搏分析仪器）等的开发与应用；第四，医药集团企业的“内引外联”和横向交流；第五，强调支持出版和向世界推行即时的各种中医药方面的图书、期刊等，鼓励、倡导东西医学的交流与互鉴；最后，推动全球范围高准质的中医医疗服务、咨询和网络建设。

梅万方教授以宣传中医为己任，多次提议：不但要多出版一些专业中医杂志，还要出版一些中医药的大众刊物，编写一些纪录影片、电视报告等来宣传中医药的基本知识和临床疗效。如果公众有了中医的基本知识，使他们认识到中医不是魔术，而是有病理基础的医学，经有训练的医生的治疗是安全的，他们就对中医药有信心。对于一些职业的医务工作者来说，普及的中医药知识使他们敢于根据病人的病情、病症介绍病人做中医治疗。于是，中医药在西方的发展就有了土壤。

中医现代化是必经之路

“我觉得总的态度应该是培养一种开放、客观的态度，使中医现代化、正规化，才能保证中医的国际化。”

中医辨证论治应用的是黑箱方法，西医理论专长于科学试验的再现性和分解分析方法。黑箱方法对西医来说，过于深奥、神秘，难以接受。例如，从舌诊、脉诊，加上中医问诊等得到的湿症辨证，对西医就是个问题，因为西医只是把湿症理解为一种病症。按照不同的辨证用中药方剂来处理湿症，对西医来说就像是天外妙论一样。梅万方教授也不无遗憾地指出了：中医药得天独厚的优势和临床疗效缺乏西方正统医学的认识与认证。尽管其阴阳平衡理论和运用五行学说来阐述脏腑器官间的关系与平衡，以及运用辨证原理将临床症候划分为热证或寒证等传统的中医理论和原理，可被极有效地运用于比较和鉴定不同个体不同的遗传密码结构，及其对不同化学药物和草药的反应研究，但这需要我们研制出复杂的既可用于分析症候群的病理模式，又可影响传统诊断方法，如舌诊与脉诊，且将其与遗传学和分子生物学的新发现有机结合起来的科技诊断技术。

这又引起了新的争论：保证中医朝现代化发展。同时，西医也必须面对其在治疗现代复杂病症时的局限性来寻求发展和改造。现代计算机技术和电子医疗科技在临床研究中的应用，恰恰可作为我们寻找在医学中科学性和艺术性之间的平衡的催化剂。

然而，特别是在我们西方同行的眼中，为了将中医转化成现代医学系统，必须根据当前的各种法定和已被接受了的科学试验方法，经过研究和实验的阶段，使中医合法化。免疫系统疾病，如 HIV、癌症和过敏症等，妇科代谢疾病（例如不孕症、糖尿病等）、更年期综合征、精神失调（如抑郁症）、痛症，以及许多皮肤病和神经病，都急切地需要新的疗法，中医正是“及时雨”。

建立一个由国家支持和管理的对外中医药研究所，针对中医药的临床研究和应用以及与当代主流医学相结合的理论发展为研究对象，使之既保留中医的传统精华、中草药复方配合调剂治疗的药理，又发挥现代医学的可信性，为中药在西方的注册、生产、质量标准认证和应用一步步推进主流医学系统提供科学依据。

前途是光明的，道路是曲折的。梅万方教授总结说道：总而言之，中医面临多种危机，中医药事业发展道路亦不平坦，但我对中医的前途是乐观的。越来越多的人要求回归大自然，特别是要求回归自然疗法的呼声已经响起。因此，一方面中医药之针灸、推拿、按摩，以及医疗气功等自然疗法将符合时代的召唤，可以肩负起这一历史的使命。另一方面，必须看到客观事物总是遵照事实、真理和科学的规律在起变化和发展。正如有识之士所评，相信随着中医药行业业务水平的提高，行业队伍的规范管理，以及医疗水平和医疗效果进一步被主流社会所认同，并在科研、教学、医疗等方面向科学化、客观化、标准化、规范化不断迈进的过程中，中医这块中华瑰宝，最终必能与西方主流医学并驾齐驱，造福全人类。（截至本书出版之时，梅万方教授已去世。）

包斯嘉：中医在美国越来越被认可

——美国国家自然医药大学古典中医系　包斯嘉

中医从20世纪70年代开始进入美国人的视野，包括针灸、推拿按摩、太极拳等在内的各种中医疗法与学说在美国流行。

1975年，美国加利福尼亚州成为全美第一个颁发针灸执照的州。

2002年，美国白宫批准将世界上43种传统医学和疗法正式纳入美国补充和替代医疗体系。

目前，美国已有中医院校达46所，针灸学校近百所。同时，美国一些大学医学部设有中国传统医学课程。“替代医学”的称法原先是针对以西医为主流的医学体系，目前这个名称在美国已经逐渐过时，有学院和机构已将其更正为“整体医学”（holistic medicine）。

种种迹象表明，越来越多的美国人开始意识到中医的优越性，并且这种趋势会持续下去。不仅是美国，世界各国都越来越重视中医，全球范围的“中医热”也引发了关于中医药文化如何更好地“走出去”的思考。

中医并不是针对疾病来从治的，而是把人体放在其所处的各种时空中，以扶正其本体元气为核心的医学理念。这种理念会改变人类看待生命、看待健康的整体观念，而不会受病名的恐吓。

近年来，中医药的发展在中国有些“乱”。正其心，回到真正的源头，则有望复兴。而观念一旦形成，便很容易成定式，教育成年人会比教育孩子更难。所以我认为，应该从幼儿时期抓起，以古典中医祖源思想对孩子们进行启蒙教育。

外国人对中医的理解只能基于个人体验，所以偏见少些，如果中医的效果显著，他们会萌发兴趣，有些人还会去学习。真正的古典中医体系在美国也不多见，但是仅作为“术”来学习应用，已足以给他们带来利益。

中医在国外的传播，目前还存在一个较大的问题，那就是中药的来源问题。环境污染，药材种植、炮制的不合规等因素制约着中药的出口。虽然有很多人在美国从事种植中草药的事业，但是地理环境的不同会使药性发生改变，毕竟不如源自中国的地道药材。

所以，我们要从最基础、最简单的事情开始着手，慢慢改变自然环境、人文环境，这可能是一个漫长的过程。道显道隐，自有其规律和节奏，我们只需要让当下所有的资源尽其所能即可。

一切从自身做起，希望更多人因中医活出更精彩的人生。

马伯英：看好中医海外发展前景

新华社对中医泰斗马伯英的报道：

英国中医泰斗马伯英教授在2017年8月6日举行的第一届中英中医药论坛上表示，尽管阻力不断，他仍对中医在海外发展前途充满信心。

目前中医药在英国的发展处于低谷时期。对此，英国中医师学会主席、英国皇家医学会终身院士马伯英教授提出，中医人要具备六个自信—历史自信、理论自信、临床自信、方法自信、能力自信、前途自信。当前西医研究遇到瓶颈，抗生素耐药性成为世界难题，中医或将提供独到的解决方案，马教授说：“中国中医人有信心、有能力、有胆魄，使中医在海外发展起来。”

英国中华传统文化研究院院长、著名侨领单桂秋林女士也出席了该论坛，她表示要让传统中医学在英国主流社会立足，需要加强交流，促进彼此认同。

中英中医药论坛在伦敦大学亚非学院举行，论坛由英国中医师学会、中国中药协会适宜技术专业委员会、英国中华传统文化研究院共同主办。英国中医师学会及英国中华传统文化研究院，多年来致力于向英国社会大众弘扬中医及中国传统文化。（王思佳、桂涛）

马伯英：英国中医四十年兴衰大略和重振之路

——全英中医药联合会、英国中医师学会主席、
会长　马伯英

摘要

本文以笔者 30 年来在英国耳听目睹、亲身参与的事实经过，从历史、理论、人类学 Field Work 的角度进行观察和研究，初步撰成此文。中医信息传到欧洲 350 年，针灸热兴起 40 年，中医热出现至今 23 年，中医

立法喧扰 15 年，这期间起起落落，兴兴衰衰，兴盛时令人意乱神迷，忘乎所以；低落时使人心灰意冷，不知何可。英国中医究竟向何处去？我们能够做什么、应该怎么做；原则是什么，策略是什么；什么可以坚持，什么需要妥协？现在是冷静下来进行思考的时候了。粗浅想法，提出仅供参考。

中医传英简史和现状

中医传到英国是跨文化传播的一个典型例证。此与中医的疗效特异性、信息传播的渠道多寡及医学文化可接受度有关。时代演进，传播过程加快。

挫折和抗争

文化差异造成的不理解、判断标准产生的排斥、权威人士之固执己见和歧视倾向，他们不能平等对待中医师。中医师的法律地位不能被承认。“龙胆泻肝丸事件”的负面报道满天飞，使用中医药的风险程度被妖魔化，“不安全”成为贬低中医药的最常用借口。另外，中医行业一哄而起现象常常受到诟病，中医药和中医师本身的一些局限性和水土不服，不能融入英国社会。英语不够好，与病人及西医沟通差；不能“入乡问俗、登堂问礼”，很好遵守英国法例，有的出现“掠夺性销售”，“打一枪换一个地方”，令人反感。2000 年开始的否定中医倾向和 2008 年的金融危机极大打击了中医行业，中医诊所、中药公司纷纷倒闭，至今元气未复。不过中医虽然处于空前的艰难困苦境地，但中医的顽强生命力和中国人的不屈不挠精神必然要求生存、求发展，与困难抗争。同时也开始调整自己，适应社会。

新工作组成立和最后报告

英国人大多具有开放态度，对中国人和中医怀有善意，这一点毕竟还是值得肯定的。但是“一朝天子一朝臣”，政府更迭，人事变换，不同人当政造成政策失去连续性。西医西药的权威和市场受到中医挑战，产生愤愤不平的心理抵抗情绪也是不足为奇的。这种种波动在中医立法的反复过程中出现，问题是需要时间去解决。我们只能有理、有利、有节妥善应对。经济危机我们无从置喙，中医合法地位我们应该争取。

英国走出中医困境的思考

“路漫漫其修远兮，吾将上下而求索。”现在真是用得上屈子这句名言的时候。英国中医界“士不可不弘毅，任重而道远。”但是，我们坚信英国中医必能走出困境。我们的自信在于：

1. 历史自信：中医学除了作为一个独特体系治病救人做出了巨大贡献，保障中华民族的繁衍昌盛之外，历史上曾经对预防医学尤其是预防天花做出卓越成就，是 1980 年 WHO 宣布消灭天花的原动基因；

2. 理论自信：中医学的理论是超前的“全生态医学理论”体系，是后现代的科学；

3. 方法自信：中医在临床上有一整套治疗方法，数千年来行之有效；

4. 临床自信：几千年和当今的临床实践都证明中医药有效而安全，中医有永不消逝的生命力；

5. 能力自信：中医将随着科学方法论和仪器的进步而有能力向反对派做出证明；

6. 前途自信：21 世纪是中医的世纪，中医是未来医学的希望。

中医是一棵万古长青的大树，已经并将继续对人类健康做出不朽贡献。

2015 年 4 月 12—23 日，5 月 9 日，伦敦

第九篇

2018：屠呦呦团队再突破

屠呦呦团队

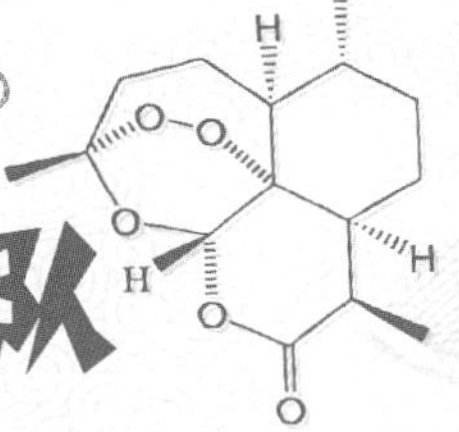

我们的2018

得奖、出名都是过去的事，我们要好好“干活”。

屠呦呦的2018新年期望

发现青蒿素更多的“秘密”，“把论文变成药”

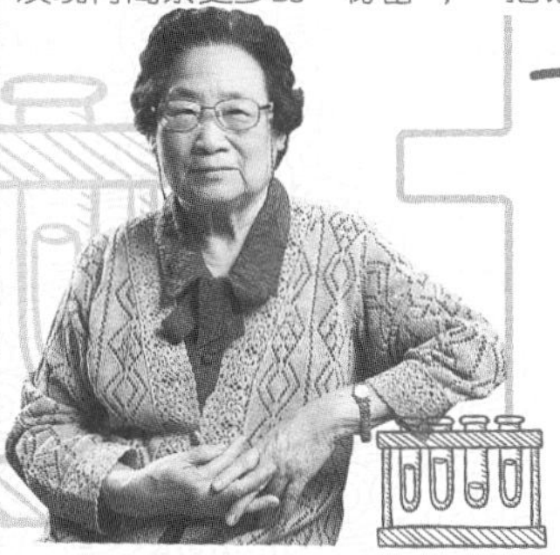

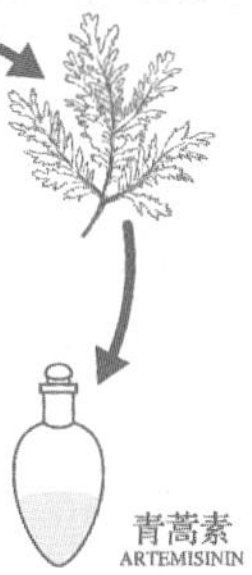

从“能治一种病”到“治疗很多病”

青蒿素研发“惊喜”连连

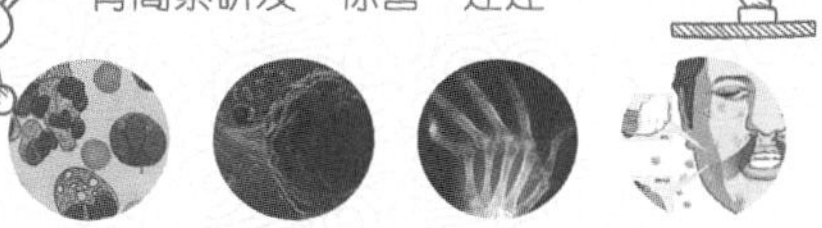

“双氢青蒿素治疗红斑狼疮”
已获国家食药监总局批复同意开展临床验证。

从“几个人”到“一群人”

“中国中医科学院青蒿素研究中心”
正日益发展成为青蒿素研究的“国家队”

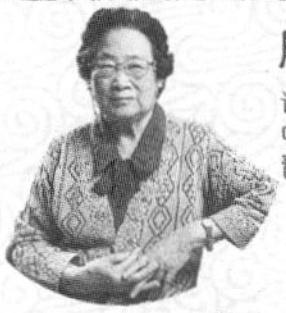

屠呦呦

诺贝尔生理学或医学奖获得者、
中国中医科学院终身研究员、
青蒿素研究中心主任

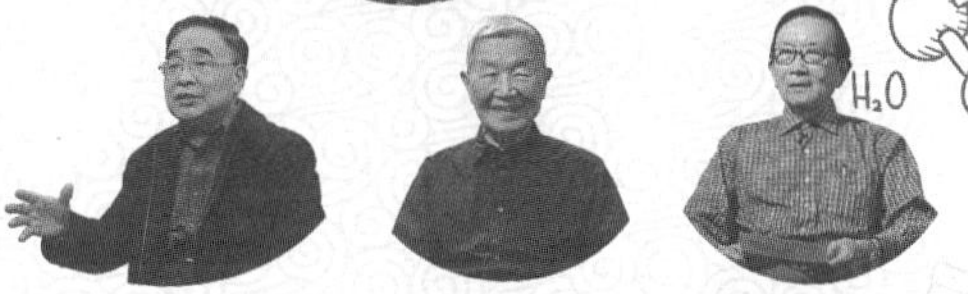

张伯礼

中国工程院院士、
中国中医科学院院长

姜廷良

中国中医科学院首席研究员、
青蒿素研究中心学术委员会
主任委员

廖福龙

中国中医科学院中药研究所研究员、
青蒿素研究中心学术委员会
副主任委员

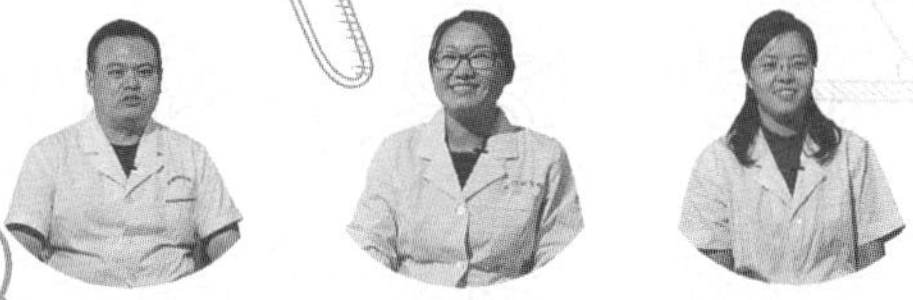

孙　鹏

中国中医科学院青蒿素研究中心
学术秘书、博士

向　丽

中国中医科学院青蒿素研究中心
博士

马　悦

中国中医科学院青蒿素研究中心
在读博士

记者手记

我眼中的“青蒿素精神”

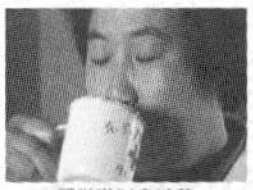

屠呦呦以身试药

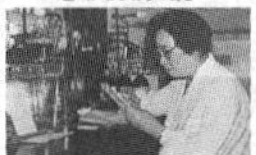

屠呦呦教授在工作中

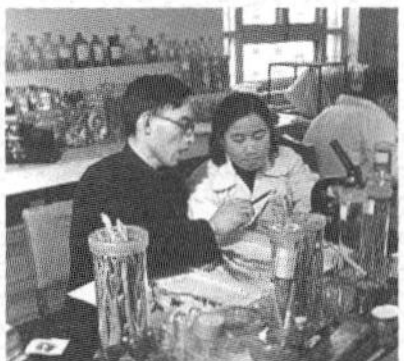

20世纪50年代，屠呦呦（前右）与老师楼之岑副教授一起做研究。

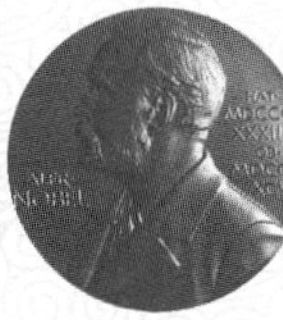

诺贝尔生理学或医学奖

制图：李骁姗

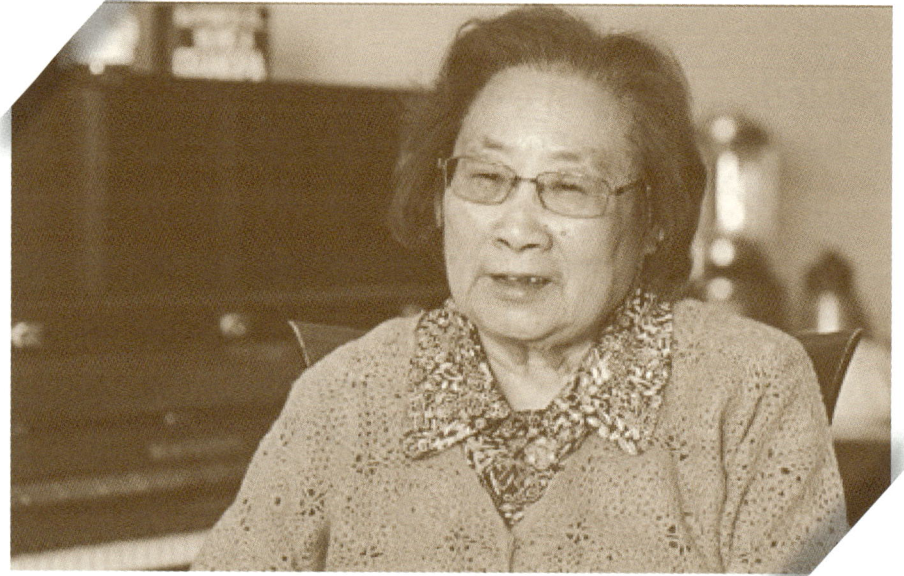

2017 年年底，诺贝尔生理学或医学奖获得者、中国中医科学院青蒿素研究中心主任屠呦呦接受新华社记者专访。　周宁　摄

“把论文变成药”

• 新华社记者　梁相斌、周宁、卢国强、张淼淼

“得奖、出名都是过去的事，我们要好好‘干活’。”2018 年年初，出生于 1930 年的屠呦呦略显焦急。

在这位诺贝尔生理学或医学奖、国家最高科学技术奖获得者眼中，“新年”更多的只是一个时间概念，在提醒她“还有很多事要做”。

屠呦呦和新华社记者谈起了她的新年期望。

期望一：发现青蒿素更多“秘密”，“把论文变成药”

自 1969 年正式接触抗疟药，至今近 50 年的岁月中，屠呦呦与青蒿素结下不解之缘。

她和研究团队从东晋葛洪《肘后备急方》中的“青蒿一握，以水二升渍，绞取汁，尽服之”深入到微观世界，让青蒿素更多的“秘密”显现出来。

屠呦呦综合短视频

对于普通人来说，从青蒿到青蒿素、双氢青蒿素，科学的进步让更多人获益；然而，对于科学家们来说，每一小步前进都显得步履维艰。

“青蒿素抗疟的疗效比较客观，但是青蒿素是怎样实现抗疟、在人体中发挥药用作用的机理是什么，以前我们做得不够，现在要深入研究。”屠呦呦告诉记者，在今后一段时期内，这是她和科研团队的攻关重点。

“我们明白了青蒿素抗疟机理，就能更充分地发挥药效，更好地应用这种药，这是青蒿素研究的重要环节。”弄清楚青蒿素的“秘密”，很可能不仅仅是发挥它抗疟的作用，屠呦呦告诉记者，她已经看到青蒿素“在扩大适应症方面的希望”。

“科学要实事求是。药物的关键是疗效，我们现在就是要把论文变成药，让药治得了病，让青蒿素更好地造福人类。”屠呦呦说。

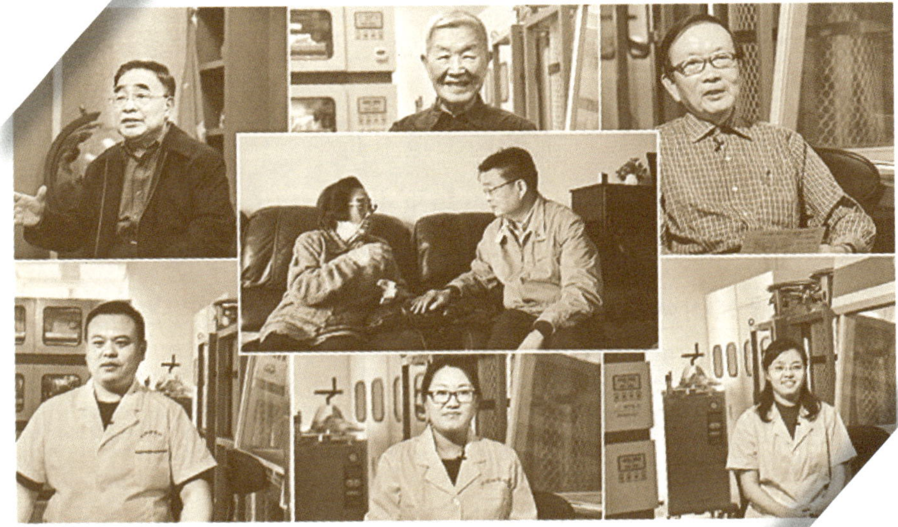

屠呦呦团队拼图。

期望二：建立中医药国家实验室　广纳海内外人才

“几十年前青蒿素刚被发现时，也有其他一些单位在进行研究，但因为没得到足够重视，很多东西发现了却没深入做下去。”屠呦呦回忆，“我们是在党和政府的关注和支持下，才有了后来的成就。”

正是曾有过这样的经历，屠呦呦更加珍惜中国中医科学院青蒿素研究中心这个研究平台，并希望它能“升级”为中医药研究领域的国家级实验室：“现在党和国家这么重视中医药事业，我们需要建立一个高水平、高层次的中医药研究平台，用最尖端的现代科学技术把青蒿素研究做‘透’，实现真正意义上的中西结合。”

同时，高水平的研究平台自然可以吸引更多海内外高水平的科研人才。“我们已经引进了一些青年才俊，他们为推动青蒿素研究作出了很多贡献，但人才还是感觉不够，我们还想引进更多海内外人才。”

屠呦呦看着团队中共事数十年的姜廷良（出生于 1933 年）、廖福龙（出生于 1942 年），眼神复杂，“我们都已经七老八十了”。

谈及未来的研究，屠呦呦瞬间恢复了自信和笃定：“我们不是为了得奖而得奖，也不是得了奖就完了，既然已经开始研究，就要拿出更多更实际的成果来。”

期望三：用现代科技研发中医药　创新传承发展途径

世界卫生组织统计数据显示，截至 2016 年年底，全球 91 个国家和地区的约一半人口仍受疟疾威胁，当年发生 2.12 亿疟疾病例，死亡 40 多万人，疟疾仍是世界三大致死疾病之一。但正是由于中国科学家从中医典籍中获得启发、发现青蒿素，把更多人从死神手中抢了回来。

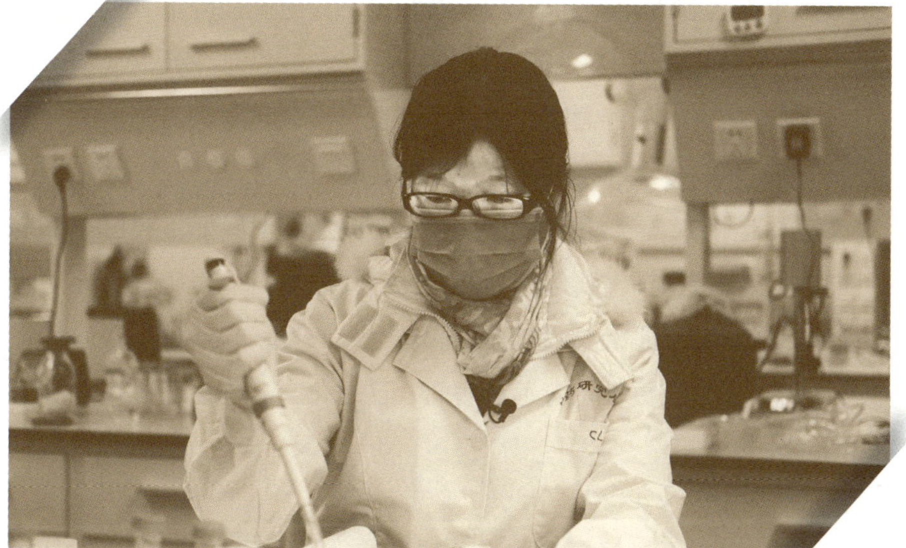

屠呦呦团队研究人员正在进行疟原虫相关药物机理试验。
孟菁　摄

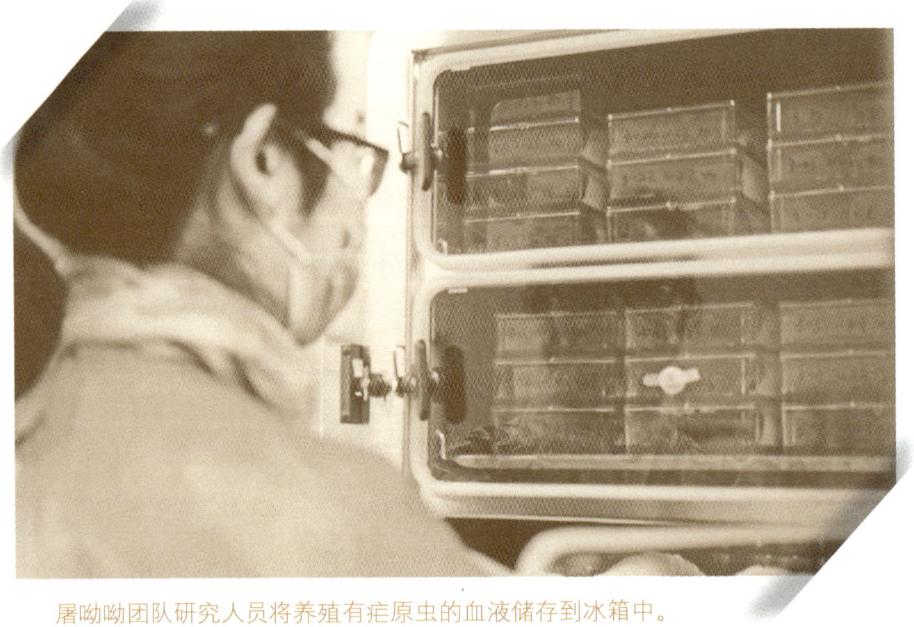

屠呦呦团队研究人员将养殖有疟原虫的血液储存到冰箱中。
孟菁　摄

“青蒿素实实在在的效果，让国际承认了中医药疗效。”屠呦呦说，“从青蒿里面找到青蒿素很难，但全国‘523’团队证明了‘只要努力就会有收获’的道理。”

屠呦呦认为，从青蒿到青蒿素的研发过程只是中医药创新的一种途径，中医药的传承和发展还有多种途径和可能性。

“怎样运用现代科学技术把中医药继承好、发展好、利用好，是我国科学工作者当前需要解决的问题。”屠呦呦说，“健康是美好生活的前提。‘健康中国’需要我们去踏踏实实地‘做’，让更多医学科研成果应用到人，让更多患者远离病痛，这是每一名中医药工作者的追求和担当。”

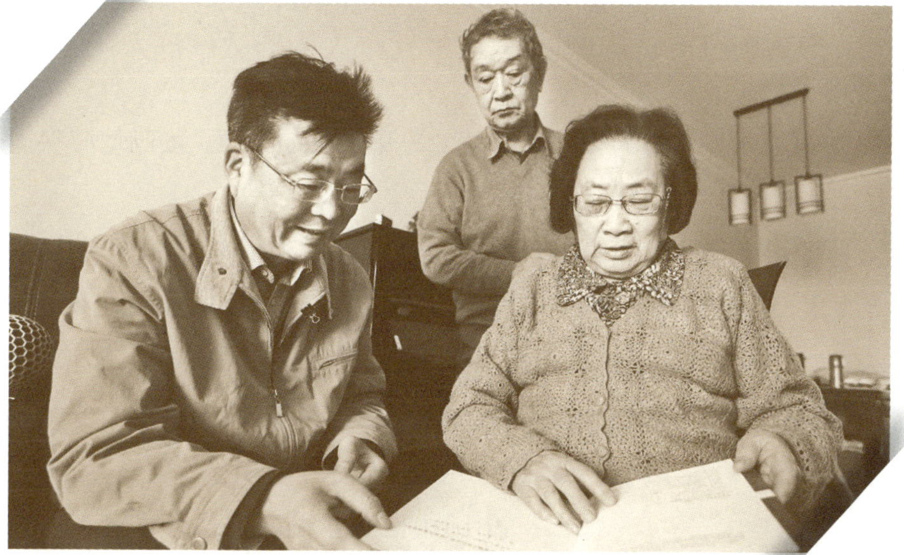

屠呦呦（右）接受新华社记者梁相斌专访。　　　　孟菁　摄

从几个人到“国家队”

• 新华社记者　梁相斌、周宁、卢国强

时光如白驹过隙，转眼间，距离屠呦呦获得诺贝尔生理学或医学奖已两年有余。两年间，屠呦呦和她的团队在忙些什么，科研是否取得了新突破？对于以屠呦呦团队为代表的中医药人，诺贝尔奖意味着什么？带着这些问题，新华社记者走进中国中医科学院，探访屠呦呦团队。

青蒿素研究“国家队”：从“几个人”到“一群人”

“呦呦鹿鸣，食野之蒿。”《诗经》中描述的野鹿，呦呦地呼唤同伴一起到野外寻找和分享蒿草。

“几年前在中药所读硕士时曾见过屠老师，感觉就是一个慈祥的老太太，后来她得了诺贝尔奖，越来越出名，我才知道生活在我身边的老太太有这么高的学术成就。所以在报考博士时我义无反顾地‘投奔’了屠老师。”像博士生马悦一样，近两年有越来越多的青年才俊走进中国中医科学院青蒿素研究中心的大门。

中国中医科学院研究员、青蒿素研究中心学术委员会副主任廖福龙还记得曾经的“屠呦呦团队”：“实际上主要是屠教授带着两位做化学工作的科研人员，团队很小。”

探访疟原虫实验室视频

而现在，青蒿素研究中心已升级为“中国中医科学院青蒿素研究中心”，这并非仅仅是名称的改变，还意味着该中心正日益发展成为青蒿素研究的“国家队”。

“对于青蒿素研究中心的设备、人员编制、经费筹措等方面，我们都给予大力支持。”中国工程院院士、中国中医科学院院长张伯礼告诉记者，该院已把阐明青蒿素类药物的耐药机制及其控制方法，以及临床应用拓展、生物合成研究等列入“十三五”规划重点任务，并推荐申报国家有关创新项目。

“我们不能闭门造车，对青蒿素作用机理的研究，需要‘大协作’思维。”中国中医科学院研究员、青蒿素研究中心学术委员会主任委员姜廷良说，在这种思路下，屠呦呦团队的构成也在发生巨大变化。

“目前，屠呦呦团队共20多人，这些研究人员并不局限于化学领域，而拓展到药理、生物医药研究等多个学科，形成多学科协作的研究模式。”廖福龙说。

青蒿素研究中心正在逐步建成覆盖国内外相关科研单位的研究平台。廖福龙介绍：“我们与中科院国家纳米中心等科研单位，新加坡国立大学、首都医科大学等高校，大型上市药企等国内外各领域的不同机构开展专题协作研发，共同主办学术论坛等，以实现全球青蒿素科研资源和力量的整合与共享。”

“国内有些单位在一些特定领域的青蒿素研究甚至比我们还深入。”中国中医科学院研究员、青蒿素研究中心主任屠呦呦希望搭建青蒿素研发新平台，把国内外相关科研人员集合起来，融合运用各种科技手段。

青蒿素研发“惊喜”连连：抗疟机理、适应症研究有所突破

青蒿素已被发现40年，但屠呦呦告诉记者：“截至目前，青蒿的‘全貌’我仍不完全了解。”

科学界公认的事实是，青蒿素进入患者体内后，在被疟原虫感染的红细胞内浓度最高——达成这一共识已经40年，但为何会这样，仍然没有答案。

类似的问题还有，青蒿素衍生物的药物在人体内代谢后会变成双氢青蒿素，药效甚至强于青蒿素。“这也是值得我们研究的问题。”姜廷良说。

随着多学科、广泛协作的模式初步成型，针对青蒿素的研究广度、深度也在不断拓展，科学家们正一步步接近“谜底”。

“在对青蒿素抗疟机理的研究方面，我们目前更倾向于‘多靶点学说’，并已取得一定研究进展。”廖福龙告诉记者，研究人员还发现，青蒿中除青蒿素以外的某些成分虽然没有抗疟作用，但对于青蒿素的抗疟作用有促进作用，能够提高青蒿素的利用度。

“我们现在进行的青蒿素与其他抗疟药联合用药的研发中，也借鉴了中医药理论，采取多药物、多靶点办法寻找更好的疗效，克服耐药。”中国中医科学院青蒿素研究中心博士向丽说。

更重要的是，通过科研人员不断破解青蒿素的“密码”，这种已被发现40年的药物正显露出它更广泛的作用：

在对双氢青蒿素的深入研究中，屠呦呦团队发现该物质针对红斑狼疮也有效果。受访专家告诉记者，目前，“双氢青蒿素治疗红斑狼疮”已获国家食药监总局批复同意开展临床试验。这也是双氢青蒿素被批准为一类新药后，首次申请增加新适应症。

同时，研究数据显示，青蒿素在固有免疫及获得性免疫疾病的各个阶段都可发挥抗炎及免疫调节作用。研究人员发现青蒿素对肿瘤、白血病、类风湿关节炎、多发性硬化、变态反应性疾病等方面也有一些效果。

“目前，青蒿素治疗肿瘤等课题正在进行深入攻关，与此同时，我们正在制定青蒿素在制备过程中的工艺优化标准。”廖福龙介绍，近两年，屠呦呦团队正式发表15篇科研论文，其中包括两篇影响因子超过10的重要论文，还有三项专利正在申报中，针对青蒿素可能出现的耐药机制研究也已启动。

同时，屠呦呦团队的“青蒿素类化合物抗疟机理研究”项目，获国家自然科学基金委员会500万元资金支持；科技部有关青蒿素适应症重大新药项目已获批；不少药企提出合作申请……

让中医药登上“大雅之堂”

“青蒿素——中医药给世界的一份礼物”，随着屠呦呦获得诺贝尔奖，这句话迅速为全世界所知。

获得诺贝尔奖后，多所西方知名大学邀请屠呦呦参与科研、授予其“荣誉博士”等各种称号，甚至在经典的西医教科书中也可能首次出现中医药的内容。

在张伯礼看来，“屠呦呦效应”对于中国科技界特别是中医药科研人员，是一剂“强心针”——“这证明了中国科技工作者在我国从事的原创科研成果一样能够获得诺贝尔奖，这是对科技自信的巨大鼓舞。”

但同时，摆在这位中医药研究“国家队”掌门人面前的，还有无法掩饰的难题和尴尬：“从学术本身来说，中医药不像西医可以通过仪器、设备进行量化，很多东西‘只可意会不能言传’，这也成为中医药进步的一种阻碍。”

更尴尬的是，截至目前，与西医有关的国家实验室已有近百个，而中医还是空白。

“中医药国家实验室不是为了图一个好听的名字，而是没有这样更高规格的平台，很难吸引高层次拔尖人才。”与屠呦呦一样，张伯礼为此十分焦虑，“我们中药研究所年均约有 140 篇 SCI 论文，谁说中医不能登大雅之堂?”

“无论中医西医，根本目的都是服务于人类健康。中医药的继承和研究、开发模式可以多种多样，对于青蒿素的研究只是其中一种，但多学科研究方式应该是未来发展趋势。”廖福龙说。

在张伯礼看来，以老百姓的重大需求、国家重大需求、世界重大需求为导向，把几千年来“原创经验”与现代科技相结合的“青蒿素精神”，无疑是继承好、发展好、利用好中医药的正确方向。

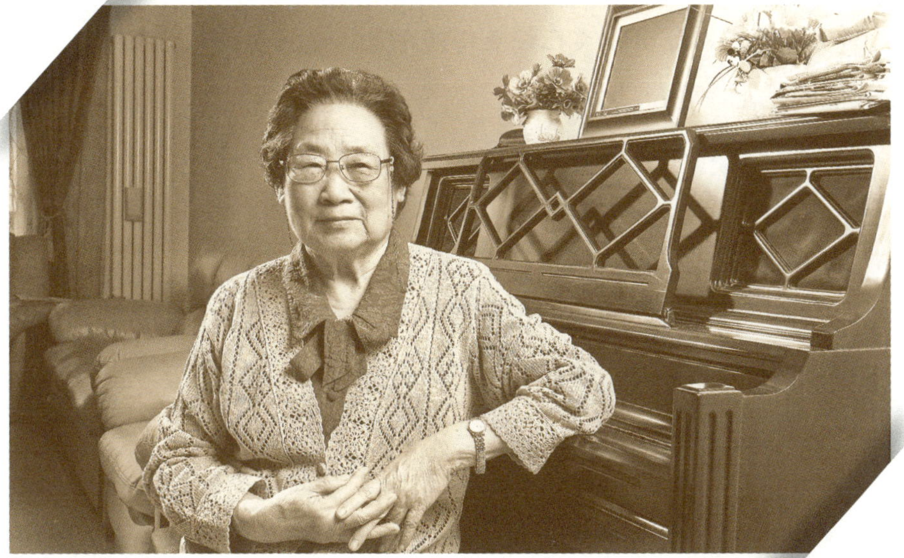

屠呦呦接受新华社记者专访。

屠呦呦：我要把青蒿素“做透”

——新华社记者专访诺贝尔生理学或医学奖获得者、中国中医科学院青蒿素研究中心主任屠呦呦

记者：您如何理解中医药工作者的担当？

屠呦呦：健康是美好生活的前提，我们奋斗的目标就是要使广大人民群众生活得更美好，这是党的十九大赋予我们新时代的历史使命，这是中医药工作者的担当。我坚信在以习近平同志为核心的党中央领导下，中医药人撸起袖子加油干，一定能够把中医药这一祖先留给我们的宝贵财富继承好、发展好、利用好。

记者：现在诺贝尔奖已经获得两年了，诺贝尔奖对您带来了哪些变化？

屠呦呦：这两年在党和国家各个部门的热心关怀、大力支持下，青蒿素研究中心实验室建设、项目资助等各方面都有了明显的完善，我们团队的各项具体工作也在有序推进。

我们既然已经下定决心把青蒿素研究中心建起来，那就要建得比以前更完整、更完善，要把它（青蒿素研究）做“透”了。

屠呦呦接受新华社记者专访

我们的团队现在都在为青蒿素做抗疟作用机理研究。青蒿素在生物体内如何起作用，多年来争论颇多，我们在抗疟作用的机理研究方面就要做得深入一点。

青蒿素是一个新结构类型的抗疟新药，要全面深入地了解它的作用机理才能进一步做工作，比如现在我们正在研究以青蒿素为基础的联合用药，怎么用才能更好提高它的疗效。另外，我们在研究中还有了新的进展，发现青蒿素可能的新的临床应用等。科学是要实事求是的，这些新的进展还需要通过继续研究以证实，目前团队的工作量比较大。

现代科学在不断发展，中医药要继承好、发展好，还有很多工作要去做。

记者：科学技术的发展日新月异，中医药的发展也需要创新，您带领的团队对青蒿素的研究和探索，是否可以理解为中医药创新发展开辟了一个新模式、一个新方向？

屠呦呦：从青蒿里面找到青蒿素不太容易，我们是在青蒿素研究

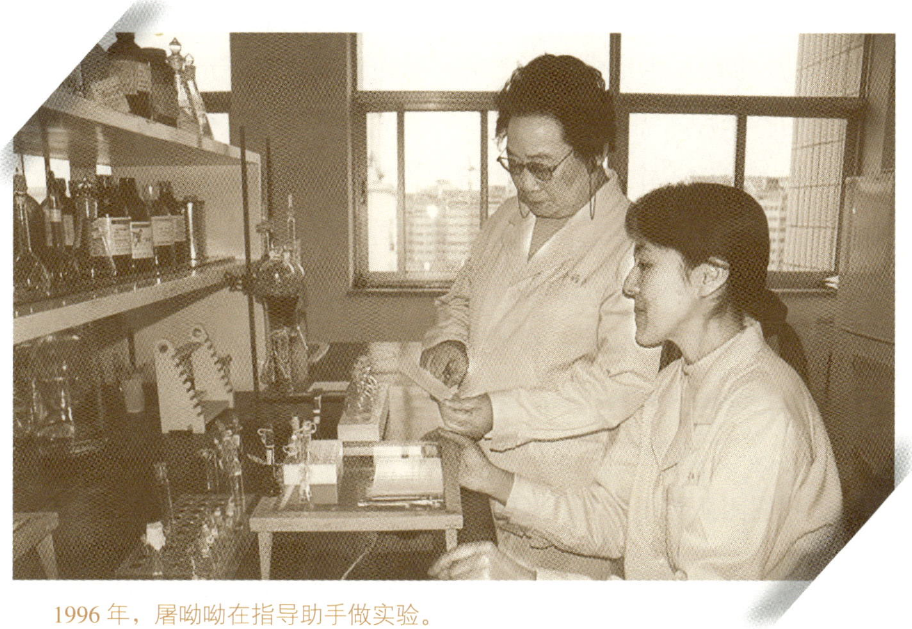

1996 年，屠呦呦在指导助手做实验。

工作里受到老祖宗的启发。青蒿素的研究和探索为中医药创新发展开辟了一个新模式，但这不是唯一途径，中医药的发展创新可以有多种途径。

现在，国家大力提倡进一步发展中医药，大家都来继承发展中医药的话，一定能够把它做得更好。

记者：您从青蒿素的研究中得到哪些启示？您想对青年学者、青年科学家说一些什么？

屠呦呦：中医药经过几千年的发展，对我国人民的保健工作起到不可替代的作用。对于中医药研究来说，药的关键是客观疗效。青年科学家在研究工作中应该深入地抓住“科学性”，要做出“结果”来，青年科学家应该青出于蓝而胜于蓝。

现代科学在不断发展，在继承传统中医药方面，我们应该取长补短。要解决疗效，要能给人治病，那么，其中的机理就要深入研究，机理清楚了药才能物尽其用。所以我们现在的工作是要进一步把药（青蒿素）的有效性充分发挥出来，另外青蒿素除了抗疟作用，可能还有别的临床疗效需要研究。

我们现在的工作就是青蒿素抗疟机理方面的研究，因为以前做得不够，所以要深入研究，而且除了抗疟外，青蒿素还有一些其他方面适应症的苗头也在做研究。现在来看，工作还是比较多而且复杂。由于原来力量不够，所以我们现在需要引进人才。

记者： 要把论文变成药，您认为"做透"青蒿素还缺什么？

屠呦呦： 我们的科研团队在人才方面还是缺，特别是一些高层次人才。我们团队许多人都已经七八十岁了，已经到退休年龄，可大家都还在为这个事业努力。现在我们希望能建成一个中医药国家级实验室，水平高一点，这样的话，才能吸引高层次人才。

我们不是光得一个奖就完了。这是一个创新，有很多值得做的工作要做，而且做出来的结果，大家要觉得确实可以、确实有用。咱们不是为得奖而得奖，而是要让青蒿素更好地为人们的健康服务。

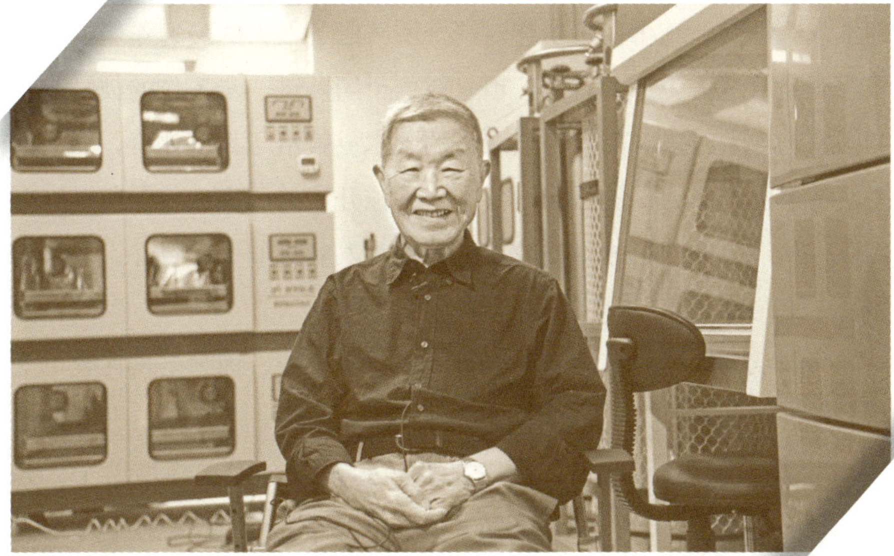

中国中医科学院首席研究员、青蒿素研究中心学术委员会主任委员姜廷良接受新华社记者专访。 彭嘉靖 摄

姜廷良：青蒿素研究迈入“多学科”时代

——新华社记者专访中国中医科学院首席研究员、青蒿素研究中心学术委员会主任委员姜廷良

记者：屠呦呦获得诺贝尔奖对于这个团队意味着什么？

姜廷良：屠呦呦研究员发现青蒿素，为人类带来一种全新结构的抗疟新药，解决了21世纪后半叶已知抗疟疾药物所面临的抗药困境，挽救了全球特别是发展中国家数百万人的生命，产生了巨大的社会效益，是对世界医药学所做的重要贡献，也对我国国防、援外、保障人口健康作出了重大贡献。屠呦呦研究员因此获得 2015 年度诺贝尔生理学或医学奖。获得诺贝尔奖对这个团队起了很大的鼓舞作用，诺贝尔奖既是对过去工作的肯定，也是对这个团队进一步工作的鼓励。党和国家领导人对屠呦呦研究员取得的学术成就给予高度评价，要求大力支持屠呦呦研究员的工作，落实好她拟开展的研究项目。所以这个团队，从过去的学科相对比较单一，逐步发展成如今综合性、多学科团队，这是第一点。

第二点，我觉得实验条件也有了进一步改善，因为是从比较单一的学科发展到多学科综合进行，所以一些以前没有的实验设备，现在都增添了，并且开始运作起来。因为是多学科发展，人员的组成也相对多学科化，这样对于更好地促成青蒿素的作用机制研究，对青蒿素的耐药性等问题的研究，以及对青蒿素的一些新功能方面的研究都是很有帮助的。

姜廷良接受新华访谈视频

记者：我们这个团队人员构成是怎样的？下一步对青蒿素的科研工作聚焦在哪些方面？

姜廷良：现在年轻人占这个团队比例较大，对我本人来讲，作为我们中医药所的老职工，我对这个过程还是比较了解的，现在还在继续做这方面工作。我觉得获了诺贝尔奖后，这支队伍在不断地发展壮大起来。目前的科研工作聚焦于青蒿素抗疟的作用机制上。因为对于青蒿素的作用机制问题，现在有各种各样的说法，都各有道理，但它究竟是怎样的还有待进一步研究。这样一种作用机制的进一步研究，对于青蒿素的使用，对于青蒿素与其他抗疟药联合用药如何合理、更好地组合，我想是很关键、很有意义的。

记者：如何更好地发挥青蒿素的作用以造福人类？除科研本身外，其他方面是否有些突破？

姜廷良：为了从组织结构上保障有关工作的顺利开展，提高青蒿素类药物研发力度，增强中医药在国内外的学术影响，中国中医科学院决定将“中国中医科学院青蒿和青蒿素研究中心”更名为“中国中医科学院青蒿素研究中心”，并正式下文。更名后的“中国中医科学院青蒿素研究中心”委托中药研究所管理，与中药所一体化发展，已于 2016 年 2 月正式挂牌。

记者：在青蒿素研究工作上，如何促进青年人才投入其中？

姜廷良：青蒿素研究中心确定了化学、药理、资源 3 个研究方向，在原有“中国中医科学院青蒿及青蒿素研究中心”人员基础上，加强中心人员配备，建立由中心固定人员、所内合作人员、所外合作人员三部分组成的研究人员架构。

为弘扬“青蒿素精神”，促进中国中医药事业发展，鼓励青年科学技术人员的创造性和积极性，根据屠呦呦研究员的意见，在中国中医科学院设立中药创新奖励基金，以奖励中国中医科学院内取得原创性成果的中青年科技工作者。

中国中医科学院设立了“屠呦呦奖励基金”，现已制定《屠呦呦中药创新奖奖励办法》。该基金奖励对象为在中国中医科学院系统（含分院）从事中药科研取得显著原创性成就的中青年科技人员。

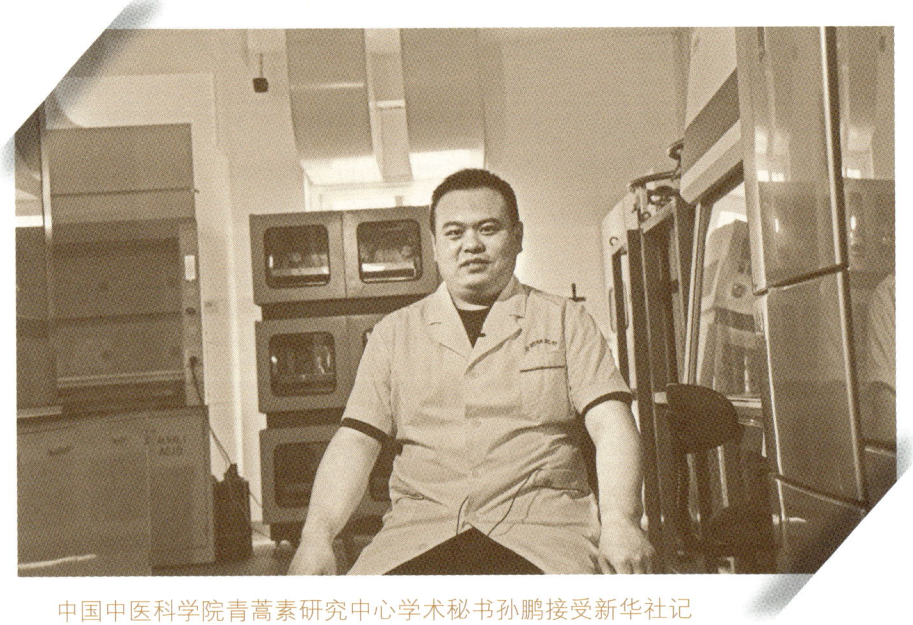

中国中医科学院青蒿素研究中心学术秘书孙鹏接受新华社记者专访。 彭嘉靖 摄

孙鹏：青蒿素是中医药走向世界的范例

——新华社记者专访中国中医科学院青蒿素研究中心学术秘书孙鹏

记者：入职中国中医科学院青蒿素研究中心后，你的工作状况是怎样的？

孙鹏：2015年屠呦呦老师获得诺贝尔奖之后，从我们中医药研究所到中医科学院、到国家层面都很重视青蒿素的研究工作，就把青蒿素研究中心从中医药研究所的研究中心升格为中医科学院的青蒿素研究中心。于是给我们提供了很多的便利条件，扩大了我们的规模，提供了现在的实验室，办公环境也得到很大的改善，同时也有很多具体工作要做。

在进入青蒿素研究中心之前，我知道屠老师在中医药研究所工作，但是当时并没有想到我能够这么荣幸地进来。因为青蒿素研究中心当时要扩大规模，要从一个单一学科的中医药学科向多学科发展，然后当时主任助理给我打了个电话，问我愿不愿意过来，说屠老师看了我简历，我说肯定愿意过来，于是就来这里工作了。

记者：真正从事了这个工作以后，有什么感受？

孙鹏：最大的感受就是对青蒿素研究团队的认识，第一个感受就是我们这个团队比较温暖。因为我来了之后什么东西都没有，我也是从零开始的，我们中心的每位老师都给了我很多的帮助，所以很快我的实验室里条件都已经具备，可以开展工作了。2017 年 3 月份，我在国家自然基金中也拿到了自然科学基金的项目，这和研究中心以及老师给我提供的帮助、帮我打下的基础，都是密不可分的。如果我那时候不能立刻开展工作，没有那一段时间的基础，很难拿到国家自然科学基金的资助。

孙鹏接受新华访谈视频

第二个感受就是在我们中心，有一种开放的态度。因为在最开始的时候，屠老师的团队做研究只是集中在中药化学一个方面，但是现在，我们的目标就是要建成一个学科门类比较全面、基本上可以覆盖到药物研发很多环节的一个全方位、一流的中药研发机构。

记者：那你觉得咱们这个团队的研究工作，在国际上的知晓度和认可程度怎么样？

孙鹏：屠老师获得了诺贝尔奖之后，在国际上的影响是轰动性的，这不仅仅是对我们这一个领域而言，对于全世界关于青蒿素的研究，对于与青蒿素相关的、与疟疾相关的研究团队，可以说都是非常振奋人心的一个消息。所以屠老师获奖之后，国际上很多非常知名的顶级期刊都来约稿，让屠老师介绍青蒿素的发展历程，对于我们团队的工作是非常认可的。

记者：对于你们这些年轻人呢？

孙鹏：对于我们这些年轻人而言，从我们拿到的项目情况、资助情况来看，国家对我们的工作基础、工作方向，还有未来的规划都是很认可的。因为做科学研究是有一个过程的，不是说今天做了研究明天就能拿到结果，但是我们经过了一年的努力，我相信成果会越来越多。日后，我们会陆续地发表一些科研成果，大家将能看到。

记者：你认为我们国家的中医药研究水平怎么样？

孙鹏：现在，就像您刚才提到的人们以科学为荣的大背景下，整个国家和社会对于科学技术的重视程度、认可程度都是空前的，我们中医药学科作为自然科学学科的一个重要组成部分，也是非常受重视的。而且可能很多人不知道，在国外，例如欧美一些国家，都设立有很多专门的东方医学研究所，这种研究机构专门用来研究中医药典籍和中医药的宝贵财富。他们在做这些事，说明他们非常认可、非常热捧中医药。

包括我们国内，也非常重视中医药事业，并且专门颁布了中医药法，从法律的层面保证中医药事业的发展。而且还可以从其他层面来看，比如很多国外的人来我们这儿参观，我是负责接待的，很多外国人中文说得非常好，你很难想象他们家里小孩感冒了会吃中药，他们会自己给孩子开药方。很多美国人对中医药非常感兴趣，而且像中医针灸等很多治疗方法，美国的医保可能都覆盖了，这也是国外对我们中医药的认可。

记者：如今整个世界都更加关注中医和中医药，这个是毋庸置疑的，尤其是你刚才说的，西方人对中医就是从感兴趣到关注到了解，但是要推动我们的中医药真正走向世界，你觉得还需要从哪些方面努力呢？

孙鹏：要推动我们的中医药真正走向世界，还有很多方面需要做。我觉得主要还是因为中药是一个比较复杂的体系，它和西药不一样——西药是单一化的。其实青蒿素就是中医药走向世界的一个范例，它是单体药物，就现在来讲，它更容易被西方所接纳。所以说在这方面我们国家也做了很多工作，现在也有很多成果，从一些植物里面提取单体化合物成为单体药物，然后被转让、被国际社会认可。

记者：你对自己的个人规划呢？你会一生从事中医药研究吗？

孙鹏：对，我已经选择这条路，我不可能再去做别的事。这项事业很有前途，社会上比较认可，我们也很自豪。

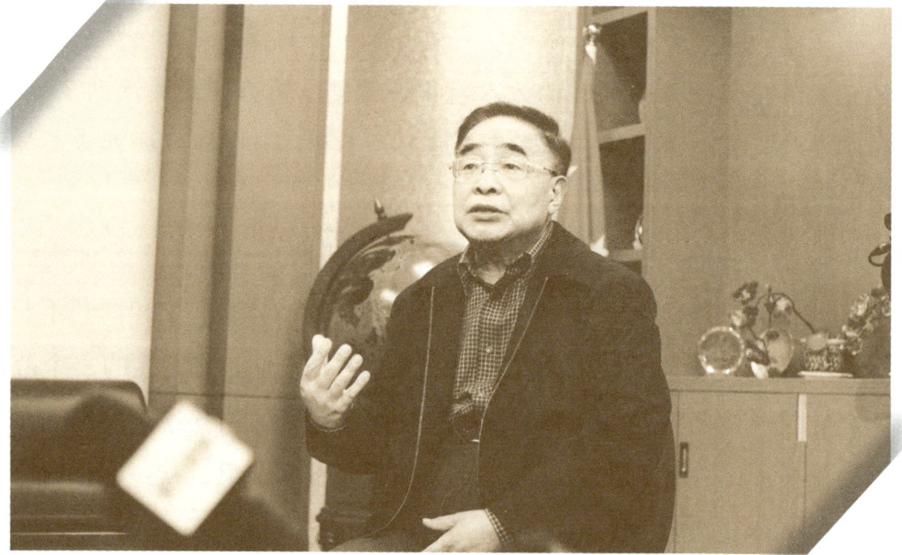

中国工程院院士、中国中医科学院院长张伯礼接受新华社记者专访。 孟菁 摄

张伯礼："青蒿素精神"永不过时

——新华社记者专访中国工程院院士、中国中医科学院院长张伯礼

记者：屠呦呦获得诺贝尔奖对于中国的中医药研究、对科学的研究起到的推动作用和社会的重视，是不是比过去要大得多？还是我们还没有认识到这个作用呢？

张伯礼：屠老师得了诺贝尔奖之后产生的影响是巨大的。从大的方面说，增强了国人的自信，特别是在科技方面的自信。青蒿素的发现完全是原创成果，把一种古老的方法转化成一种有效的抗疟药物，挽救了数百万人的生命，这才是真正的价值，所以能得诺贝尔奖。这提高了中国科技工作者的自信：靠自己出色的本土工作，一样可以得诺贝尔奖。这振奋了大家的信心，特别是对中医药传承创新研究更是一个巨大的鼓舞。

第一是启示。中医药有几千年的经验，虽然古老，但并不落后，就是因为它与时俱进，不断吸纳历史先进知识，为我所用，才能历久弥新，学术长青。所以说"青蒿是把草，变成青蒿素就是宝"。可以讲，原创的经验加上现代的科技，就可以产生原创的成果。只要照着这个思路去做，就能够解决问题，取得重要科技成果，就能够对人类有贡献。通过青蒿素的启迪，我们更坚定了这个思路，现在正在培育一批成果。

张伯礼接受新华访谈视频

中国中医科学院首席研究员刘保延教授，用针刺治疗老年压力性尿失禁。他们做了一份非常严格的临床评价，证明针灸是有效的，且没有明显副作用，科研成果发表在国际著名医学杂志JAMA（影响因子44），这是我国中医药在国际学术刊物上发表的影响因子最高的论文，在世界上引起了很大反响。很多国家把针刺治疗压力性尿失禁纳入了指南，列入了医保。这就是一个中医传统的疗法，用现代方法来评价，拿出了可靠的疗效证据，就被医学界广泛接受了。所以这又说明了，青蒿素开启的这条路具有广阔前景。

第二是启迪，科研选题一定要面向需求，面向重大临床需求、国家的需求、世界的需求。同时还要塌下心来甘坐冷板凳，一步一个脚印，刻苦地、深入地进行研究，不功利不浮躁，坚持下来一定能够出成果。

第三还要强调团队精神。屠老师的贡献是发现了青蒿素，而把青蒿素做大、造福人类是全国很多科学家在举国体制下协同攻关所取得的。正如屠老师所讲，青蒿素是中国科学家群体努力的结果。这种团队精神不可或缺，即使到了21世纪，依然要提倡科学精神、团队精神，并且在社会主义市场经济条件下，要创新机制，把举国体制的优势发挥得更好。

屠老师总说："荣誉都是过去，现在得干活了，还是谈青蒿素的研究吧，我不太愿意搞这些场合上的事情。"但是我说，荣誉可以是过去，但"青蒿素精神"却不过时。第一，"青蒿素精神"就是明确科研选题要以国家重大需求、临床重大疾病需求、世界重大需求为导向。尤其是医学研究一定要真正落在地上，要解决疾病防治问题。第二，一定要强调把原创的中医药经验和现代科技相结合，才可能取得原创成果。大胆地去继承，大胆地去发扬，把两者结合起来就会大有作为。这种思路、这条路径非常宽阔。第三，要克服浮躁的风气。"青蒿素精神"给我们的启迪，就是要甘坐冷板凳，踏踏实实做科研。十年磨一剑，同时强调团队精神，团队协作，联合攻关取得突破，这都是"青蒿素精神"。

记者：屠老师下一步在青蒿素上还准备攻克哪些难关？这个团队还准备在青蒿素上做一些什么文章？

张伯礼：把原来中医科学院中药研究所的青蒿素研究机构升格，升格之后队伍扩大了，仪器设备、人员、实验条件都大大改善，更多表现在研究的深度、广度上不断扩大。

首先，标志性的进展是青蒿素治疗红斑狼疮，已经获得了国家药监局的临床批件，启动了临床研究，并且已经转化给企业。红斑狼疮也是临床难治疾病，前期临床预试验青蒿素治疗取得了较好效果，这也将是一个重要成果。

其次，在国家自然科学基金委、科技部的支持下，我们组织了青蒿素的拓宽研究，组织了国内十几家单位，拟开展一系列课题研究，包括青蒿素的耐药机制、青蒿素扩大适应症、青蒿素提取合成工艺优化等研究。

记者：中医在实践的过程中目前还存在哪些问题？

张伯礼：现在中医药发展和推广存在一个标准的问题，因为中医药不像西医有很多仪器设备可以量化，中医在这方面比较薄弱，很多东西只可意会不可言传，这种情况对于中医药进步是一种阻碍。所以说应该加强中医客观化、标准化研究，通过中医药与包括信息学科在内的多学科融合发展是一条可行之路。

从国家医保体制机制上面，中医的很多收费标准相对偏低，最近提高了一点，但还是偏低；有些适宜的技术还不能够纳入报销范畴，这些技术往往确有疗效，应该对中医药再放开一些。"治未病"是积极的预防医学理念，具有让人不得病、少得病、晚得病、不得大病的有效措施，是健康医学的重要内容，且具有中国特色。但是现在很多中医治疗不能够纳入医保，中医的一些康复治疗也未纳入，这也影响了中医药的普及。总是按西医的管理方法来要求中医并不太合适，如中医门诊患者比较多，是大门诊、小病房，如果按照住院率、住院床位的多少来评价，中医单位老是跟不上。

国家重点实验室，现在中医没有一个，西医现在有几十个了！我们呼吁好多年了，还是空白。国家重点实验室倒不是为了名字好听，而是没有这个高平台就引不进高水平人才，没有高水平人才怎么搞深入的研究呢？我们非常苦恼。中国中医科学院正式科研人员3000多人，没有一个国家重点实验室。不是我们条件不够，我们

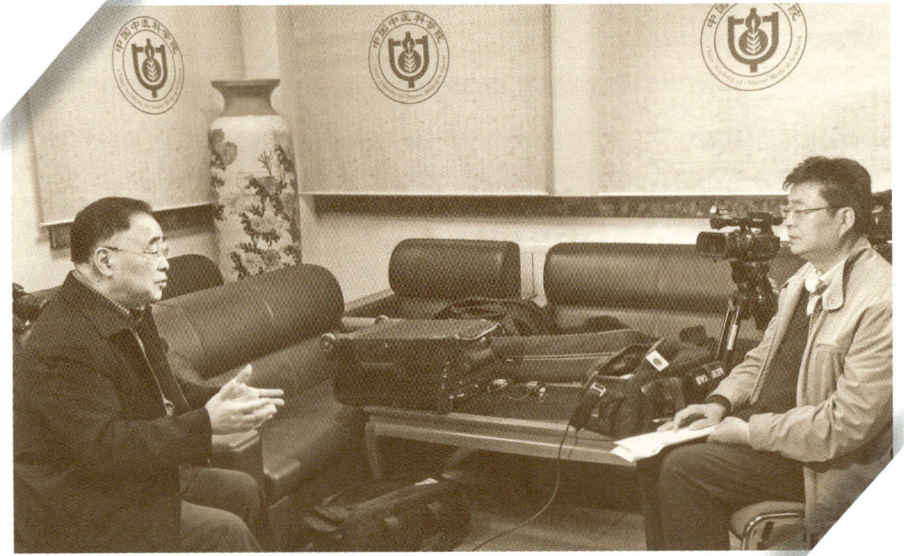

中国工程院院士、中国中医科学院院长张伯礼（左一）接受新华社记者专访。 彭嘉靖 摄

中药和资源研究大团队的科研产出，与行业内外的国家重点实验室比，并不差！

现在也有一些人认为，中药只能讲四气五味、寒热温凉，搞化学分析、药理实验就把中医的特点丢了，就是损害中医药了。这种认识并不正确，中药在坚守自己特点的基础上，完全可以也能够进行现代研究，单味中药也好、方剂也好，都可以进行现代研究。化学分析仪器、设备等都可以为我所用。现在中药所里有高精尖仪器上百台，高效液像、核磁、质谱设备都有了，也取得了一批可转化的成果，但是经费还是太少了，多学科专家还是太少。我们希望从事化学、物理、材料、仪器、信息科学等领域的科学家加入进来，共同开展中医药研究。

记者：我们整个国家在培养中医药人才上，尤其是在研究方面，现在还应该有些什么样的措施？

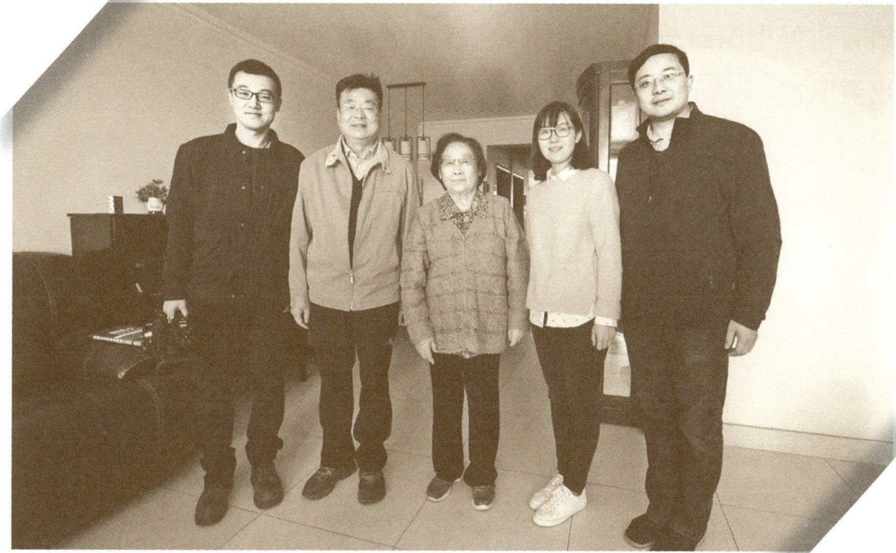

屠呦呦（中）与新华社记者合影。 孟菁 摄

张伯礼：教育部在中医药高等教育方面的支持力度非常大。这次"双一流"学科竞争非常激烈，一共才140多个指标，中医药就占6个指标，这对中医药行业激励作用非常大。大家都憋着劲努力干，深入研究、加快发展。

中医药是健康产业、健康服务业的核心。国家健康服务业，中医药的贡献是多少？我们说是"保三争四望着五"，即保三万亿、争四万亿、努力创造五万亿，这个目标完全有可能实现。如，一杯茶、一颗枸杞、一块阿胶都能做大，以中药材为基础的健康产品，受到群众的欢迎，具有广阔的市场空间。

中医药有几千年的历史，它虽然古老，但理念却不落后，特别是在由疾病医学转向健康医学的时代，更显示出其独特的作用。中医药又是中华文明的瑰宝，是打开中华文明宝库的钥匙。中医药走向世界，前提是世界需要中医药，关键在于我们的内功，内功就是中医药的疗效。将中医药真正推向世界需要良好内功，并用现代的语言讲好中医药故事，让中医药造福世界人民，为人类健康事业作出贡献。

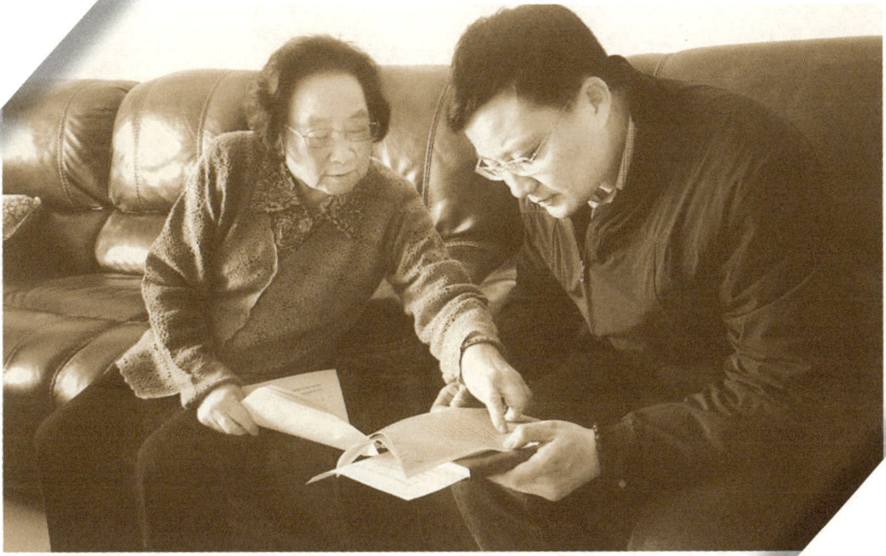

屠呦呦（左）向新华社记者周宁介绍青蒿素相关文献。
孟菁 摄

我眼中的“青蒿素精神”

● 新华社记者 梁相斌、周宁、卢国强

采访屠呦呦有多难，相信每个试图尝试的人都深有体会。“得奖是过去的事，采访已经说得很多了，我们的主要工作是搞研究，不是接受采访。”老人的拒绝往往坚决而不讲情面。

我们这次的采访也是一样。

在中国中医科学院青蒿素研究中心的展板上，我们看到青蒿的图片和说明。为了采访，我们也查阅了很多关于青蒿、青蒿素的资料。

在与屠呦呦团队的互动和沟通中，我们逐渐对青蒿、屠呦呦、青

青蒿素研究历程

1969.1 中药所接受任务，屠呦呦任“523”团队课题组长。

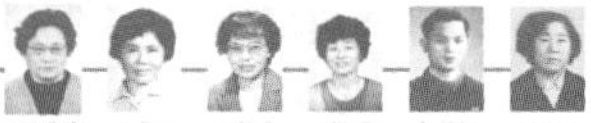

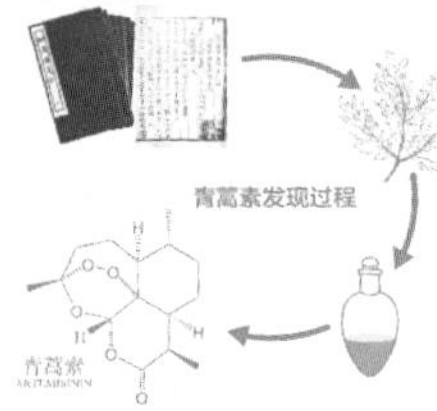

青蒿素发现过程

1969.4 屠呦呦编写《疟疾单秘验方集》。

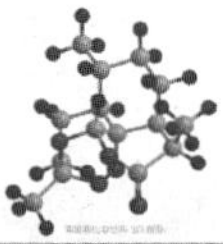

1972.11 从青蒿“醚中干”部位分离得到单体青蒿素。

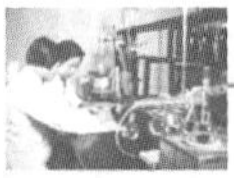

屠呦呦、倪慕云实验中

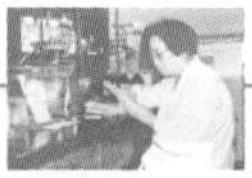

屠呦呦教授在工作中

1972 1973 1972年夏秋证实“醚中干”临床治疟有效，1973年秋首次证实青蒿素临床治疟有效。

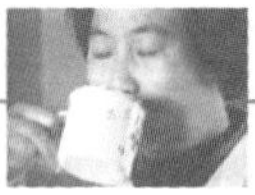

以身试药

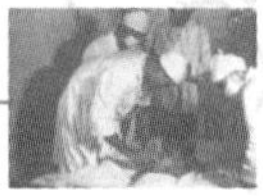

海南岛疫区现场验证青蒿素抗疟效果

1986 1992 青蒿素获得新药审评办法公布后我国第一个新药证书。双氢青蒿素获得新药证书。

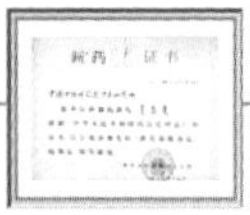

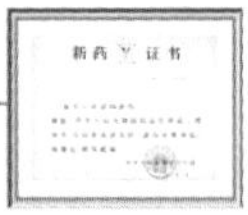

2003 2004 获“治疗红斑狼疮和光敏性疾病的含双氢青蒿素的药物组合物”发明专利。获“抗疟新药复方双氢青蒿素”发明专利。

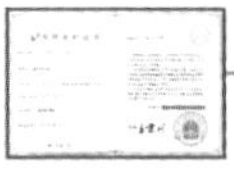

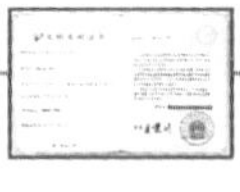

2015.10 荣获诺贝尔生理学或医学奖

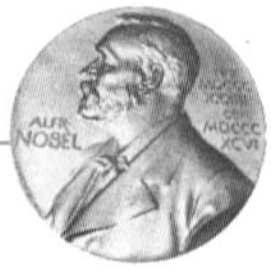

颁奖词：

屠呦呦发现了青蒿素，能极大地降低疟疾患者的死亡率。为人类提供了强有力的新武器，以对抗每年困扰着亿万人的疾病，这在提升人类健康和减轻患者痛苦方面的作用是不可估量的。

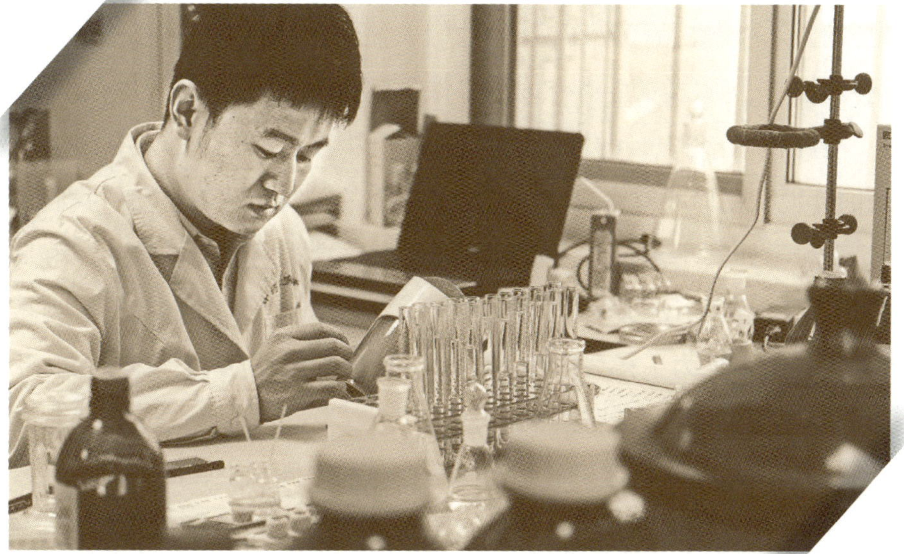

屠呦呦团队研究人员正在进行青蒿素相关药物机理试验。
孟菁 摄

蒿素、屠呦呦团队和青蒿素精神有了更深入的了解，并从心底涌起崇敬之情。

青蒿是一年生草本植物。这种挽救了数百万人生命的植物，分布在几乎大半个中国的土地上。河边、山谷、路旁、林缘……甚至身处艰险的石隙，它也能倔强地生长。

青蒿没有美丽的花朵、扑鼻的花气，如果不是刻意观察，大多数人甚至会忽视这种随处可见的植物；它没有争奇斗艳之心，在百花盛开的时节，它低调地待在一旁，不求有人赞美。

然而，青蒿无论身处的环境多么复杂、艰苦，它只是默默地吸取营养，然后一丛丛、一蓬蓬精彩地生长。

不畏艰难、甘于寂寞、脚踏实地、甘于奉献……这像极了屠呦呦、屠呦呦团队，以及他们所代表的科研工作者们。正是他们年复一年、日复一日默默的付出，让我们能体会到更美好的生活。

我们理解了科学家的拒绝。屠呦呦曾说，“这几年也受表彰了、也露脸了，现在得干活了。”—他们关注的，就是自己的研究课题、项目进展，为人类的生存和发展多做贡献。

青蒿素研究中心的博士生马悦说：“屠老师的一生都没有因为周遭的环境变化而心有旁骛。她对科学研究的踏实和执着打动了我们。”

“科学要实事求是。药物的关键是疗效，我们现在要做的，就是把论文变成药，让药治得了病，让青蒿素更好地造福人类。”屠呦呦说，“我们不是为了得奖而得奖，也不是得了奖就完了，既然已经开始研究，就要拿出更多更实际的成果。”

言犹在耳，我们似乎看到一丛丛在风雨中倔强生长的青蒿，更感受到中医药工作者“甘坐冷板凳、十年磨一剑”的“青蒿素精神”。

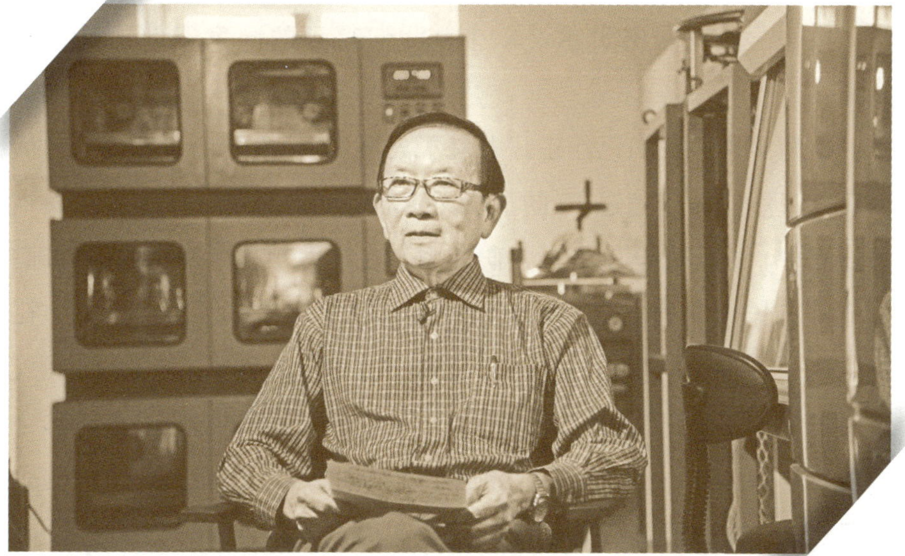

中国中医科学院中药研究所研究员、青蒿素研究中心学术委员会副主任委员廖福龙接受新华社记者专访。

新华网发　彭嘉靖　摄

廖福龙：多领域现代科学研究中医药将成为未来研发趋势

——新华社记者专访中国中医科学院中药研究所研究员、青蒿素研究中心学术委员会副主任委员廖福龙

记者：您好，非常感谢您接受新华社的专访。2015年10月，屠呦呦先生获得诺贝尔生理学或医学奖。首先请您介绍一下青蒿素研究

中心这两年来在科研上取得了哪些进展？

廖福龙：自获诺贝尔奖以来，我们得到的国家资助项目不断增加。

这两年来，我们已经正式发表了大概 15 篇研究论文，其中包括两篇 SCI 影响因子超过 10 的重要文章。另外，还有三项专利正在申报过程中。中医科学院青蒿素研究中心在这两年里大幅度向前迈进。屠老师有一个明确思想，她说，青蒿素的发现是中医药给人类的礼物。这个思想非常明确，中医药是一个宝库，具有非常丰富的内涵，如何去开发和研究是我们这一代中医药工作者肩负的重任。屠老师自己虽然年事已高，但她仍然带领这个团队向前努力，通过多方面的研究工作，让中医药能够更好地为人类健康服务。

廖福龙新华访谈页面

屠老师一贯认为，中医药的研究和进一步开发，模式可以多种多样。关于青蒿素研究，实际上是从现代科学多学科角度对中医药进行研究，这是一种研究模式。中医药的继承研究开发可以有很多种途径，多学科是一个比较自然的发展趋势。比如“针灸”，“针灸疗法”起源于石器时代，当时用石头针，金属出现之后，就有了金属针，当代模式更多了，比如电针、激光针等。当代的许多科技手段，都有可能被运用到中医药里，丰富中医药的内涵。现在是科学技术发展非常快的时代，我们中医正处于天时地利人和的环境下，当代中医药的发展遇到了前所未有的好环境。

记者：这两年来，大家都非常关注青蒿素研究中心的进展，请您介绍，获得诺奖给青蒿素研究中心带来哪些变化？

廖福龙：一是科研，医学是应用学科，它是为人类健康服务的，哪里有需求，我们就应该在哪里设立相应的课题，进行深入研究，解决这一类健康需要，这是比较重要的出发点。目前我们研究课题的设立，确实也是围绕这样的需求来考虑的。另外，屠教授获得诺奖之后，国内外反响非常大，希望采访屠教授了解情况的，希望请屠教授去演讲、做客座教授的单位，都是非常多的。比如，英国一所知名高校就曾在2016年邀请她接受荣誉博士学位，匈牙利一所拥有650年悠久历史的大学，也曾通过匈牙利驻华大使来邀请屠教授等。但是，屠教授一向非常低调，她谢绝了这些荣誉和称号，只是说我们努力为人类健康多做一点工作就好。

记者：对于青蒿素的研究，其实国内外许多研究机构都有涉及。那么，青蒿素研究中心与这些机构有联系吗？科研成果能够实现交流和借鉴吗？

廖福龙：青蒿素研究中心一直以来不断加强与国内相关研究单位的联系与协作，主要通过两种形式：一是通过课题的形式，就是科技部的重大新药研发项目，参与这个项目的不光是中医科学院的青蒿素研究中心，还有很多相关单位，我们能够很好地进行有关青蒿素衍生物不同适应症的这种研究开发和协作；另一方面，我们通过与其他单位的交流协作，就在2017年8月24日，举办了一次青蒿素衍生物的高层论坛。这个论坛的参与单位，也都是和青蒿素及其衍生物有关的重要单位。在这个高层论坛上，大家都把自己当前所做的有关青蒿素衍生物的研究做了充分的交流。通过这样的论坛，希望在今后达成一个共同协作的机制，逐渐把国内研究青蒿素的单位组织起来加强联系、加强协作，有利于今后大家共同开展青蒿素的协作研究，有助于科研工作的创新。

记者：近两年，我们常常听到有关“多学科、多领域研究中医药”的说法，在青蒿素研究方面，这一说法成立吗？

廖福龙：我毕业于中国科技大学，专业是生物物理。多年来主要从事心脑血管药理学方面的研究，特别是活血化瘀药物的研究。中医术语的含义其实与现代科学或是西医并不相同，比如中医说的心肝脾肺肾，实际上指的不是实质性的器官，唯独中医中的“血”是与大家常规认识的血是大致一样的，这就有了共同研究的基础。“活血化瘀”是一个用科学语言比较容易解释的概念，其中包含了一个内容就是说血液、血流、血管之间的相互作用，这其中有一个简单的特征内涵——力学因素起了很大作用。因为血流对于血管壁的摩擦作用，对产生的生物效力是很有影响的，血管的内壁细胞分泌了很多有活性的生物化学物质，这些物质在不同的力的作用下，分泌量是不一样的。因此造成血栓形成、血栓溶解、血管舒张和收缩程度不同等。通过研究发现，用多领域现代科学来研究中医药，是一个很好的模式。屠老师也有类似的体会，她说青蒿素发现是一个不同学科、中西结合的模式。这种多学科研究模式，将成为未来的发展趋势。

尽管青蒿素已经发现40年了，但它的作用机理仍是各家有各家的说法，至今也未搞清楚，如果一个药的作用机理不是很明朗的话，那么就影响它在临床发挥很好的作用，所以目前一个侧重点，就是研究青蒿素这个药物的作用机理。目前比较倾向于多靶点学说，现在国际上也有这个学说。从这个学说诞生之后，研究有了一些进展，但深层的作用机理还有待进一步揭示。另外，有关药物作用机理的研究，除能够合理用药外，它还涉及将青蒿素运用到其他适应症，有可开发的新前景，比如说免疫性疾病、肿瘤等。

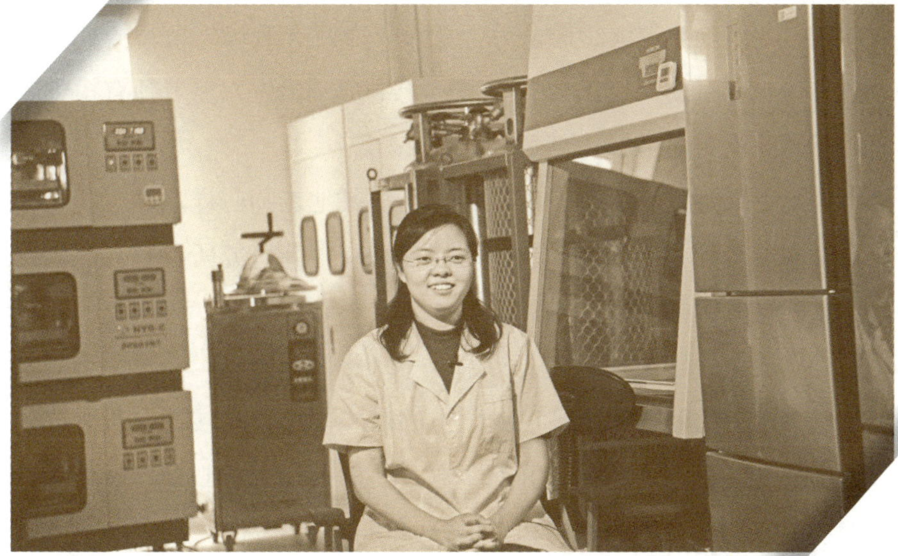

中国中医科学院青蒿素研究中心在读博士马悦接受新华社记者专访。　　新华网发　彭嘉靖　摄

马悦：我的导师屠呦呦

——新华社记者专访中国中医科学院青蒿素研究中心在读博士　马悦

记者：你是在读博士，哪一年毕业？介绍一下你目前从事的科研？

马悦：我是 2016 年招生进来的，2019 年毕业。我的导师是屠呦呦老师，我的博士生课题是在屠老师的指导下来完成的。我们现在主要从事的是青蒿素抗疟机制的研究，我还从事着一些跟化学和药物代谢相关的研究，但是都是围绕着青蒿素抗疟机理来进行的。

记者：你是如何被招进来的？屠呦呦老师有面试你吗？

马悦：有面试，是正常的国家博士生统一招生，屠老师有招生名额，所以我就报名考试，然后被招进来了。

这是很幸运的一件事，屠老师跟所里其他老师一样，她对我的专业背景有所了解，因为我硕士的时候也是在中药研究所，我猜想她比较看重我这方面的实验基础。

记者：屠老师在你眼里是怎样的一位老师？

马悦：初见屠老师还是在我硕士的时候，那个时候在中药所这个楼里面，见到屠老师感觉她是一个非常慈祥的老太太。随着诺贝尔奖获得，屠老师越来越出名，我才知道原来生活在我身边的这个老太太有这么高的学术成就，所以在报考博士生的时候就选择了屠老师。在我眼里，屠老师是一位一心向学的研究学者，她一生都没有因为周遭的环境变化而对科学研究心有旁骛，她对科学研究的踏实和执着精神很打动我。我们这个中心，也一直传承着屠老师的这种精神，所以我觉得进入这个中心比实验技能和科学知识更重要的是学习屠老师这种人生态度和对科学研究的态度，这将让我受益终生。

马悦新华访谈页面

记者：你为什么会选择中药学？

马悦：我父母就是学中药学的，受家传影响很深，我周围的亲朋好友对中医药都抱有很大的兴趣。同时，我母亲在中医院药房工作，我从小就对中药非常熟悉，所以我在选择专业的时候，对于学习中药学科目一点也没有犹豫过。本科、硕士、博士一直都是从事中药学的研究。

从我自身的感受来讲，得了诺奖之后，中医药的发展越来越受重视了。我觉得，这个行业的发展和我以后的就业前景都很乐观。

记者：你觉得，我们国家的中医药处于什么样的水平？

马悦：我认为处于发展中，但是还有很大的进步空间，我的感受是我们中心的平台建设越来越完善，技术越来越先进了，我们中心在全国相关领域的研究团队里的影响力也在提高，经常会请领域里权威的专家过来交流学习，对我们开阔视野和了解最新的学术动态是很有帮助的。我认为，随着中医药研究这个事业的发展，我们平台将越来越完善，与外面的交流和合作也会越来越多，上升空间非常大。

记者：你生活在中医世家，所以你对中医没有任何抵触，也没有陌生感，你身边的其他同龄人也那么信中医吗？

马悦：排斥的人肯定会有，抱着什么认知态度的人都会有，我觉得他们还是不了解中医，他们中有人认为中医中药解释不清楚原因，却能治病。我认为中医中药从结果上看确实可以治病，而且是可以治好病的，解释原因的过程还需要更多人投入精力去研究。

中医药真正走向世界需要突破的点还是挺多的，周围我认识的美国的朋友，经常向我打听喝的“药草茶”，他们平时调养身体时会喝，这与大家的生活息息相关。

记者：未来有什么规划？你觉得你将在哪个方向有所建树？

马悦：作为屠老师的博士生，本身就自带光环，被外界关注多了，自然受社会监督也多，未来从青蒿素研究中心这个平台走出去，需要更加努力。首先是在自己毕业的时候交上一份完美的答卷，其次是丰富自己的知识和实验技能，继续从事中药研究方面的工作。屠老师这一生都踏踏实实地从事科研工作，这是我最希望向她学习的一点。

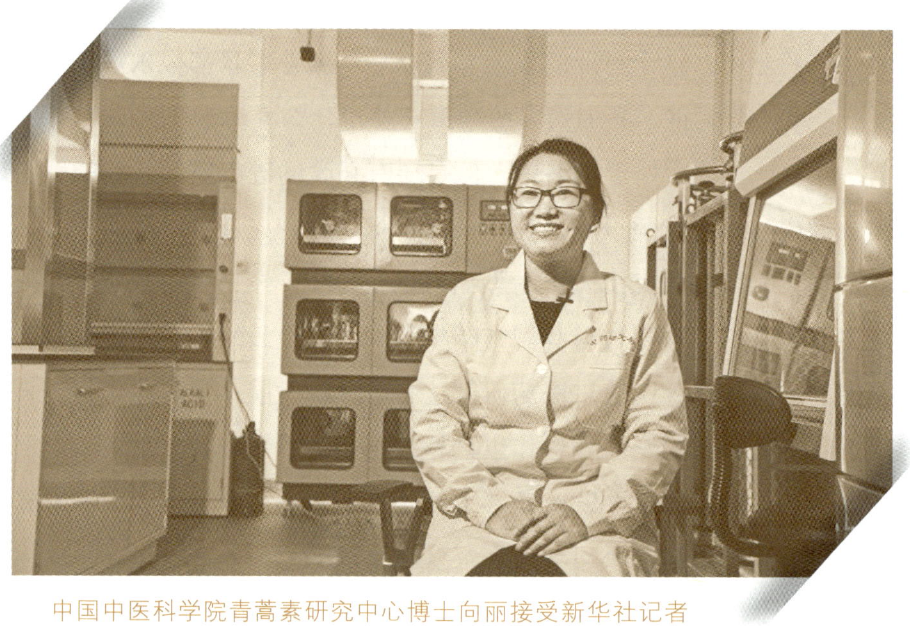

中国中医科学院青蒿素研究中心博士向丽接受新华社记者专访。 新华网发 彭嘉靖 摄

向丽：用生物技术手段培育青蒿素高含量新品种

——新华社记者专访中国中医科学院青蒿素研究中心博士 向丽

记者： 您是2003年进入中国中医科学院的，是什么时候加入屠呦呦团队的呢？

向丽： 我是从2015年左右开始加入这个团队的。得了诺贝尔奖之后，对我们的影响肯定是很大的，国内和国外所有从事青蒿素相关研究的人都比较兴奋，尤其是对于国内的研究机构和一些企业而言，都是一个非常振奋的消息。之前我们国家是作为一个原料药的出口国，原料药的价格有点低迷，青蒿素的抗药机制和一些西药研发也有困难，大家一听到获得诺贝尔奖之后就又看到了新的希望。得了诺奖之后，在资金、人力、财力方面都有了比较大的集中，同时，药理、化学还有资源方面，都会投入更多的精力去做，还会深入一些。

记者：青蒿素研究中心在培养体系和工作机制方面，有没有什么变化？

向丽：有。以前，青蒿素研究中心有一些固定的人员，也有一些对外的合作，自从得了诺贝尔奖之后，青蒿素中心已经有一些改制，我们的合作正在开放，除了引进一些新进的人员或者这个领域的一些优秀的专家之外，还开展一些对外的合作，包括几所研究单位，还有一些高校、企业等等。我们的团队是开放的，大家之所以不断协作，目的是想把所有的从事青蒿素研究相关的研究机构、企业或者个人都团结起来解决问题。

向丽新华访谈页面

在这之前，大家其实也还是挺关注中医中药的，因为毕竟中医中药用了几千年了，也有保健方面的优势。

现在国家对于中医药事业比较支持，对中医药法，或者一些战略规划，国内外都比较关注和支持。得了奖之后，大家除了关注青蒿素和相关的研究之外，还比较关注年轻人的亚健康状态，关注中医养生或者是保健，或者现在一些中药的安全性等问题。

记者：得奖前与得奖后有没有什么变化？

向丽：还是有的。化学药，比较能讲清楚它的问题、它的作用，或者有什么副作用，而中医药是一个“黑匣子”，往往讲不清楚它的成分是什么，它的作用机理是什么，现在比较流行的一句话是“西医让你明明白白地死，中医让你糊涂地活”。所以我们要借助现代科学技术破解中医药的“密码”，另外还强调中西医的结合，像现在我们进行青蒿素 ACT 研发，就借鉴了中医药的理论，采取多药物、多靶点的模式。

记者：您评价一下诺贝尔奖？

向丽：青蒿素主要针对的是疟疾，可能疟疾在国内比较陌生，但是实际上这个疟疾是世界三大致死疾病之一。2016 年 WHO 报道，全球还有 2.12 亿的疟疾病例，而且每年死亡人数达到 40 多万，所以它是非常危险的疾病。其实西方的化学药物，是在出现耐药性的背景下产生的，这使全球面临无药可用的境地，所以青蒿素诞生以来，取得了很大的成就，我觉得这个诺奖实至名归。

记者：您对自己未来的工作有怎么的规划，未来打算做什么样的研究？

向丽：我主要从事中药资源和生物技术方面的工作，在资源收集的基础上，应用生物技术手段来培育青蒿素高含量的新品种，通过解决合成基因方面的工作，在品种上有进一步突破。品种的含量提高了，直接涉及它生产成本的降低，企业以后在国际上有竞争优势。

记者：有没有想过会得诺贝尔奖？

向丽：没有想过。我觉得得诺贝尔奖是可遇不可求的事情，先埋头苦干，我们不去奢望。

后　记

为了寻找对中医的自信

没有人会质疑传承几千年的中医药学是一个内涵丰富的宝库，也没有人会否认中医药凝聚了中国人几千年来防病治病和养生保健的智慧。

然而，就像无法忽视她曾经的辉煌，这许多年也不得不面对社会上“中医污名化”“神话中医”等现象对传统中医药造成的“信任窘迫”。“青蒿素是传统中医药送给世界人民的礼物”，2015 年屠呦呦先生诺贝尔奖的获得一举将“中医中药”推向了世界舞台的中央，对全体中国人来说，这无疑是一剂中医药“自信回归”的强心针。

“中医药学是中国古代科学的瑰宝，也是打开中华文明宝库的钥匙。”习近平同志指出，没有高度的文化自信，就没有中华民族的伟大复兴。

我们需要自信，我们也必须自信！

党的十八大以来，以习近平同志为核心的党中央对中医药事业发展高度重视，从国家的高度提出一系列发展中医药的新举措，这都将成为中医药创新发展的巨大推动力，也让我们作为时代的记录者有冲动去了解，在当前的时代背景下，“中医中药”在国内外文化、科技、体育等各领域的精英群体认知中正在经历什么样的变化和挑战。于是，有了这次历时半年的采访，北京、江苏、湖北……屠呦呦、张艺谋、陈宝国、国家女乒……40 余名在各自领域里的重量级人物就中医药文化接受了新华社记者的独家专访，采访笔记几十万字，拍摄视频素材 200 多小时。

"没想到你们能采访到屠呦呦!"《健康报》记者高丽的惊叹几乎可以代表媒体人集体的"羡慕"。要谈中医药就无法回避这位创造了历史的中国科学家，然众所周知屠呦呦先生获得诺贝尔奖两年多后拒绝了所有媒体的采访，媒体人感叹新华社能采访到屠呦呦及其团队成员，独家披露青蒿素重大研发突破、适应症有望扩大、青蒿素研究"国家队"建设等情况，体现了国家通讯社的权威性及影响力。

事实上我们清楚，最终打动屠先生两次打开家门迎接我们的是她对中医药事业当仁不让的热爱和责任。

出生于 1930 年的屠先生是一位对自己要求非常严格的科学家，她认为自己需要通过媒体表达的内容，在获得诺奖后就已全部表达，不愿再被"聚焦"，只想踏实做研究，于是拒绝了所有媒体的采访。为了让屠先生了解、理解我们此行的目的以及对中医药事业发展的意义，我们通过最传统的沟通方式给她写了一封情真意切的长信。

"记者同志，屠老师想和你们见见面。"惊喜的是，屠呦呦先生不但通过回信的方式向我们表达她对中医药、中医药文化的理解和对未来的期望，还答应了接受新华社北京分社社长、首席记者梁相斌的专访。

屠先生的家在北京市朝阳区一个普普通通的小区里。"热不热?喝水，吃糖。"南方口音的屠呦呦微笑着剥开糖纸。我们的紧张、忐忑、陌生感……刹那间烟消云散。

"我口音重，如果你们听不清楚，我可以重复，不要紧，我多说几遍没有关系，不要影响你们的工作。"屠先生在回答"您如何看中医药人的'担当'"这一问题时，表情平静，声音有力，她说:"健康是美好生活的前提，我们奋斗最终的目的是要使广大人民群众生活得更美好，这也是党的十九大赋予我们的新时代的历史使命，这就是中医药人的‘担当’。时不我待，要做的工作还有很多。”

这一令我们印象深刻的回答在此后交谈的几乎所有国医大师们的字里行间里都得到了反复印证，他们相信并热爱中医药，他们迫切期待着中医药的春天，他们也深深焦虑着征途中面临的困境。在前进中寻找出路和答案，但首先是不能放弃前进。

在采访进行过程中，张艺谋繁忙地往返于《影》剧组和为平昌冬奥会“北京 8 分钟”选拔明星演员的《跨界冰雪王》录制现场，但仍然在节目空当抽出两三个小时接受我们的专访。一种很强烈的感受是，文艺“大咖”们从骨血里深深认同传统中医药文化，有着深远的敬畏之心，当给他们机会探究中医药传统文化在他们心底里的分量时，他们竟然有那么多要讲的故事、要表达的情感。张艺谋喊出：“我们农耕社会几千年，成为全世界人数最多的民族，不靠中医靠什么？难道靠西医吗？”陈宝国说：“我小时候吃了 300 多剂汤药才活下来，我母亲让我永远记住老中医赵炳南救了我一命。”冯远征很骄傲：“我爷爷是陕西韩城老家很有名的中医，专长治伤寒。”

金牌编剧高满堂则深有感触地说：“中医是一本人生的大书，无所不包、无所不融。你读懂了中医，你就读懂了人生。”

与文艺界人士对待中医药的那种复杂的带有一丝理想化的情绪不同，体育界人士则已经在全面开发中医药文化的实用性上走出了很远，食疗、针灸、拔罐、正骨……

湖北黄石，国家乒乓球队女乒训练基地，在这里的女乒厨房我们真正见识了在“中医食疗”指导下的“冠军食谱”，几顿饭下来，如何科学养生令我们倍感受用。

带出王楠、张怡宁、李晓霞三代“大魔王”的著名教练李隼对中医食疗颇有研究，从怎么解决“张怡宁不爱吃饭”到“靠吃饭调整运动状态”，让我们深深感受到中医食疗的神奇。

而每天晚上，在小小的治疗室里，我们记录下了“学贯中西”的队医尚学东对丁宁、刘诗雯、陈梦等世界冠军的中医理疗和按摩等恢复性治疗。尚学东认为，中西医在运动医学和康复等领域的协同发展趋势已经形成。

这一点，我们从菲尔普斯背上的“火罐”印记，以及这些年中医队医在国际体育圈内“走俏”的程度就可见一斑。

为了记录、唤醒和传承，我们将这半年多的采访经历编辑成册，我们也曾陷入无法穷尽、资料收集还差得太远、国际案例仍很欠缺这些苦恼中无法自拔——但也许这本就是一个无法穷尽的话题，就像屠呦呦先生在写给新华社记者的信中说的那样，“青蒿素的发现只是发掘中医药宝库的一种模式，继承与发扬中医药有多种模式和途径，需要中医药工作者努力探索，创新前进”。

的确，关于“中医药”，还有很多造福人类的“秘密”等待揭开。

最后，最重要的，当然是感谢采访团队里的每一位小伙伴，谢谢梁相斌社长，没有您，就没有这本书；谢谢周宁、卢国强、知春姐、小狮子、毛伟豪、汪涌；谢谢蕾哥、姣姣，你们美丽的声音和身影是我们报道最迷人的风景；谢谢孟菁大师、张谜、吴一蒙、韩磊，你们是我见过的最“迷之厉害”的视频组合；谢谢嘉靖、骁姗、赛侠、懿瑾、文敏、品彤、陶欢、光明、代蕾、艳刚、亚红、云威、牧源，你们的努力让这组报道呈现出那么多丰富的“表情”，让这本书成为一本全媒体图书的设想成为可能。

谢谢那些帮助过我们的同事、朋友、领导、科学家以及新华出版社的老师们，原谅我无法一一说出你们的名字，没有你们，我们不会走得这么远。

谢谢你们的不眠不休。

也谢谢每一位看到这本书的人，我猜你一定也热爱着中医药传统文化。

张淼淼

2019 年春